JN045554

依存症から
回復のコミュニティへ

回復者と家族・友人たちによるアドボカシー活動

ウィリアム L・ホワイト 著

回復の顔と声・日本委員会 監訳

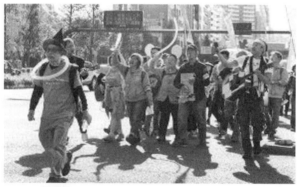

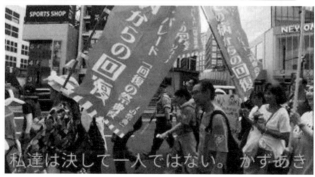

社会評論社

日本のみなさまへ

　私は、依存症からの回復者として長い時間を過ごしてきました。

　そして、1960 年代後半からは、回復を求める人びとを支援する機会に恵まれ、同時に回復史の研究を続けています。2007 年、私は日本で講演をして以来、日本でも回復支援運動が誕生して発展していくことを期待し、ずっと見守ってきました。私たち夫婦は、この訪問のときの丁重なおもてなしと親愛の情が忘れられず、いまでもよく話をしています。

　こうしたなかで、今回の出版は大変うれしく、つぎのメッセージをみなさまにお送りしたいと思います。

　2001 年に、アメリカにおいて 130 人以上の回復支援者が集まり、Faces and Voices of Recovery〔回復者の顔と声〕と呼ばれるリーダーシップのもとに、New Recovery Advocacy Movement〔新しい回復擁護運動〕という運動がはじまりました。私はこの運動にかんする論文をいくつか執筆し、2006 年に『Let's Go Make Some History』という題で本にまとめて出版しました。そしてこのたび、この本の日本語訳が公刊されると聞いて、大変光栄に思います。

　20 年以上前、私たちは世界中ではじまろうとしている新しい回復擁護運動について熱く語り合い、新しく生まれ変わった草の根の回復支援団体から生まれた、シンプルですが、革新的なアイデアについて話し合っていました。この運動がはじまってから、私たちは、すでにアディクションの回復は何百万人もの人たちや家族のなかで現実のものになっていることを強調し、運動のなかで、その生きた証拠として自分たち自

身を活用することを宣言したのです。そしてまた、アディクションの回復には「多くの道すじ」があることを尊重し、そのすべてが祝福されるものであることを確認しました。私たちは、かつては地域社会にとって問題をもつ存在であった人びとが、いまでは、おなじ地域社会のなかで「かけがえのない回復資源」となりうることを確信しています。

　私たちが語り合ってきたのは、回復者とその家族や友人たちが、世界中の町かどであふれんばかりの大きな集まりをつくりあげる日です。そして愛する人を依存症で失った家族の人たちが、他の人を救うために行進をはじめる日です。また、回復して間もない人びとが回復して何十年もたつ男女の隣で行進をする日、さらにまた、多様な回復の道すじを生きてきた人びとが、それぞれの違いを捨てて回復経験の多様性とそのスタイルのゆたかさを祝福し、みんなが「回復者」として立ち上がる日です。
　このように、私たちは世界中の回復者が団結してアドボカシーのトーチを運びはじめる日を語り合い、また、回復者が回復支援サービスの幅広いメニューを世界中に広げていく日を思い描いてきたのです。

　そして、ついに、何世代もかかるかもしれないと思われた、その日が到来しました。私たちは今日、そのビジョンの生きた体現者として、証人として、ここに立っています。地理的、政治的、人種的、文化的な壁を越えて、回復を続ける人たちとその影響力を結集し、ついに世界中に向かって立ち上がる日がきたのです。さらに、私たちは、いまも苦しんでいる人びとを誘いこみ、その回復が支援され祝福される世界をつくり、その目標を達成するために立ち上がります。
　私たちはまた、まだ傷ついている人たちにも、メッセージを送り続けます。
　回復には伝染性があります。ですから、回復を望むのなら、回復に近づき、近づかせなければなりません。また、回復を望むのなら、回復に近づき続け、近づかせ続けなければなりません。そして、それを他の人にも伝え続けなければならないのです。

私たちは、あまりにも長いあいだ、うなだれ、ひざまずいて生きてきました。それは謙遜や祈りのためではなく、恥ずかしさのせいです。

　しかし今日、私たちは、回復による果実への感謝と奉仕の決意をもって、一丸となって立ち上がることを決意します。いま私たちは、日本で、そして世界で、依存症から回復の未来を描くために立ち上がります。

　Today, we stand. 今日、私たちは立ち上がるのです。

（2022. 8月）

目　次

＊訳語について

　翻訳にあたって原書に頻出する名詞のいくつかは、あえて訳語を厳密に統一することはせず、下記のように、いずれかで訳しました。

- ・recovery → 回復、リカバリー
- ・advocacy → 擁護、アドボカシー
- ・recovery advocacy → 回復擁護、リカバリーアドボカシー
- ・addict → アディクト、依存症者
- ・addiction → 依存症、アディクション

　また、本書に頻出する用語 AODは、Alcohol and Other Drug の省略形で「アルコールとその他の薬物」の意です。AOD problemsは「アルコール・薬物問題」と訳出しました。

　本書に引用された『アルコホーリクス・アノニマス』と『12のステップと12の伝統』からの抜粋は、AAワールドサービス社とＮＰＯ法人ＡＡ日本ゼネラルサービスの許可を得て再録したものです。

　なお、補足が必要と思われる箇所は〔　〕を用い、わかりやすく説明を付しましたが、お気づきの点は、ぜひ、ご指摘・ご教示をいただければ幸いです。

本書を推薦します
——ホワイト氏の業績について——

ジョンソン研究所会長／CEO　ジョニー・アレム

　アメリカにおける依存症からの新しい回復擁護運動（the new recovery movement in America）は、それをなしとげた人びとの勇気ある語りあいからはじまり、やがて大きなうねりへと発展していきました。

　彼らが語っている言葉の数々は、実際に大勢のいのちと多くの家族が救われてきた、ありのままの記録です。そこではアディクションにたいする効果ある治療法・解決策が確実に見いだされ、適切な資源（支援する人びとと専門機関等）さえあれば、たとえばアディクション対策につかわれている莫大な金額も節約できることが証明されています。

　こうした活動の中心は、もちろん実際に回復途上にいる人びとやその家族ですが、もういっぽうで、これまでその運動全体を観察し指導してきたウイリアム・ホワイト氏の功績を忘れることはできません。

　ホワイト氏の著作（本書）を読むと、アディクションという病気がアメリカでどのように知られていったか、また、この病気にたいする見方がやがて肯定的なものに変化していったのはなぜか。そしてそれを実現したのは、どのような人たちであったのかを知ることができます。

　かつて氏の書いた『米国アディクション列伝』〔1998年、日本語版2007年刊〕でもふれられていましたが、人びとが本能的に「変化」を求めるとき、じつはそうせざるをえないような「何か」が、そこに生まれてくるのです。そのことを、ホワイト氏は現代に生きる私たちにも気づかせてくれます。

　ホワイト氏は、活気に満ちた新しいリカバリーアドボカシー運動がもつ情熱とパワーを研究し、まさにそれを鏡に映しだすように描き続けているのです。

ここで、ホワイト氏のお気に入りのエピソードをひとつ紹介しましょう。

　それは、公民権運動の時代。当時のアフリカ系アメリカ人たちが自分たちの主張の前に立ちふさがる、警察犬を連れた大勢の警官たちに囲まれたときのことです。恐怖と緊張ではりさけそうな空気のなかで、一人のリーダーが、ついに叫びました。

　「歴史をつくろうじゃないか‼」（Let's go make some history）と。

　そうです。彼らとおなじく私たちの回復擁護運動が成功すれば、もはやアディクションという障害は、社会から忌み嫌われる病ではなくなるのです。それは、ほかの病気とおなじように、健康上のひとつの問題に過ぎなくなります。そのことが理解されれば、アルコール・薬物の使用・誤使用などの問題も、けっして人びとから恐れられることはなく、ごくふつうに話し合われるようになるでしょう。そして、それは十分に可能なのです。

　病気を早い段階で見つけることができれば、確実に回復に向けての支援を受けることができ、適切な治療（医療・保健機関など）へとつながることもできます。そうなれば、これまで忌み嫌われてきた依存症者も、立派な回復者として、その回復にいたるプロセスもふくめて、人びとから尊敬され、称賛さえ受けるようになるでしょう。

　この本は、依存症について、とても大切なことを気づかせてくれるのと同時に、その運動の発展によって見いだされた、もっとも大切なこと──回復のプロセス──を知ることができます。ホワイト氏の知見は、すでに多くの人たちを十分に回復に導くレベルにまで達しているのです。

　成功を祈ります。

　前進あるのみ。「歴史をつくろうではありませんか‼」

　（本書には『Not-God：A History of Alcoholics Anonymous』の著者、アーネスト・カーツ氏との共著による貴重な文献も含まれています。また筆者の要望により、この本にかんするすべての収益はジョンソン研究所およびFaces & Voices of Recovery を通じ、その活動の発展に役立てられます）

はじめに

2006年夏、フロリダ州ポートシャーロットにて

ビル・ホワイト

　1997年の初頭に、私はジャーナリストのビル・モイヤーズから、PBS放送局の「Moyers on Addiction : Close to Home」（邦訳）と題された番組制作への協力依頼を受けました。私は、ビル・モイヤーズからのインタビューの最後に「いまアルコール・薬物問題が、ふたたび差別の目で見られ、治療の対象というより処罰の対象として扱われるようになってきた」と話しました。けれど、私はそれに続けて「しかし、こうした状況を改善するために、新しいリカバリーアドボカシー運動（回復擁護運動）はますます発展していくだろう」と締めくくりました。なぜなら、こうした事態は、これまでに何度もくり返されてきたからです。

　ただし、その時点では、それはまだ私の願望にすぎず、確実な予測と呼べるようなものではありませんでした。ところが、その数年後、じっさいに草の根が伸びていくように新しい回復擁護組織がアメリカ全土に出現してきたのです。まさか、将来の展望を書いたにすぎない私の著作が、その運動を盛り上げ、さらにそれを私がレポートするようになるとは、そのときの私には想像もできないことでした。

　それから10年近くたった現在、私はジョンソン研究所の力を借りて、回復擁護運動について、さらに発信していく活動にとり組んでいます。そして私たちは、いま将来の明暗を分ける岐路に立っています。米国における依存症の治療と回復の未来は、この新しい回復擁護運動の発展によって大きく変化していくことでしょう。

　具体的にいえば、今後5〜10年のあいだに回復擁護者（リカバリーアドボケイト）として何ができるか、また何が課題なのかを明らかにしなければなりません。それによって、その後に回復の入り口に立てる人を

どれくらい増やせるかが決まってくるからです。ですから本書は、これからの新しい回復擁護運動のためのアイデアとインスピレーションの源泉になるものといえるでしょう。

　この10年間、私は米国のあちこちに足を伸ばし、まぢかで回復擁護運動を見ることができました。この運動を記録するにあたり、ご協力をいただき励ましてくれた人びと（とくにアーネスト・カーツ、トム・マクガバン、メル・シュルスタッドの各氏）に感謝を申し上げ、この瞬間にも回復擁護運動の最前線でがんばっているみなさんに、親愛と感謝の気持ちを伝えたいと思います。私は、みなさんの献身と努力、その使命遂行に向かう崇高なこころざしを尊敬しています。

　私自身、みなさんと知り合い、この運動のなかでみなさんの傍ら（かたわ）を歩ませていただいたことによって、より良き人間として生きることができ、私の人生も豊かになりました。

　もし、回復中の人びと、その家族、その友人たちが、大声ではっきりと社会のなかで声をあげるときがあるとすれば、それは「いま」しかありません！　回復の未来は、回復を享受した人びとが、その後に沈黙してしまうのか、あるいは声をあげていくのかによって決まります。みなさんとみなさんの仲間が、未来に向かう道のりのなかで活躍されることを私は願ってやみません。

第1章 新しいアドボカシー運動に向けて
——回復・治療・支援についての歴史的考察[*1]——

　2000年のはじめに、私はCASTのサポートプログラムカンファレンス「回復に向けた協働」での講演を依頼された（2000年4/3~5、ヴァージニア州アーリントンにて）。私は、それ以前にも数ヶ月にわたって各地の新しいリカバリーアドボカシーグループ（回復擁護団体）からの講演依頼に応えていたが、CASTは、そのころ私が考えはじめていた大規模なリカバリーアドボカシー運動を紹介するのにふさわしい場所であった。

　本稿では、この運動が起こってきた歴史的な文脈と、各地のリカバリーアドボカシー組織（回復擁護組織）のなかで生まれつつあった中心的な理念や戦略について述べ、さらに新しいアドボカシー運動以前の活動が失敗してきた落し穴についても、歴史が私たちに教えてくれる注意点として記した。

　そして、このレポートによって当時の私たちの情熱や興奮を追体験していただくとともに、そのとき私たちがすでに正確に予測していた今日の諸課題にも注目していただきたい。

> 　私たちは、回復に欠かせない矯正的な経験が得られるように、自然で治癒的な環境づくりをはじめなければならない。
>
> 　　　　　　　　　　　　（サンクチュアリーの創造　サンドラ・ブルーム）

＊1 謝辞: このレポートを著すにあたり、アーネスト・カーツ博士から数々の質問や提案をいただき、何度もディスカッションを重ねました。そのおかげで「コミュニティの力」についての本レポートを、私一人では成し得なかった優れたものにすることができました。博士に心から感謝申し上げます。

◆ 今日、28 人のアフリカ系アメリカ人牧師が、アディクションで苦しむ個人や家族を救うために、地域の信仰を基盤にした回復プログラムを開始するために話し合っている。

◆ コロラド州コロラドスプリングスのプログラム「リカバリーサークル」（ホワイトバイソン社）は、アメリカ先住民のコミュニティに回復の文化を根づかせようとして、そのための案内役を育てるために 30 ヶ所の部族の大学で回復者向けのトレーニングを実施している。

◆ コネチカット州の回復者と家族は、アドボカシー団体ＣＣＡＲを組織し、アディクションの回復にかんする教育や啓発活動にとり組み、アディクション治療の改善を提唱し、幅広い回復支援サービスを提供するなどの活動をおこなっている。

◆ 毎週土曜日、リカバリーアンバサダー（回復大使）のＴシャツを着込んだ 20 人の若者たちが、近隣の公園に集まって、清掃をしたり、落書きをアートに描きかえたり、若者向けの対話集会を開いたりしている。彼らが考えているのは、これらの活動はアディクションにより地域社会にあたえた損害への埋め合わせである。

　これらの活動は、大きな物語のなかの一部のエピソードであるが、いま、アメリカ各地で回復している人びとが、このように自分たちの必要とする相互支援〔mutual support 訳注、いわゆる自助グループ活動〕を超えた目標を達成するために協働して活動をはじめているのである。境界のないこれらのコミュニティは、地域の回復支援サービスを広げ、まだ苦しんでいるアディクト〔依存症者〕や、すでに回復している人びとのニーズをアピールし、社会への埋め合わせと希望のメッセージを届けるためにクリエイティブな方法を見つけつつある。
　本稿の目的は、新しい時代のリカバリーアドボカシー運動を多くの人に知ってもらうのと同時に、回復・治療・アドボカシーの歴史をひも解

きながら、この運動を維持しアピールしていくための教訓を学ぶことである。

I　アメリカにおけるリカバリーアドボカシーの概要

　まずはじめに、この新しい運動を生みだした「歴史」には、じつに奥深いものがあることを述べておかなければならない。アメリカでは、アディクション〔依存症〕関連問題の相互支援団体（mutual aid societies）や、宗教的あるいは医療的施設、また多様なアドボカシー団体を組織し維持するための活動は、じつはアルコール・薬物問題の回復者と家族たちが200年以上にわたって担ってきたのである。

　そして、上記の「相互支援団体」には、つぎのような歴史がある。

- 18世紀、ネイティブアメリカンのリカバリー「サークル」
- 19世紀、アルコホリズム相互支援グループ（ワシントニアンズ、友愛的断酒グループ、リボン更生グループ、ゴドウィン会、オラポッドクラブ、キーリーリーグズ、などのさまざまな節酒団体）
- 20世紀初頭、アルコホリズム相互支援団体（かつての大酒飲み連合やジャコビー・クラブなど）
- AA、アラノン、NA、その他の12ステップにもとづくアディクション回復グループ
- 上記から派生したポストAAの相互支援団体（アルコホリズムに勝利する者の会、ソブラエティ女性の会、非宗教的断酒会、節制管理の会、等々、多数）（ホワイト、2000 a.b.c.）

　また、アメリカにはアディクションの「治療」の面でも長い歴史がある。18世紀後半から19世紀前半にかけて個人の開業医による治療がはじまり、19世紀後半になると、つぎのようにさまざまな治療活動が開

始されるようになった。

- 医療をベースとした酩酊者精神病院
- 営利目的の民営アディクション治療施設
- アルコール、薬物、タバコ依存にたいするビン入り家庭用治療薬

　20世紀になって数十年がたつと、専門化されたアディクション治療は事実上崩壊してしまうのだが、20世紀のなかばになると、ふたたび治療施設が登場する。(ホワイト、1998)

　アルコール・薬物問題にかんする社会的、政治的、宗教的な「アドボカシー運動」のはじまりは、公共の場での泥酔の問題に焦点があてられたことだった (オースティン、1979: レンダー＆マーティン、1982)。アドボカシー運動は、こうした19世紀のアルコール・薬物依存への警鐘 (レバイン、1974) にとどまらず、さらにそれと並行しておこなわれていたアルコール・薬物の禁止運動によって1920年代には最高潮に達した (シンクレア、1962；ムスト、1973)。禁酒法の廃止〔1933〕後のアルコール・薬物 (AOD) 関連のアドボカシー運動は、つぎのような点で大きな変容を遂げたのである。

　1) 薬物の種類
　2) ユーザーの人数
　3) 注意すべき飲酒行為や薬物使用行為
　4) 全般的な目標

　この運動には、犠牲者・サバイバーグループ (MADD) や薬物の禁止と立法化に向けた運動、またアディクション予防に重きをおいた運動など、さまざまな活動が含まれていたが、1940年代になると、アディクション治療および回復に特化したアドボカシー運動がふたたびスタートする。

1940 年から 1970 年にかけて、アルコホリズム〔アルコール依存症〕およびアディクト〔依存症者〕にたいする国民の偏見を是正することをめざして、さまざまな分派による「現代的アルコホリズム運動」が起き、その運動は部分的には成功を収めた。しかし残念ながら、草の根的な性質をもつこの運動も、アルコホリズム産業（さらにはアディクション全般におよぶ産業）の登場と、その後の高度な専門職化や商業化の動きのなかで霧消してしまう。そして 1990 年代には、このアディクション産業にたいする経済的・イデオロギー的な揺り戻し——アディクションの非医療化、再スティグマ化、再犯罪化——が起こり、せっかく 20 世紀なかばに手に入れた運動の足場は失われてしまったのである。こうして新しい世紀が幕を開ける。

　このような変化が起こった背景には、つぎのような原因があった。

- 「アディクションは病気である」という考えかたとＡＡにたいする攻撃が強まり激化した。
- アディクション治療のための財源が弱体化した。
- 民間の、とくに病院が経営するアディクション治療施設が閉鎖、もしくは劇的に小規模化した。
- AOD〔アルコール・薬物〕の問題をもつ人は、かつては公衆衛生システムのなかでケアを受けてきたが、その後、刑事司法システムのもとで管理される患者が爆発的に増加した。

　アディクションからの回復ついては、アメリカ全体で悲観論が広がっていたが、同時に、新しい草の根的なリカバリーアドボカシー運動を求める声も大きくなってきている。つまり、この運動によって回復している人びとや相互支援組織、治療施設、公衆教育、社会的アドボカシー機関などが、お互いに連携できる可能性とその落とし穴について、ふたたび検討すべき課題が提起されてきたのである。

Ⅱ　リカバリー運動に向けて

アルコホリズム運動・治療運動・回復運動

　現代のアルコホリズム運動は、おもにアルコホリズム〔アルコール依存症〕の本質とアルコホーリク〔アルコール依存症者〕の特徴について、一般の人たちや専門家にその知識を広めることに重点をおいてきた。また、そこから派生した「治療運動」は、アルコホーリクやアディクトの医療的・心理学的ケアを生みだし、その専門化と合法化をめざしてきた。そして、それぞれの運動は成功したといってもよいのだが、じつはアルコホリズム運動の衰退と治療運動にたいする反動は、ある空白の部分を生みだしてしまったのである。

　新しいアドボカシー運動が発展するチャンスが訪れている。この新たな運動の中心にあるメッセージは「アルコホリズムは病気である」ということでもないし「治療が有効である」ということでもない。それは「アルコールや他の薬物問題からの完全な回復が可能であり、それは実際に何十万人ものアディクトとその家族が証明している」というメッセージになるにちがいない。

　これまで、アディクションの本質については、医学的なもの（罹患の問題）と考えるのか、それとも道徳的なこと（責任感の問題）と考えるのかについて延々と議論がくり返されてきた。しかし、そこではアディクションのほんとうの解決法について検討されることはなかった。そしてアメリカのいたるところにいる回復者や回復途上にいる人たちのことを忘れており、その生き方に変化が生じているという重大な点についても見落とされていたのである。
　大切なことは、問題の原因を議論するよりも、アディクションの解決策のほうがスティグマを発展的にとり除くことができるという点である。つまり依存症の病因と性質にかんする問題は、科学的な問題であり、社

会政策が解決する問題ではない。この新しい運動のテーマは、アディクションの原因や本質の究明ではないし、明日の科学が発見するかもしれない解決法でもない。そうではなく、大切なことは有効な資源を十分に活用し、可能なかぎり解決法をさぐっていくことである。いまこそ私たち（アルコホリズムと治療運動の承継者）は、そのエネルギーの目標を病理学から、レジリエンス（適応）とリカバリー（回復）へと切り替えていくときなのである。

多くの運動

いま、互いに補完し合う新しい2つの運動があり、その状況はつぎのようである。

1) リカバリーアドボカシー運動：アルコールとその他の薬物（AOD）問題の永続的かつ個人的解決の現実的な可能性を肯定している。
2) 公衆衛生系の運動：コミュニティおよび文化的レベルでのAOD問題の解決策を提供している。

本稿では，おもに前者のリカバリーアドボカシー運動にスポットをあてていくが、AOD問題の長期的予防とマネジメントにおいて、この2つの運動は欠かすことのできないものである。

リカバリーコミュニティとリカバリー運動

「リカバリーコミュニティ」とは、AOD問題の影響を受けた人びとがおこなう相互支援と共同行動のためのボランティア集団である。この集団が共有するものは、多人数で多様なリカバリーコミュニティの地理的、文化的なちがいを超えた統一的なアイデンティティである。また「リカバリー運動」とは、① AOD問題で苦しんでいるアディクトたちが回復するときの障壁をとり除くこと、② AOD問題から回復中の人びとのQOL〔生活の質〕を改善すること、という2つの課題の解決にとり組む活動である。

リカバリーコミュニティにおいてリカバリー運動を実践することは、一人のアルコホーリクがもう一人のアルコホーリクと苦楽を分かち合う相互支援グループのレベルをはるかに超えている。そこで自覚するアイデンティティには境界線がない。私たちは目に見えない共同体の存在を意識することになるが、そこでは経験と自分たちのもっている弱さを共有することによって市民権が与えられるのである。

リカバリー運動が、その相互支援、社会的コミュニケーション、政治的アドボカシーへの願いをこめて社会に訴えるものは、これまで恥をしのび孤独に耐えてきた人びとや、地下社会に閉じ込められてきた人びとに向けて発する「あなたは一人ではない（we-ness）」という呼び声である。そしてリカバリー運動は、アディクションから回復し一般社会で立派に「公民」として生活している人たちに、さらに大胆なチャレンジを提案する。「みんな、そろそろ出番ではないだろうか？　私たちの存在をアピールし、沈黙を破る時がきたのだ！」と。もちろん、これらの提言はメンバー全員に、あるいは大多数に求めることができるわけではない。しかし、あるていどの人数のメンバーが集まり、世の中に自分たちの存在をオープンにすれば、そのぶんだけ、まだ苦しんでいる人たちに回復の入り口を広げることができるのである。

運動のゴール

リカバリー運動の目標はつぎのとおりである。

1) アルコホリズムとアディクションには確実に効果が期待できる多様な回復方法があることをアピールする。

2) 回復方法の多様性を伝えることのできる生きたモデル（回復者）を社会に紹介していく。

3) AOD 問題をもつ人びとを非人間的に絞りこみ、まるで悪魔を扱うかのような動きに反対する。

4) 地域のアディクション治療と回復支援サービスの質の向上にとり組み、その多様化をめざし、利用しやすいものにする。

5) 回復の邪魔になる環境と障壁を撤廃する。法制度の整備と社会政

策の推進によって、これまで不利益を被ってきた AOD 問題をもつ人びとの回復を支援する。

　現代のアルコホリズム運動は、人びとが信じこんでいること、つまり一般社会のアルコホーリクにたいする無理解と向き合いかたを変えることに焦点をあててきた。そのテーマはスティグマ（烙印）をとり除くことであり、運動のリーダーたちは、スティグマに向き合うことによってアルコホーリクへのケアが十分に改善されると信じていたのである。しかし、新しい時代のリカバリー運動にとってスティグマの軽減は、運動の主要目標というよりは副次的で段階的なテーマとして理解するほうが適切であるように思われる。そして、この運動では、コミュニティ、州、国家を構成する人びとに、つぎの目標の実現を求めているのである。

- アディクションであるという理由だけで、人びとに刑罰をあたえ収監することをやめる。
- 回復が可能となる物理的、心理的空間をコミュニティのなかにつくる。
- より良い回復の成果が得られるように調査・研究をサポートする。
- 回復している人びとが、回復中の人びとへの差別によって生じる障壁をとり除き、社会参加の機会を提供し、彼らの生活する地域社会のなかで、ふたたび創造的な役割を担えるように支援する。

治療と回復を区別する

　「治療」と「回復」には大きな違いがあるように、専門家主導の治療施設と、アディクトや家族がつくる相互支援グループには大きな違いがある。「回復は実際にある！」（recovery is a reality）というアピールは、専門家が主導するアディクション治療は回復の条件を満たさない場合がありうることをも示唆している。つまり治療というのは、それよりも大きく複雑で継続的な営みとしてある「回復」というプロセスのなかで、重要ではあるが、時間的にも限定された一部分の役割をはたすものでしかない。もともと「治療」というのは回復の付属物として誕生したもの

だが、その規模や期待が大きくなるにつれて、逆に「回復」というものを、治療の付随物として解釈するようになってしまった。だから治療施設は、ほんらいの役割を再認識すべきであり、治療施設はもう一度、より大きな回復のプロセスと、その回復を支えるコミュニティの奉仕者となる必要がある。

治療は、アディクション問題に対応する第一線ではなく、コミュニティで大きなダメージを負ったメンバーを癒すための、最後のセーフティネットとして考えるのが適当であろう。

リカバリーコミュニティが問題解決に向けてとり組むときには、自然で地元に根ざしたものであることと、上下関係のない、利益を追求しないスタイルが必要である。

リカバリーコミュニティと治療の分野は、その関心と課題が一部重なってはいるが、もちろん同じではない。

また、回復している人びとによって高度に力強く組織化された支援者たちと、専門家が主導する治療施設の利害が一致しているとも限らない。回復の支援者たちは、施設主導型治療への支持者にもなれば、批判者にもなりうるのである。おそらく、リカバリーアドボカシーグループのメンバーは、だれよりも治療施設が多すぎることと、その欠点をよく知っている。だからリカバリーアドボカシーグループでは、治療の専門家とそのクライアント（患者）との関係のありかたについて、伝統的な上下関係のかたちではなく、クライアントの権利と決定権が尊重され、尊敬しあえるようなパートナーシップへと変化することが求められている。

また、リカバリーアドボカシーグループは、アディクションの渦中にいる人や回復中の人びとの声が軽んじられることのないように（たとえば「病気が話しているぜ」などという言い方がそれだが）、しっかりとその声に耳を傾けることが求められている。

そしてこれらのグループは、治療が、より身近で、安価で、家族中心

で、さらに効果的になることをめざしてアドボカシー活動をおこなわなければならない。逆に、搾取的で、尊厳を踏みにじるような治療行為であれば、断固反対しなければならない。

　そしてリカバリーアドボカシー運動と治療の分野とがもっとも相反する事態は、財源の使途であり、その財源を治療サービスに集中させるのか、あるいはもっと広範囲の回復支援サービスに向けるのか、という場面で現れてくるだろう。

　回復支援サービスは、障壁をとり除き、回復のための自然な道案内を目的とする。

　そうしたサービスは、伝統的な治療サービスに加え、短期的な住宅支援、リカバリーホーム、支援ミーティングへの参加を促進するためのデイケア、断酒継続と雇用支援、教育を受けるための支援、負債処理支援および家計相談、ソーバー・フェローシップといった内容を含んでいる。全体的に最終のゴールは、回復への障壁をとり除き、ほんとうの回復が見えるポジティブな空間（飲まない・使わないサンクチュアリ＝聖域）がつくりだされていることである。

　専門家主導のアディクション治療サービスは、広い意味での回復支援サービスと同じではない。専門的な訓練を受けていない人びとは前者に関与すべきではないが、後者はリカバリーコミュニティによって計画され、実施されていくのが最善であるといえる。治療サービスの提供者と回復支援サービスの提供者は、それぞれ異なる役割を担ってはいるが、長期的な回復プロセスのなかでは、両者は互いに補完しあう関係なのである。

相互支援、治療、アドボカシーの区別

　相互支援と専門的治療、社会的アドボカシーはそれぞれ異なるものだが、相互に関係しあう機能をもっている。相互支援と治療は、これまで

に発展してきた状況のもとで本人と家族が良くなる方向をめざすものであり、アドボカシーはコミュニティの環境が良くなることが目標である。

　リカバリーコミュニティは、サービスに高い価値を置いているが、そこでは何を持っているかではなく、何を手放しているかが重要な課題になってくる。アドボカシー運動はＡＡの12番目のメッセージ活動にも似ている。それは、コミュニティや地域社会の文化的状況の全体に向けた活動であり、回復している人たちのメッセージ活動である。そしてここでは、回復は、個人的な償いのレベルから社会正義の実現へとレベルアップされ、個人的な経験と力と希望が、地域社会全体にメッセージとして運ばれることによって実現される。
　このようにアドボカシーの課題は、アディクションを防止し回復を促進する文化的エネルギーによって、アディクションを社会に拡散させる悪条件にブレーキをかける環境を創りだしていくことである。

　じつは、社会的アドボカシーと相互支援が、おなじ組織のなかでうまく共存することは、なかなかむずかしいことである。これまで回復のための相互支援組織は、かつて治療施設の運営にかかわったり特定の政策を促進する運動のなかで、政治的、宗教的な対立に巻きこまれるなど致命的なダメージを負う体験をしてきた過去がある。
　たとえば、ワシントニアンズ（1840年代）や数々の友愛的断酒会（1800年代中盤）、断酒更生クラブ（1870年代から1880年代）などは、そうした破壊的な影響力をもつリスクにさらされた初期の例であった。さらに、相互支援グループが社会政策の議論に参加するときには2つのリスクがあった。それは、①イデオロギーの違いから組織の分裂をまねくこと、②自分たちより大規模で力をもった機関もしくは運動に乗っとられること、である。

　相互支援と政策推進の機能を混ぜ合わせてしまうと、その組織はどちらの機能も満足に果たせなくなるか、もしくは片方の機能がもう片方の

犠牲になってしまうことが多い。例外もあるだろうが、通常は、相互支援、専門家主導の治療、社会的政策提言のサービス機能は、それぞれ個別の組織（あるいは組織内での別々のユニット）に分けるのがベストである。

文化の再活性化

　個人の身動きがとれなくなったり、そのコミュニティに問題が発生している場合、その原因は、まさに個人の回復状況と活動（社会政策としてのアドボカシーや文化の再活性化という大きな仕事）とが、ぶつかり合っている事態とも考えられる。そして、そこで発生している社会、家族、個人の混乱は、アディクション問題をもつ私たちの弱点が露呈しているのかもしれず、それは逆に、私たちのもっている文化の力が試されるチャンスともいえるのである。創造される新しい文化の息吹は、そうした混乱状態への対応のなかから芽生えてくる可能性がある。だからこそ、断酒・断薬のための文化的処方箋と実践についても寛容さが必要であり（たとえば回復に役立つ土着の資源[*]等も参考にするなど）、私たちは大きな回復擁護支援という傘下の一部であるという自覚をもつことが大切である。
　（[*]土着の資源についてアフリカ系アメリカ人のコミュニティの実例は、ウィリアム、1992 参照）

　力を失いつつあるコミュニティの場合は、自分たちのアディクションとその回復について、より大きなコミュニティにおける政治的・経済的・文化的な文脈のなかで検討し直す必要があるかもしれない。

　つまり、そこでは一人の回復は個人的なものにとどまらず、それ以上の意味をもつということを、一人ひとりが十分に理解しておく必要がある。また、回復について政治的な主張を強く標榜する組織が長続きすることも稀である（たとえばアルコールを大量殺戮の道具に見立て、回復はその大量殺戮への参加拒否のためだと表現する行為など）。残念ながら、そうした組織のメンバーたち自身が、自分のアディクション問題にたいして

はとても脆弱だったのである（ヒリアード、コール、1993 を参照）。

　このように力を失いつつあるコミュニティでは、個人の回復と、政治的・宗教的・専門職的な活動状況のあいだで、平衡感覚を失ってしまっており、そのバランス状態（どの要素に力点を置くかという判断）を変えていく必要があるだろう。そこで、グループやコミュニティがふたたび活性化を実現できれば、個人的にも政治的にも、さらに素晴らしい回復の姿が見られるにちがいない。

「効果的」なコンセプト
　回復擁護運動が成功するためには、個人も専門家も、コミュニティやその文化も、各レベルで「効果的」な実践をおこなう必要がある。

　そして、そのコンセプトは、この運動の闘士としてエネルギーを注いでいる人はもちろんのこと、まだアディクション問題にとらわれていて出口を探している人にとっても朗報となるような理念がなければならないし、適切な言語（言葉）でその経験を効果的に提供できるものでなければならない。リカバリーアドボカシー運動では、専門的な治療従事者がもっているアディクションやアディクトにたいする対応策などを、ほかの人たち（その問題を解決するために人生を捧げている人びと）にも通じる価値観に変えていくことにより、専門的レベルでも「効果的」になる必要がある。

　また、リカバリーアドボカシー運動のなかで、だれがアディクション問題をもっており、どのような対処が必要なのかも明確にして、コミュニティおよび文化的レベルで「効果的」な工夫が必要である。しかし、そもそもアディクション問題が歴史的に解決できない理由のひとつとして、私たちの文化のなかで、だれがその問題をもっているのかは本来的には特定することができないという事実がある（ルーム、1978）。

新しい動的理念 (New Kinetic Ideas)
　世論を変えるには、複雑な理念とニーズについて、わかりやすいスロー

ガンをもった運動であることが必要である。そして、ひとたび運動が社会に広く受け入れられたなら、さらなる発展に向けてスローガンをつくり直す必要が生じてくるかもしれない。

　このような原則が具体化され、再確認されれば、その運動は将来たとえイデオロギー的な反発にあったとしても心配はない。最近では、アルコール依存症という病気の概念が極端に単純化され具体化されたせいで、その後、科学的に反発を食らうきっかけになったという例があった。

　1940 年代のはじめに、現代のアルコホリズム運動の中心的理念を定義したドワイト・アンダーソンとマーティー・マンは「自分たちの理念の特徴は人びとを動かし社会を変化させる可能性があるという意味でKinetic（動的）である」と述べていた。そのキネティック（動的）な理念〔運動を起こす源となる考えかた〕は、アルコホリズムの本質を「治療可能な病気」として、またアルコホーリクの本質を「支援を受けることができ、支援を受けるに値する」ものとした。そしてアルコホリズムの身体的、社会的回復は「公衆衛生上の重大な問題」として位置づけていた（アンダーソン、1942；マン、1944）。
　このように、アルコホリズムを動的・発展的に考えることによって、アドボカシー運動は、そのテーマをアディクションの特質の究明から「回復の現実」へとシフトしていく段階を迎えたのである。この新しい運動は、アルコール・薬物問題を病理学的にとらえるのではなく、個人、家族、地域、コミュニティの各レベルで回復の可能性に目を向けていく必要がある。
　この新しい視点は、アルコールや薬物の使用が地域社会にあたえた問題について論じるのではなく、回復によって地域社会からとり除かれる問題と、回復がコミュニティに貢献する部分に焦点をあてるものである。そこで、新しい回復擁護運動（リカバリーアドボカシー運動）では、このように新鮮な動的理念を創造し、広めていかなければならない。以下のアイデアは、この新しい運動の中心的理念である。

1．アディクションからの回復は実際にある。

2．回復への道すじはたくさんある。

3．回復は支持をうけるコミュニティのなかで促進されていく。

4．回復は自発的なプロセスである（強制されるものではない）。

5．回復している人、または回復した人びとは解決方法の一部となる。その回復によって、アディクションが奪ったものを、ふたたび人と社会に戻すことができる。

1．アディクションからの回復は実際にある

（本人、家族、地域、コミュニティにとって回復は現実のものである）

リカバリー運動では、回復の現実は、その顔と、その人たちのストーリーと、その人数によって裏づけられていく必要がある。アディクションから長期の回復を実現している何十万人もの人びとの存在を、コミュニティから広く社会と文化全体にアピールしていく時がきている。

2．回復への道すじはたくさんある

このことは回復の構造とさまざまなスタイルに示されている。1944年、AA の共同創始者・ビル・ウィルソンは、月刊誌『AA グレープバイン』で「ソロ・リカバリー」のストーリーが掲載された理由について質問を受けたとき、「回復へと続く道はたくさんあるのです」と述べている。シンプルではあったが、長いあいだ無視されてきた真実だった（ウィルソン、1944）。

回復への道すじはたくさんある。アディクション問題をあつかう病理学でもその初期症状や経過、帰結に多様性があることが認められていったように、新しいリカバリー運動も、回復の方法とスタイルには多様性があることを社会に知らせていく必要がある（各個人はそれぞれの方法とスタイルによって、自分のもつ問題を長期間にわたって解決しているのである）。

回復経験が多様性をもって拡大していくことは、ＡＡ、ＮＡ、その他の12ステップグループや、その他の宗教的、文化的な回復手段の増加にもつながり（カーツ、1999）、さらには一人で回復をめざす「ソロ・リカバリー*2」にも影響をあたえていく。この運動が広く社会に投げかける回復のイメージは、回復文化には多様性があることを反映したものであることが望ましい。

　ＡＡ、ＮＡ、ＣＡ、ＷＦＳ、ＳＯＳ、ＲＲそしてＭＭは、アディクション問題の原因と解決法についての考えかたが大きく異なっており、それは多様な組織が集まるパッチワークのようだが、どの組織も、問題解決の可能性にたいしては楽観的な態度をとっている。「正しい回復方法」をめぐって争うよりも、ずっと以前から知られている「回復への道はたくさんある」という事実を認めることのほうが大切なのである。

　これまでアルコールや薬物によって大変な困難に陥っていた人びとが、自らの問題を解決する活動を開始し、それを維持するためのさまざまな方法を見つけ出しつつある。増え続ける回復文化の多様性を認め、それを祝う時が訪れたのである。

　＊2　ソロ・リカバリーとは，正式な治療機関や相互扶助組織〔自助グループ〕を利用せず、他の回復者からの継続的な支援も頼らずに、自分自身で回復を追求すること。筆者は回復の「アカルチュラル・スタイル」とも表現している。（ホワイト、1996 参照）

３．回復は（回復が育つスペースを作りだす）支持的なコミュニティのなかで促進される

　リカバリーアドボカシー運動は、回復の花を咲かせ、成長させ、祝福する場所となる「リカバリーコミュニティ」を、地域のなかにつくることが課題の一つである。

　①「リカバリーコミュニティ」は、メンバーが共通の傷を負っているがゆえに重要な意味をもつ。彼らはここではじめて、物理的にも心理的にも安全な場所としてのサンクチュアリ（聖域、避難所）を経験す

ることが多い。

②ここでは、サンクチュアリー（聖域）を体験したことのない人が、はじめて心身ともに安全だと感じる場所を発見することが多い。

③ここでは、不完全であるにもかかわらず受け入れられるのではなく、まさにその不完全さによって受け入れられる。

④ここでは、他人の物語のなかに自分を発見することで、自分自身と「物語のコミュニティ」を発見する。そこでメンバーは、物語を交換するだけでなく、「共有された物語」をもつことができる。

⑤ここで、最終的に人は自分がその一部である全体を発見するとともに、それにつながっているという深い一体感を得ることができる。

⑥リカバリーコミュニティでは、共有される苦痛と希望は、メンバーによるコミュニケーションというよりも交感に近いものであり、命を救う物語として大切にされる場所である[3]。

⑦この疎外された者たちのサンクチュアリ（聖域）は、物理的な隙間だけでなく、スピリチュアルな空隙をも埋めるものである。

⑧そこは避難の場、回復の場、そして再生の場であり、商業化されることを拒む場所でもある――もっとも重要な資源は金銭で売り渡すことはできないからである。（ホワイト、2000 d）

[3] Kurtz, E. (1997a). Spirituality Workshop. Presented January 10-12, Little Rock, Arkansas ; Kurtz, E. (1997b). Story, Memory and Identity. Presented at University of Chicago SSA Professional Development Program, October 31.

　リカバリーアドボカシーは、特別な治療を求める場所ではなく、正義（保健サービス、社会的サービス、および差別から守るための公正なアクセス）を実現するアドボカシーであり、回復は正義に価値をおくコミュニティのなかで促進されていくのである。

4．回復は自発的プロセスである

　AOD（アルコール・薬物）の問題をもつ人は、薬物を継続的に使用せざるを得なくなるようなさまざまな影響を外部から受けてきたが、彼ら

を回復へと導く力は、その人たちの内部に自然に蓄積されているものから生じてくる。回復への入り口は彼らにとって痛みや脅威をともなうかもしれないが、リカバリーコミュニティの役割は、そこでおなじ経験をもつ者として希望のメッセージを届けることである。

　しかし、回復を継続するように指導することは、回復コミュニティの役割ではない。改善をうながすなど、相互支援団体〔自助グループ〕への接触は私たちの務めとなるが、個人にたいして回復の持続を強制することはできない。それは最終的には本人の選択によってのみもたらされるものであり、回復のためには意志の復活と、ほとんどの人の場合は自己を超えた資源が必要になってくる。回復コミュニティの役割は、もちろんＡＯＤの問題をもつ人への懲罰的な場ではなく、希望を見つけるために歓迎できるような聖域（牽引力）を用意することである。そもそも強制された回復というのは矛盾している。だれしも強制されて自由になることはできないからである。

5．回復している人びと自身が解決策のひとつである

　回復は、アディクションが本人や家族、地域、コミュニティから奪いとったものをとり戻すためのチャンスをあたえてくれる。ここには強い正義感があり、だれかがそのバランスを乱したら、それを元に戻そうという責務が生まれてくるのである。回復とは、コミュニティが背負った歴史的負債の解消をめざし、回復者が奉仕の心と責任感をもってその穴埋めに挑戦することである。

　回復しているアディクトは、償いという行為とともに家族や職場に戻っていくが、それは自分自身を回復の資源として、コミュニティへの奉仕などで自分の負債を返していく過程である。この運動では「かつては問題の一部だった私たちだけれど、これからは解決策の一部になろう！」という償いをともなうサービスへの挑戦を呼びかけている。

　新しい回復擁護運動におけるサービス活動は、さまざまな形をとるが、

そのなかには議論を呼びそうなものもある。そのひとつが公衆の場での
アドボカシー活動であり、これはチャレンジ精神が試される誘いでもあ
る。「あなたが回復を見つけたのなら、ぜひ、あなたの回復の物語をコ
ミュニティに伝え、みんなに希望と癒しをもたらしてほしい。あなたが
回復の助けになった資源に恵まれたのなら、それらの資源を増やしてい
く活動にあなたも参加していこう」。

　ここでのキーポイントは個人の決断である。回復している一人ひとり
は、自分の回復の物語を公にする時期や、どのていど具体的に話すのか
について、自分で決める権利をもっている。この問いにたいして、回復
している人たちは自分の状況や周囲との関係などで、さまざまな反応を
示すことだろう。

　リカバリーアドボカシー運動は、回復への希望とその実現を可能にす
る具体的な道すじを示すという大きな目標のなかで、回復の姿を公にす
るという各個人の選択については、とくに寛容でなければならない。個
人の物語を公表することは、回復による多様な贈り物のひとつにすぎな
いからである。

回復にかかるコスト

　急性期のアディクション治療の費用が高騰しており、心配の声が上
がっているが、「回復している大多数の人たちは、慢性的で再発のリス
クもある自分の病気にたいして、納税者やヘルスケアシステムに負担を
かけることなく治療にとり組んでいる」(ガーティグ、1997)。そしてア
ディクションにかかる治療費は、他の多くの慢性疾患の治療費とくらべ
ても低額であるし、回復を継続するためのもっとも重要な要素(本人の
努力と家族、友人、そして回復している他の人たちからのサポート)は、お
金で買えるものではない。新しい回復擁護運動のいちばん大切な目的は、
これらの資源を育て、活用していくことである。

回復を再定義する

　回復体験が多様であるという現実をふまえて私たちが考えなければな

らないのは、回復とソブラエティの定義についてである。この「回復」という言葉には、アルコールや薬物の完全な使用停止から、あるていどの軽減までが含まれており、AOD問題からの回復には他の重篤な疾患の場合とおなじように、完全回復もしくは部分的な症状の緩和という「程度」の問題がある。

　ＡＡは発足当時から、この回復の段階的なありかたを認識していた。ＡＡは再飲酒したメンバーに退会を求めたりはしない。メンバーは完成をめざすのではなく成長が求められているので、ＡＡメンバーにとって必要なことは、完全な断酒継続ではなく「飲酒をやめる意欲」なのである。そこでの回復とは、継続的な軽減状態へのプロセスであり、さまざまな方法と段階を踏むステップが必要となる。

　私たちは何をもって回復とするか、という境界を線引きするためには、多くの論争を呼ぶ問題にも、とり組まなければならないだろう。

　たとえば、ハームリダクション〔危険の完全除去ではなく軽減するという方法。たとえば節酒〕についてはどう考えるのか？　長期にわたる回復のプロセスにおいて、その考えかたを受け入れることができるのかどうか？　また、メタドンという薬によって安定した状態が続いている人はどうか？　その人をメンバーとしてリカバリーコミュニティに受け入れるべきか否か？　それらについてもさまざまな意見があるだろうが、この運動の長期的な命運は、考えかたの違いや運動の境界線などにたいして、その曖昧さに寛容でありつづける力にかかっているのである。

　そして、この運動は、成熟していくプロセスのなかで、ひとつのメッセージを発信していかなければならない。それは、増え続けていく回復グループも独りでやめている人たちも各々の回復方法の違いを乗り越えて、「アディクションからの完全な回復は可能である！」というメッセージである。これは、お互いの経験を共有する人たちを、心理的・社会的にコミュニティにつなげるための、現実的で力強い希望のメッセージとなるだろう。

　社会から汚名を着せられた集団のメンバーは、互いに相手を悪者にし

たて上げることで自分の内なる恥^{シェイム}を乗り越えようとする傾向があること

に注意する必要がある。私たちは互いに争うのではない。この運動が戦う相手は、ＡＯＤ問題をもつ人びとをゴミのように見下し、悪者あつかいして隔離しようとする、私たちの文化のなかに潜む手ごわい勢力なのである。

変化のモデル

　現在のリカバリーアドボカシー運動は、ガンジー、キング、アリンスキー、フレイレといった人たちの社会変革の理論的モデルをお手本にして、その戦略、戦術を発展させようとしている。これはアメリカの長いリカバリーアドボカシー運動の歴史において初めての試みである。この新しい時代の回復擁護運動が、上記をモデルとして成果をあげていくのか、それともお手本とは違う独自の地域的・歴史的・文化的な方法をみつけて発展させたほうがよいのか。それは、このユニークな運動の展開のなかで、明らかになっていくにちがいない。

中心となる活動

　新しい回復擁護運動には、つぎのような7つの活動がある。

①回復とニーズのアセスメント（回復を妨げている障壁を明らかにし、現行の治療・回復支援システムを再評価し、必要とされる回復支援サービスを明らかにする）

②回復のための教育（非専門家向け、専門家向け）

③資源の開発（慈善事業、ファンド・レイジング〔資金調達〕、助成金の申請支援、ボランティアの募集、サービス計画と評価システムへの参加）

④回復資源の活用（コミュニティの組織化、クライアントを支援するための情報提供、サービスの紹介などの運営もしくはサポート）

⑤政策決定にかかわるアドボカシー（立法、統制、プログラム作成、資金提供にかかわる国家、州、地域レベルでの政治的アドボカシー）

⑥回復を祝福する行事（リカバリーコミュニティのアイデンティティを確認し団結力を強化すること、コミュニティにおける回復の可視化、公に

メディア等に回復の顔を見せていくことなど）

　⑦調査研究（回復の研究支援、後述）

現実的なイメージに向けて

　現代のアルコホリズム運動は「酔っぱらいのジョーク」をユーモアにまで発展させ、アルコホリズムが、本人、家族、コミュニティにあたえる大きな被害を正直に伝えてきた。そのことによってアルコホーリクのイメージを、スラム街をうろつくホームレスから町の隣人へ、あるいは家族の一員へと変化させた。この脱スティグマ化キャンペーンの最高潮は、大統領夫人ベティ・フォードが自分自身のアルコホリズム治療とその後の回復を国民に告白したときであろう。彼女の告白は、アルコホリズムから回復している多くの人びとが、自らの告白を語りはじめたという伝説的な時代の空気を反映していたのである。

　しかし、その明るいイメージは、残念ながらアメリカでふたたびはじまったアルコール等のアディクションにたいする再スティグマ化により、もう目にすることができなくなってしまった。人びとは大衆メディアの報道を見ながら，軽率な発言をしたセレブのつぎは、だれが「リハビリ」に行くのだろう？　などと噂をするにちがいない。また、薬物テストで陽性反応の出た億万長者アスリートが再入院するのを見れば、けっきょくアディクションからの回復なんて不可能ではないのか？　と疑問に思わざるをえないだろう。

　だから、そんなふうに断酒・断薬をしている人たちをテレビ画面に映すのではなく、さまざまな事情をもちながらも、もっと充実した回復の人生を生きはじめている人たちの顔を放送してほしいのである。たとえばアディクション以外の病気で、回復をはじめたばかりの人に、わざわざ完全に回復したかどうかをたずねる人がいるだろうか？　もちろん、回復の文化は回復をはじめたばかりのセレブを歓迎しないということではない。そうではなくて、回復をはじめたばかりのセレブを回復の代表選手のように描くことは、回復の現実を大きく歪めてしまうおそれがある点が問題なのである。

また、回復のもっとも初期にある人たちに無理やりスポットライトをあてることも、彼ら自身だけではなく、彼らが代表している運動にも悲劇を招くおそれがある。

　いま私たちが注目しなければならないのは、アディクションをもつ人のなかでも、かろうじて止まっている人たちではなく、回復を継続している人たちである。がんやがん患者への見方が変わってきたのは、がんがもっている健康を脅かす破壊力（その事実は広く知られている）が劇的に描かれたことが原因ではなかったし、急性期の治療によって生き延びた人の存在によって変わったのでもなかった。そうではなく、がんから回復して人生をフルに生きている人びとの人数が目に見えて増加してきたことによって、がん患者への見方が変わったのである。

　これとおなじように、アルコホリズムは回復可能な病気であるという主張も、市民が回復の現実を実際にその目で見るという直接的な経験をともなわないかぎり、たんなる軽薄なリップサービスに終わってしまい、アルコホーリクにたいする根本的な見方は変わらないだろう。

　19世紀のリボン更生クラブ運動（回復している人びとが服にリボンをつけた実践で知られる）は、ただリボンをつかって支援と一体感を盛り上げただけではない。そこでは、継続した回復は可能であり、多くの人にとって現実の出来事なのだという希望を広く社会に訴えることが大きな目標だったのである。

的確で希望にあふれる言葉

　リカバリーアドボカシー運動がチャレンジするとり組みのなかで、アディクションという病気とそのために苦しんでいる人びとに貼られたスティグマ（烙印）をどう取り除くかというテーマがあるが、じつは、そのスティグマをまねく原因のひとつに、この病気にかんする文化的な言語の問題があり、言葉じたいにすでに危険が潜んでいる。

だから、この運動では、まずアディクション問題で苦しんでいる人たちや、すでにアディクションの苦しみから脱した人たちをどう呼ぶのかについて、真剣に議論をはじめなくてはならない。最近では、個人にたいして（障害者とか慢性病患者のように）直接ラベリングする代わりに、より対象を限定しにくくするためにスティグマ度の低い「人<ruby>人<rt>ひと</rt></ruby>第一の表現」（人＋診断名や状態という順番の表現。たとえば persons with disabilities）を使うことが流行している。

　結論からいえば、アディクションの回復の世界では、言語表現については２通りの方法が必要と考えられる。ひとつは運動内部でのコミュニケーションのための言語であり、もうひとつは外部とのコミュニケーションのための言語である。
　前者の場合、アメリカでは相互の仲間意識を高めるために率直な言語表現が必要不可欠であるので、「アルコホーリク」や「アディクト」といった言葉でストレートに自分自身のアイデンティティを明らかにしている。この方法は、その人自身が内側から変わっていくためにも有効な手段であるので、これからも変わらないだろう。しかし公の議論の場では「アルコホーリク」や「アディクト」といった呼び方ではなく、より曖昧な、スティグマ化されにくい人<ruby>人<rt>ひと</rt></ruby>第一の表現（persons with 〜）に置き換えていくことを私は推奨したい。

　こうした配慮により、だれがアルコホーリクであり、だれがそうではないのかについて無用の混乱を避けることができる。また、人びとの意識を「だれだれは依存症だ」などというラベリングへの関心から、薬物等の使用が本人および周囲にあたえる重大な影響のほうに問題意識を高めることができる。
　もし、私たちが、いまでも「アディクト」や「アルコホーリク」という表現を使い続けているのなら（じつはこの世界で約40年活動している私自身も、ついうっかりすることがあるのだが）、このさい前者についてはその現実を伝えるために「回復につながっているアルコホーリク（alcoholics

in recovery)」という表現にかえてはどうだろうか。また後者についても、楽観できるムードを伝えるために「回復にまだつながっていないアルコホーリク（alcoholics not yet in recovery）」という表現にかえることを検討できないだろうか。

　また、アディクションの回復には段階があることや、連続している症状が軽減していく具体例などを伝えるためにも、公衆の場や専門分野での議論においては多様な用語を使い分ける必要がある。そこで、アディクションによって人生を破壊してしまう行為を自分からとり除こうと努力している人たちをどう呼べばよいか。たとえば、「回復を追求している」「回復につながっている」「回復中の」などの表現のほかに長期間（おそらく５年以上＊）にわたって症状の緩和を達成した人たちをさす「回復した」という表現は、今後も使われていく可能性があるだろう。
　（＊５年というのは伝統的に慢性疾患からの回復を医学上宣言できる期間といわれている）

既存の社会システムを変えていく
　アドボカシー運動を成功させるためには、主要な文化的システムに関与していく必要がある。そして、この運動によって起こる変化は、表面的で一時的なものではなく、社会の中心に向かって広がり、深く根づいていくものでなければならない。それ以前のアルコホリズム運動のように、この新しいリカバリー運動も、回復に通じる希望のメッセージを、社会の中心へ、そしてメディア、行政、司法、医療、経済、教育、信仰、娯楽といった各方面へと伝えるために、たくさんの細かな運動も生みだしていかなければならない。このように「リカバリーコミュニティ」のコンセプトは、地域、教育機関、教会、仕事場、そして司法機関のなかに、マイクロ・コミュニティを創造し、展開していくことである。

運動の範囲について
　新しいリカバリー運動は、地域、州・地方、全国の各レベルで組織さ

れる必要がある。

　私たちは、地域で回復している人たちのコミュニティのなかで、この運動を組み立てていかなくてはならないが、同時に多数のコミュニティを横断する形で、それぞれがもっている問題意識を把握し、包括的なアイデンティティにまとめていかなければならない。そして、各地域のグループを構成するメンバーの個性と、目標をめざす運動の多様性とを考えると、全国レベルでの運動はさまざまな哲学（考えかた）と課題（テーマ）を掲げる多くのグループを受容できるものでなければならない。そのときに、すでにある共通するミッションをもつ既存の全国レベルの組織を活性化させ新しい運動の母体とするのか、それとも新たに組織をつくりそれを運動母体とするのかは、既存の組織がこの方法のちがいを受けいれられるかどうかにかかっている。

Ⅲ　運動の落し穴

　ＡＯＤ関連のアドボカシー運動が成功するか衰退するかは、どのようにして立ち上げ、維持していくかという条件によって決まってくる。
　ＡＯＤ関連の相互支援とアドボカシーグループが陥る落し穴は、ミッション（使命とする目標）の方向転換や、中心となるアイデアが不適切に設定されたり定義されたりする場合などである。また、極端に走るイデオロギー主義、商業主義、行き過ぎた専門化、カリスマ的リーダーシップ、組織が生みだす孤立や、外部勢力の受け入れ、早すぎる表面的な成功、管理不能になるメンバーの増加や減少などもあげられる。
　つぎに、これらの落し穴について考えてみよう。

プロフェッショナル化と商業（ビジネス）化
　プロフェッショナル（権力・権威の追求を第一にめざす専門家）になることと商業化（お金と資産獲得を第一目的とすること）という２つの危機は、アドボカシー運動にとっては致命的であることがこれまでに実証さ

れている。活動がプロフェッショナル化して既存の制度の一部になることは、知らず知らずのうちに回復への草の根的なサポート力を弱めてしまう。そして運動の基盤となっていた体験的知識が、間接的な知識へと転換されてしまい、これまで継続的で相互作用的だった支援関係も、時限的、権威的かつ商業的なものに変わってしまうのである。また、このプロ化への切り替わりのなかで、運動の機能は、実質的に大量生産化され、私的財産化され、他者へのサービスという目的も、金銭的な成功とプロ的権威の獲得へとすり替わってしまう危険をまねくのである。

　たとえば、19世紀のもっとも有名な回復者である2人のアメリカ人、ジョン・ゴウとジョン・ホーキンスは、アルコホーリク相互支援グループの草の根的なリーダーの役割を捨て、有給の禁酒説教師という道を選んでしまった。こうした落し穴にたいする最良の対処法は、資金の多くを資産獲得の費用や人件費にあてるのではなく、サービス活動のサポート費用に向けることを徹底することである。

　運動の第一のテーマは「主体的行動」であり、それを守り続けなければならない。道徳的事業家が企業家に転身した場合、彼らが起こした社会運動は産業化し、最初にもっていた歴史的な使命からは離脱してしまうことが多い。コミュニティに根ざしたアルコホリズム治療の事業に、連邦政府の予算をつけようと戦いの口火を切ったハロルド・ヒューズは、のちに実現された「アルコール・薬物アディクション複合産業」の爆発的な拡大をみて嘆いていたが、その気持ちは推して知るべしであろう。

　この社会運動から産業へと移りゆく過程においては、セレブリティー（お金持ち）の演説者が現れたり、本が出版されたり、定期刊行物、録音テープや数限りない運動のグッズ類等によって社会的・商業的現象をともなう活動も出現してくるが、そうしたスタイルじたいには何の問題もない。それらの現象は、勢いよく成功している運動にはつきものであろう。

　しかし、運動の精神が、運動から離れてポップカルチャーのようになったり、商業主義にはまって腐敗してしまう危険性には注意しなけれ

ばならない。1980年代に見られたそのような現象の増加は、回復を支援するというより、むしろ金儲けを意図したブームであり、それらにたいしては「回復ポルノ」という造語さえ生まれたのである。

お金と運動

　たとえ豊富な資金があっても、その出資元や多額の資金のせいで大切な使命が腐敗しかねない運動よりも、資金的なバックアップは乏しくても使命を尊重する運動のほうが大きな価値があるといえるだろう。資金が提供されても、まだその後の発展を歪めてしまうような未熟な状況なのであれば、活動のスタートは先伸ばしにしたほうが賢明だといえる。

　短い時間のなかで資金的に一見有効に見える戦略も、長期的な視野のもとでは、運動の展開にマイナスにはたらくことが多い。運動は、資金が足りずに消滅することもあるが、資金がもたらす騒乱や悪影響により、目的が変わってしまう事態が起こって消滅する場合もある。だからこそ、新しい世代の草の根的なアドボカシー組織にたいしては、つぎのことをしっかりと伝えていきたい。

　　「笛吹きに払う者が、笛吹が吹く曲を選ぶ」（注：転じて「お金を払う人に決定権がある」とか「金がものをいう」という意味）という格言に耳を傾けよう。あなた自身の声を見つけ、あなたにしか歌えない唄だけを歌うのだ。たとえ、どんなに微妙なかたちであれ、あなたの考え、あなたの言葉、あなたの使命、あなたのやり方を変えてしまう資金源からの援助には重々気をつけよ。あなたの使命をはたすために、節度をもってお金を使う方法を見つけるのだ。お金じたいには何の価値もない。あなたが、それに目をくらまされるときには破滅が待っている。もし、あなたが資金提供を受ける治療施設へと変わってしまうのなら、あなたの運動は、やがてプロフェッショナルに吸収されてしまって失敗するだろう。

1960 年代〜 1970 年代に生まれたアドボカシー組織のいくつかは、資金の潤沢な治療機関や予防機関など、プロフェッショナルが主導するサービス提供組織に変わってしまった。当初は、形を整えつつあった治療システムにたいして、サポーター役として良心をもって、必要なニーズ（空隙）を満たすためのアドボカシー組織を立ち上げたはずなのに、しばらくすると治療機関のシステムにとり込まれてしまい、彼らはその使命を捨ててしまったのである。

　けっきょく組織は残ったが、アドボカシーの使命は残らなかった。だが、その失敗が、アドボカシー組織がふたたび浮上するためのステージを用意することにもつながっていく。これまでの社会運動のなかには、ひとつのゴールをめざしてさまざまな段取りを終え、すぐそこに成功が見えたのに、まさにそのときに分裂してしまったというケースもある。

　どんな社会運動でも、成功の成果を分かち合う時が、いちばん危ない時なのである。

管理責任（stewardship）の喪失

　運動が施設化されてしまうと、その管理責任（stewardship）が機能低下を起こしてしまうことがある。はじめは、その使命の遂行のために使われていた資源が、あとになると組織やインフラの整備や、個人的な出費、専門性を強化するための経費等に消費されるようになってしまう。

　それを防ぐためには、運動を管理する原則として、リカバリーアドボカシー組織に出入りする資源をしっかりと監視し、その資源が組織のなかに残留し続けることがないように徹底することが大切である。

　そこで、設立当初の使命が忠実に守られているかどうかをチェックする最良の方法は、どのように資金が使われているかに注目してみることである。かんたんにいえば、ある組織の哲学を知りたければ、その価値や理念についての声明などは読み飛ばして、まず組織の予算を見ればいい、ということになる。

分裂ないしは吸収による運動の自己破壊

　相互支援グループ、治療施設、社会的アドボカシー組織が成功するかどうか、また潜在的に脆弱性をもっているかどうかは、それらの集団が、より大きなコミュニティとどのように関係していくかによって決まってくる。

　そこでもっとも深刻な危険は２つの過剰によってもたらされる。

　第一はコミュニティからの孤立状態が続くことであり、最悪の場合には、カルト的な過激な行動の先駆けともなりうる。そうした孤立状態は停滞と内部分裂を引き起こすことが多く、その例としては初期の治療組織（ニューヨーク州酪酊者収容施設）や現代の治療施設（シナノン）の歴史に見ることができる。それとは対照的な危険は、他のコミュニティと過剰なかかわりをもつことであり、それによって、自分たちより強い力をもつ者からの乗っ取りにたいして脆弱になってしまう。こうした活動の希薄化や拡散、さらに大事な意志決定に外部から侵入される危険（運動の死のリスク）はワシントニアンズやキーリー・リーグスなどのグループの歴史にも見ることができる。

　回復運動のリーダーたちは、変わりゆく社会の雰囲気を予想し、そのことの意味を読みとる力を鍛える必要がある。

　リカバリーアドボカシー運動の優秀なリーダーたちは、活動をめぐる環境の変化を注意深く観察しており、「いま起こっている出来事と、それにたいする社会の反応は、いずれ私たちの使命と方法に、どのような影響をあたえるだろうか？」と敏感に考え続けている。

早すぎる勝利（「スーパー・サクセス」の危険性）

　スティグマに異議をとなえる運動が、メディアから大きく注目されたり、突然、世論が変化するのに遭遇したときに（それはしばしば表面的な現象でしかないのだが）、早すぎる勝利に酔ってしまう危険がある。アメリカでは、あるものを表面的に祭り上げて大きな流行をつくり、そこに生じるひずみと過剰な暴露によって、けっきょくは消滅させてしまう

という慣例がある。

ワシントニアンズは過剰な暴露（オーバーエクスポージャー）によって潰えてしまったし、ＡＡはアディクションのリハビリと回復が流行した1970〜80年代に爆発的な拡大を達成したが、専門用語の多用と商業化をめざした回復関連グッズ（商品）の洪水のなかで、あやうく溺れそうになった。

リカバリーアドボカシー運動にとって、もっとも用心しなければならないのは、すでに運動の中身は死んでしまっているのに、それが生き続けているかのような幻想を抱いているときに潰れてしまうことである。これは見えない死、価値の希薄化と腐敗による死である。

このように、表面的な変化は運動を満足させ、早すぎる勝利宣言を導く場合があるのだが、そのような展開は、根本的には何も変化が起きていないことを隠ぺいしてしまう結果となる。

社会的変化には個人の変化とおなじように、変化を起こし、それを継続するという二重のチャレンジが求められる。社会の変化も個人の回復のように、逆行と問題の再発を防ぐためのメンテナンスプログラムが必要になる。たとえば数年にわたってつまずきや再発をなんども経験した回復者がいたが、アドボカシー活動ではコミュニティの緩やかなペースに我慢できず、怒りを感じていた光景は興味深いことだった。

社会に変化が起こることは、個人の変化よりも稀なことである。そして社会に変化が起こることは、回復という個人の変化とおなじように、段階を踏みながら、ゆっくりと実現されていくものであろう。

使命の拡散

アドボカシー運動がチャレンジするもっとも重要なテーマのひとつは、運動を開始したときの使命感と誠実さを、いかにして維持していくかという課題である。

運動の使命の自然な延長線上に、根本的な脱線が待ち受けている可能

性もある。はじめは限定的なテーマからはじめた運動も、勢いが増すに
つれて他のテーマもとり入れることがあるが、そのテーマを吸収するプ
ロセスで運動の性質とその未来が変わってしまう可能性がある。このこ
とは、アルコホリズムへの職業支援サービスが、いつのまにか被雇用者
支援サービスや行動的リスク管理プログラム（薬物のない職場をめざす運
動など）に変わってしまったり、最近では行動と健康のマネジメントや
職業生活プログラムへと変容してしまったケースなどに見ることができ
る。こうしたケースは意図されたものではなく、あくまで結果として生
じたことではあるが、けっきょくＡＯＤの問題をもつ人たちの気持ちを
回復資源に集中させることには失敗してしまったのである。

　そこで今後も起こりうる無数の誘惑に負けないために、リカバリー運
動は、もっとも大切な目的を明確に定義し、それを維持する方法を見つ
けなければならない。そして運動の目的から逸脱させる政治的、経済的
なかかわり合いは避けなくてはならない。
　もし、新しく誕生したアドボカシー組織が、必要以上に自分たちの施
設と資源の維持に気をとられていたり、あるいはサービス提供システム
の一部になったりするようであれば、もはや運動を開始したときの使命
感と誠実さは低下しており、その運動は失敗するだろう。

方法論と使命

　社会運動のなかでは、新しく出てきた方法論が、開始したときの使命
感・価値観と合わない場合には、うまくいかなくなるケースが多い。だ
から、使命達成のために運動が用いる手段は、その使命と一致するもの
でなくてはならない。リカバリー運動がその土台に据えるのは、何より
も正直、シンプル、謙虚、感謝、サービスといった価値でなければなら
ない。

内なるスティグマ

　回復支援サービスを提供する組織は、資金を提供する人たちがもつス

ティグマの問題にも直面するだろう。このことは思ってもみないこと
だったのだが、回復にもとづいた組織が活動をはじめるとき、資金面で
の代表者たちが、父親的な愛情と考えをもとに強いスティグマ意識を露
わにすることがある。そこで、最初に回復者の団体と資金提供をする団
体とが協力してとり組まなければならない課題は、社会からとり除こう
としているスティグマ意識を、まず自分たち自身がもっていないかどう
かを点検することである。

他人に罪を着せること: 受容と排除

　スティグマを受けている当事者たちが、自分たちのためにつくった運
動体は、えてして運動への参加について排他的な組織構造をつくりがち
である。この現象は、トラウマをもってしまった被害者が加害者の行動
をまねてしまうという「ストックホルム・シンドローム」の一類型であ
るともいえる。そこでの排除、スケープゴーティング（他者に罪を着せ
ること）や追放、運動内の分裂・闘争は、この運動がさらに向き合わな
ければならない課題（社会と文化に内在する力と対峙するという課題）か
ら自分たちを遠ざけてしまう。

　1940 年代から 1960 年代の「現代アルコホリズム運動」は、アルコホ
リズムは尊敬に値する病気であることを社会に認知させる活動にとり組
んでいた。アルコホリズムからの回復者、とりわけかつてのエリートた
ちが、ふたたび社会的地位に復帰できるようにするという目的をもって
いたのである。しかし、カテゴリーで序列をつくるやりかた（アルコー
ルという薬物だけを特別視したり、それによって回復者を区別したり、支援
体制のありかた、回復のスタイル、治療の形式、回復の（量的・質的）程度
などで序列をつくるやりかた）は、ジェンダー・人種・社会的階級の問題
とおなじように、リカバリーコミュニティを分断する原因になってし
まったのである。

　リカバリー運動が広く社会のスティグマと対峙できるようになるには、
まず、そのスティグマが、なぜ同時に運動の内部をも蝕むダイナミズム

となるのかという問題に向き合わなければならない。包容力に富んだ回復運動として発展させるためには、異文化間のコミュニケーションが大切であり、対立を解決するスキルと癒しとともに、課題の解決をうながす安全なサンクチュアリー（聖域）が必要である。

置き去りにされる人たち

　社会のなかで、もっとも生きる力を奪われてしまった当事者たちのための運動であるのに、アドボカシー運動が広く社会に受け入れられることを追求するなかで、ときには肝心の当事者を置き去りにしてしまうことがある。

　それはアルコホーリクやアディクトのイメージを変える運動が成功している陰で、極悪人として戯画化された一部のAOD問題をもつ人びとが実際の運動から見捨てられてしまっている場合である。

　たとえば、ホームレスのアルコホーリクは（それは一般的には貧しいアルコホーリクであるが）、アルコホーリク全体のわずか5パーセントにすぎないと強調されることによって、彼らは治療や回復支援サービスからほとんど締め出されてしまったという経緯があった。

　そうしたサービスは1970年代後半から1980年台にかけて膨れ上がったが、リカバリー運動はそうした本末転倒が起こらないように注意が必要である。ここで転倒とは、一番大切な課題を、まだ苦しんでいる人たち（まだ回復していない人たち）のニーズから安定している人たち（すでに回復プロセスにある人たち）のニーズへと切り替えてしまうことを意味している。

運動の連立

　成功する社会変革運動は、ほかの団体とも連合して同一の目標を支持しつつ複数の課題にとり組んでいくのだが、成功が近づき達成されるころには、それぞれが対立する陣営に分かれてしまうことがある。たとえば、アルコール産業から財政的支援を受けたMADD*とSADD**の

場合がそうであったように、長期的にみて利益が反する相手との連合は、運動の初期段階で、すでにその将来の命運が決まってしまっていることもある（*Mothers Against Drunk Driving® **Students Against Destructive Decisionsteamed）。

　多くのグループでは、運動の前進に役立つように見えるチャンスが、じつは結果的には使命感を喪失させたり、運動のイメージや信頼性を損わせたりする原因になりうることに気づかないこともあった。

　主要な利害が一致することは、社会運動の連合（協力関係）が成果をあげるために不可欠の原則である。そのようにして成功している運動は、おなじ課題をもつ複数の利害関係者をまとめるのと同時に、その新しい運動によって利益を脅かされる人や組織からの攻撃も防御している。だが、地域のリカバリーアドボカシー運動が立ち上がる段階で、その運動の味方と敵を判断するのは容易なことではない。だから自分たちの組織のアイデンティティ（使命感や中心となる価値感など）が固まるまでは、他の組織との協力関係は慎重に考えたほうがよいだろう。

いくつかの発展段階

　アディクション関連のアドボカシー活動を実施する組織には、いくつかの発展段階があり、おおよその順序がある。

　チャレンジの第一歩は、ひとつの組織か、あるいはより大きな運動体として立ち上げ、自分たちの活動にふさわしいポジションを確保することである。この段階で、その組織は他のアディクション問題にとり組んでいる人たちとアイデアで競争しなければならず、また活動資源の獲得と公衆の注目を集める点でも競争になる。生まれたばかりの運動が、確実な運動になるまでは、ほんものの運動のふりをして「推進力のある小さなエンジン」を吹かし続け、その機能を維持していかなければならない。

この段階での重要な任務は、組織のリーダーの誕生に合わせて効果的な活動のできる組織をつくることと、意志決定プロセスの形成、運動の使命やビジョンと柱になる価値観を文章化して方法論も確認すること。そして活動と発展のための戦略を練り、アディクション業界の諸組織との関係づくりを開始する。この組織が成功するか失敗するかは、多くの場合、これらの初期段階での課題が、どれだけうまくやり遂げられるかによって決まってくる。

　運動が成熟していくためには、それなりの時間が必要であり、そのなかで発展するために必要な任務の遂行が求められる。カリスマ的なリーダーシップから通常のリーダーシップへの移行の場合には、その引き継ぎについての検討が必要となる。また、戦略・戦術について検討中の課題があれば、それをまとめ上げること。さらに、組織本体と活動を維持するための資源の調達、そしてメンバーの感情的な問題が組織の効率性を妨げないように配慮することも必要になってくる。

　この段階で大きな危惧が予想されるのは、運動がプロフェッショナル化し、官僚主義化する傾向があることである。そのリスクは、ひとつの活動をおこなう理由やその結果よりも、それをどのように実施するかという手段のほうに関心が移ってしまい、その組織を生みだした元々の理由や情熱が失われてしまうことである。

　組織や運動というものは、一人の人間とおなじように老衰で死ぬこともある。そうならないように運動を維持するためには、リーダーシップの育成、メンバーの勧誘、継続的な資源開発などの努力が必要だが、同時に、運動の中核となる考えかたや戦略を、政治・経済・社会状況の変化に応じて再解釈し、ときには定義し直すことも必要となる。

　社会運動においてはそのエネルギーに衰退があるのはあたりまえだが、それは習慣化された手順やルールを定期的に見直すことによって前向きにコントロールすることができる。

運動の各段階とそれぞれの役割

　脱スティグマ運動の歴史には、道徳的運動家、起業家、テクノクラートの３つの役割分担がある。

　そして、その運動の命運は運動の各段階で、どの役割が優位に立つかによって決まってくる。社会運動のそれぞれの段階において必要とされる役割とスキルは異なっているが、まず「道徳的運動家」の役割は、自分自身のカリスマ性を活用して、まだ高まりを見せないニーズにたいするコミュニティへの注目を盛り上げ、それらのニーズと活動に関心をもってくれる個人や集団を継続的に運動に巻き込んでいくことである。

　つぎに「起業家」の役割は、組織をつくり維持していくなかで、その成果とサービスを体系化していくことであり、「テクノクラート」の役割は、この組織を維持し、継続的にその成果とサービスを技術的に改良していくことである。

　リカバリー運動にかかわっていくなかで、場合によっては、この３つの役割をすべて１人のメンバーが担うケースも出てくるだろう。一般的には、テクノクラートは運動を主導することができない場合が多く、道徳的運動家はともすれば組織の維持に失敗してしまう。そこで鍵となるのは、社会運動の発展段階のひとつひとつにおいて、それぞれに適したリーダーシップのかたちを検討していくことである。また、ひとつの段階から次のステージへとステップアップするときには、リーダーと組織にのしかかってくる負担を上手に調整していくことも必要である。

メンバーは自然に減っていく

　ほとんどの運動は、メンバーが減少していくという危機的な時期を経験する。と同時に、そこでは後述するような歴史的・中心的な価値観が失われたり、技術面での重要な知識が希薄化し、外部へ流出してしまうことも起こってくる。

そのような危機にさいして必要となるのは、世代を超えたメンバーの獲得や、価値のある知識が失われるのを防ぐために、きちんとした記録者を配置することである。運動を記録することは、その活動に敬意を表す貴重な機会となるだけでなく、運動そのものの研究や再解釈を検討するチャンスにもなるのである。

対抗運動

運動が目に見える存在となり、影響力が大きくなってくると、それにたいする反対運動も生みだすことになる。

つまり、その運動によって利益を脅かされる組織からは敵対視されるようになる。だから、公民権運動、環境保護運動、銃の規制運動などが確実に成功するかどうかは、その対抗運動との摩擦をうまく切り抜けるまでは、完全な確信をもつことはできないだろう。対抗運動につけ込まれるのは多くの場合、運動がはじまったばかりのころの哲学・戦略の弱さの部分に対してであり、そこをうまく切り抜ければ活力と信用を得ることができる。

1940年代から1970年代にかけて、脱スティグマキャンペーンに力強いスローガンをあたえたアルコホリズムの狭義の疾患概念は、1980年代から1990年代になると、学問的・臨床的に反発を受けることになった。運動にたいする外部からの攻撃は、その運動がもつアイデア、人材、資源の誤った使いかたに起因することが多い。アルコール依存症の場合は、1970年代の段階で、つぎの10年のなかで起こる治療と回復への思想的・経済的な反発を予想するのはむずかしかったと思われる。

対抗運動というものは、運動の行き過ぎた土壌のなかから芽生えてくるのである。

運動の決定的な瞬間

あらゆる社会運動には、その命運を決める瞬間がある。そして、その運動の運命と性質は、その瞬間に下される意志決定によって決まる。そ

の瞬間というのは、徐々に明らかになるものもあれば、なかには後々になって議論を重ねたのちに「あの時、こうしていたら……」と、はじめて気づくものもある。

　アドボカシー運動は、そうした小さな脅威や危険の可能性の入り口をうまく察知するか、見逃してしまうかによって、成功もすれば失敗もするのである。

Ⅳ　回復についての調査研究の課題

技術的進歩
　社会運動が前進していくためには技術的なブレイクスルー（障壁を突破して解決していくこと）が必要であり、それはいくつかの重要な段階を経て達成される。

　アルコホリズムの治療の場合は、必要となる経費のために、1）適切な診断基準、2）再現可能な治療モデル、3）アルコホリズム治療プログラム認定手続き、4）アルコホリズムカウンセラー認定手続き、が必要になる。新しく誕生したリカバリーアドボカシー運動の場合には、ある段階で、回復に向けての科学的な調査研究がどうしても必要になるだろう（そのための経費捻出として、連邦政府、州政府、民間慈善事業からの資金が重要な支援となるはずである）。

回復についての調査研究という課題
　「どうやってアルコール・薬物問題で苦しんでいる人たちを治療につなげるのか？」という質問は、「どのようにして彼らを回復につなげるのか？」という問いに組み直す必要がある。その場合、この2つの質問にたいする答えはおなじとは限らないだろう。

　リカバリー運動の未来が開かれるのは、AOD 問題についての科学的データの分析による「病因論」よりも、回復した人たちの体験をもとに

展開される「回復の科学」によるところが大きい。

　AOD問題における病因論の科学的進展は、この病気の予防と望ましい回復に向けた道すじ・戦略をあたえるという点において必要であるにすぎないのである。
　私たちは依存症について多くのことを知っており、その知識は日々増えているが、回復について知っていることは、ほんのわずかである。またアディクションをめぐる、薬物等の使用と問題の発生率・依存度をはかる複雑なシステムはあるが、肝心の持続的解決法を見つけた人たちについては、その人数や所属などを把握できるシステムはまったく持ち合わせていない。そしてまた、治療期間が終ったあと数ヶ月〜数年たっている人たちについては追跡調査と研究がなされているのだが、10年単位の調査・研究をおこなっている人はいないのである。
　治療の研究と回復の研究はおなじものではない。治療を研究することによって回復を研究しようとするのは、誕生時のみに注目して人間の生命を研究しようとするのとおなじことである。その意味では、これまでの私たちのアディクション研究は、まだわずかな成果しかあげることができていない。

　アディクション問題の研究は、いまようやく、そのテーマを治療領域から拡大し、回復への解決法をふくむ広義の研究へと移行すべきときがきたのである。

　ここで求められている変化は、私たちの注目を、リスクと病理学の研究から、回復とレジリエンス〔しなやかに適応して生き延びる力〕の可能性への追求へと移行させることである。そして回復の調査研究課題のひとつは、つぎのような基本的な問いかけに答えるものである。

- アメリカには回復している人は何人いるか？
- 回復している人たちと回復していない人たちの特徴的な相違点は

何か？

- 回復を特徴づけるプロセス、戦略、支援システム、環境的文脈、そして回復に危機をもたらす出来事とはどのようなものか？
- 回復に至る道とスタイルは、使用ないし回復を開始した年齢、使用の継続期間と回復の持続期間、ジェンダー、民族性、教育歴、社会階層、生活環境、性的嗜好、宗教的所属、障害、もっとも好んでいた薬物などによって、どのように異なるのか？
- 回復において、どんな資源が、もっとも重要な役目を果たすだろうか？
- 回復のプロセスにおいては、どのようなパターンがあるのか？アルコール・薬物等の完全な使用停止あるいは部分的停止のタイプとスタイル等。
- 長期的な回復を支える手段とスタイルは、初期の段階での手段・スタイルとどのように違うのか？
- 自力による回復（ソロ・リカバリー）と相互支援〔自助グループ〕による回復は、どのように違うのか？
- 回復にはさまざまなスタイルがあるが、それはビル・Wが述べた「感情のソブラエティ」という考えかたと、どのような関連があるのか？
- 長期間（５年以上）のソーバーまたはクリーンの状態を維持した人たちが、再使用するきっかけとなった出来事や状況にはどんなものがあったのか？
- 再使用の予兆となる行動には、どのようなものがあるだろうか？（さまざまな回復のスタイル、構造を通じて）
- 「ハーム・リダクション」〔危険の完全除去ではなく軽減。たとえば節酒などの方法〕は、回復への入り口に至る手段となりうるのか？それとも回復への決断を鈍らせたり回避させる原因となるのか？

　このように回復の調査研究にあたっての課題は多い。また、アルコホリズムとアディクションの分類法はたくさんあるが、長期的な回復に成

功しているさまざまなサブグループを描き出す分類法は、ほとんど未開発である。彼らはどんな人たちだろうか。

　また、成長し続ける「リカバリーコミュニティ」を構成するサブグループとはどんなものだろうか。さらにまた、断酒を継続するために、それぞれのサブグループでは、どんな支援構造と自己管理メカニズムをもっているのだろうか？

　リカバリーコミュニティは、そろそろ活動家を中心にして解決法をさぐっていく調査研究をまとめてもよい時期である。たんに問題を理解するだけでなく、本人や家族の生活、コミュニティのありかたを改善できるように、そのための知識を集めた調査研究である。

　そして、その回復調査研究がどれだけの支援を受けられるかは、その研究の成果が回復への開始、維持、質の向上に、どのていど役立つかによって決まってくる。

Ⅴ　リーダーシップ

リーダーシップの原点

　リカバリー運動におけるリーダーシップは、リカバリーコミュニティから要求されるものであり、その目標やテーマは、実際に回復している本人・家族の役に立たなければならない。

　注意しなければならないのは、ダブルエージェントリー（表向きは回復者としてオープンに発言しているが、じつは社会制度のなかで利害が絡んでいる専門職的な人びと）の参加という問題もあり、私たちはそれにたいして最大の注意を払う必要がある。私たちの大切な運動を、自分たちの植民地にして商業的利益を得ようとする個人や専門職の人びとから守っていかなければならないからである。

　そして、この運動において大切なことは、連邦・州政府のアルコール・薬物問題の専門家もアディクション治療施設の専門家も、支援者やメン

バー、パートナーになることはできるが、リーダーシップそのものはリカバリーコミュニティから生まれたものでなければならないということである。

　もちろん、本来的な資源が少ないところでは、地域の治療施設や専門職が資源の開発・促進を担う場合もありうるだろう。しかし、リカバリーアドボカシーにおいて重要な回復支援サービスのデザインや計画、実施、評価にあたって中心的役割を担うのは、リカバリーコミュニティ自身がおこなうべき仕事なのである。

中央集権的・カリスマ的リーダーシップの問題

　アドボカシー運動におけるリーダーシップの問題にかんしては特有のパラドックスがある。アドボカシー運動には強力なリーダーシップが必要だが、そのありかたによっては運動そのものが壊滅する、という逆説である。権力と意志決定プロセスが一人のリーダー（とその側近の集団も含めて）に集中すると、長期的には、たとえリーダー１人の小さな性格上の欠点の問題であっても、やがて組織的な脆弱性へと拡大化してしまう。

　それを防ぐもっともよい方法は、その役割を定期的に交代する民主的な（指示的というより支援的な）リーダーシップ制か、あるいは２人ないしそれ以上のリーダーが協力してリーダーシップをとり、お互いに度を越さないようにコントロールをするタンデム・リーダーシップという方法である（タンデム・リーダーシップの一例としてはＡＡの運動における初期の共同創始者＝ビル・Ｗとドクター・ボブの関係に見ることができる）。

リーダーシップの個人的代償

　リカバリーアドボカシー運動は、もちろんそのリーダーよりも大きな存在である。彼らが名誉をもって運動を代表し、度を越した行動や無思慮によって運動をだめにしないためには、高い 志 が必要である。アドボカシー運動がその先頭に立つリーダーたちに求めるものは、完璧というよりも継続した警戒心であり（明文化されているかどうかとは関係なく）

リーダーの人生観と運動の価値を大切にする理性的な一貫性であろう。

だから、このリーダーシップにこめられた責任には大変な重みがある。

リーダーの脆弱性（イカルスの呪い）

リーダー個人の評判が運動全体と結びついており、そのリーダーの評判が落ちると、そのダメージは運動全体におよぶ場合があるし、せっかく社会のなかに誕生した運動も、早期にしぼんだり消滅したりすることになる。

せっかくアディクションを克服した人たちなのだが、場合によっては、このリーダーシップのポジションで、新しい理想や神聖さに酔っぱらってしまうことがありうるのである。そうしたリーダーは、ついに太陽の近くにまで飛んでいって、その後（しばしば彼らが代表する運動まで道連れにして）真っ逆さまに落下してしまうことも決して稀ではない。

また、リカバリー運動の発展にともなって、比較的小規模なグループの運営に成功した人たちが、より大規模なグループのリーダーに祭り上げられることもあるが、そこでは些細な性格上の欠点であっても、それが運動全体の致命的な欠陥として誇張されることもありうる。このことは、とくに回復の初期段階にいる人たちにあてはまることであり、脚光をあびるステージは、彼らにとってもっとも危険な場所になる可能性がある。

このように度を越してしまう危険を防ぐには、リーダーシップを交代制にしたり、そのリスクをオープンにしておくこと、またリーダーが浮き足立たないように、つねにサポートできるシステムを構築しておくことなどが必要である。

メディアとリーダーシップ

リーダーの劇的な償いの物語を記事にしようと集まってくるメディアがある。その一団は、明日になると、もう彼らの転落の兆候を見つけだし、その頭上にハゲタカのように群がってくるに違いない。ようするに、償いの物語を過剰に語ることは、のちの転落に向かって、お膳立てをして

しまう危険性もはらんでいるということである。

リーダーシップの発展と継承

　相互支援やアドボカシー、そして治療施設などの団体は、リーダーシップを適切に発展させ、継承していかなければならないところで失敗し、潰れてしまうことがある。そこで、メンバーをさまざまな世代から幅広く獲得しリーダーシップを交代制にすることは、社会運動を維持するためのもっとも良い戦略となる。

Ⅵ　運動への参加の楽しみと落し穴

サービス精神の尊さ

　回復の初期もしくは中期の段階にいる多くの人は、突然、自分が生きていることを実感し、アディクションにまつわる強迫観念や身体的欲求から自由になっていることに気づく。しかしまた、この気づきには、自分が生き残ったことについての罪悪感のような感覚がともなうこともある。そして、このような気づきのブレイクスルー（障壁の突破）を経験した人は、さらに深い問いかけに行きつく。なぜ、ほかの多くの仲間たちは救われずに自分だけが救われたのか？　そのような内省が、やがて「使命感」（自分が救われたのは何か特別な目的があるためだという感覚）につながっていく。

　アメリカの回復者たちは、じつに2世紀以上にもわたり、このアドボカシーと支援の世界のなかで、その「使命」を追求してきたのである。

運動への参加

　成功している社会運動では、参加者はそれぞれ異なる立ち位置で活動しているということを認め、それを尊重している。

　また、そのメンバーシップの変遷の過程では、短期間の役割をするメンバーと長期間のかかわりをもつメンバーとが、ほどよく入り混じって

いる。それは、あたかもトラックレースのチームのように、それぞれ異なる距離を受けもつランナーたちの混成で成り立っているのと似ている。もしアドボカシーグループのメンバーが全員、短距離ランナーだったとしたら、未来への展望は希薄になり、心もとないものになるだろう。

メッセージを届ける人

　回復している人たちがアドボケートとして役割をおこなうことは、自己顕示欲にもとづく行動ではない。それはサービスの行為であり、償いの行為である。アドボケートとしてサービスの仕事をするには自分はまだ不完全だという人もいるが、そのような人たちにたいしては、*もっとも偉大な社会運動は、不完全であり、多くは名もない個人のささやかな行動によってはじまり、ここまで続けられてきたという事実*を伝えてきたい。

　もし、完璧な実績をもつメンバーが来るのを待っていたら、運動は永遠にはじまらないだろうし、はじまったとしても完璧な実績をともなう成功には至らないだろう。

　回復のメッセージは、これまでずっと、確実にサービスを届ける人の不完全さを克服してきた。

　むしろリカバリー運動をユニークなものにしているのは、まさにアーネスト・カーツが名づけた「不完全さのスピリチュアリティ」である。その不完全さを受容することが回復の土台であり、不完全な人たちが単独ではむずかしいことも一緒にやれば達成できる。まさに「傷ついた癒し手」（Wounded Healer）というコンセプトの先駆けとなったのが、この運動だったのである。

　そして、どのコミュニティにも、国全体にも、まだ満たされていないニーズが真空状態のように拡大している。その空間をいつまでもそのままにして、いつか自分に回ってくると待っているようでは、完璧な奉仕者とはいえないだろう。人間としての不完全さを抱えながらも、共同の

行動とリカバリー運動の理想をもってそれを乗り越えた人が、本当の勇気ある奉仕者なのである。

運動の要求とメンバーの負担

　リカバリー・アドボカシーへの参加には個人的なリスクがないわけではない。地域的なものであれ全国的なものであれ、社会運動を起こし維持するために必要な情熱は、さまざまな過剰な行動につながっていく可能性がある。

　活動に参加するときに、個人レベルでは生死の問題にふれる場面もあり、文化レベルではひじょうに多くの汚名・偏見を感じる出来事にも直面する。しかしそれらを乗り越える一人ひとりのスキルは、多くの潜在的な対立を吸収していく運動のなかで身につけることができるのである。

　また、どんな運動も参加者が減少することがある。この運動の役割につく人びとは、やりすぎてしまうという欠点をもっているが、それが顔を出すのは、個人レベルでは生死の問題を処理するような場合であり、文化レベルでは多くの汚名・偏見を感じる場面であり、さらには潜在的・顕在的な紛争が起きてしまう場合などである。

個人としての回復が最優先

　アディクションの治療プログラムと公衆への啓発活動、そしてアドボカシー・キャンペーンの開始とその展開は、回復している人たちの情熱によって進められる部分が大きい。アディクション治療や地域社会における教育・アドボカシーを自分の職業（副業を含む）として求めることは、その人の回復にとっても良い選択とはいえないだろう。

　アメリカにおけるこれまでのアディクションの歴史には、この選択をまちがえた人たちの足跡が散乱している。他者を助け、教育し、権利のアドボカシーを応援する活動が、いつのまにか、その人自身のための回復プログラムになってしまい置き換わってしまうときに、再発のリスク

が高まるのである。こうした活動にかかわる人たちは、この運動とはべつのところで、自分の健康（と個人的な回復）を保つ方法を見つけなくてはならない。

　ここで、個人の健康と回復を保つための４つの方法を紹介したい。

　それは、①センタリング ②ミラーリング ③個人的責任の活動 ④他の分野における無償のサービス活動、である。これは本質的な回復を前提としたものであり、相互支援グループや専門家主導の治療システム、アドボカシー組織などで運動にかかわっている人びとが長年にわたって実践している方法である。

センタリング

　センタリングは、自分自身の内なるものへの関心を維持するため、あるいは維持し直すためのワークである。通常は一人で毎日おこなう。私たちのセンター〔中心軸〕をリフレッシュすることで、アドボカシーやサービスの活動にスムースにとり組めるようになる。この方法の内容は人によって異なるが、リフレクション（内省）、リフレッシュ、リニューアルを含み、これに関連する文章を読んだり、瞑想したり、祈ったりする。

ミラーリング

　ミラーリングは、中心となる価値観を共有する仲間たちと交流する方法である。そこで公共活動への復帰をはかったり、親睦行事、サポート、談笑の機会などが提供される。

個人的責任の活動

　個人的責任の活動とは、私たちが自分や身近な人たちにたいして、回復の癒しの力を分かち合う方法である。他者を支援するときに、私たち自身のニーズをないがしろにしないことを確認する。この癒しの行為は、自分自身の身体的・感情的・精神的なニーズを超えて、大切な人たちへと広がっていくが、この活動の経験から私自身が得た最良のアドバイスがある。それは「コミュニティに明かりを運ぶときに、自分自身の家が

暗闇にとり残されないように気をつけなければならない」ということである。

他の分野における無償のサービス活動

アドボカシーの活動とは直接、関連のない奉仕活動に参加してみることによって、ほんらいの活動にたいする献身の気持ちを再認識することができる。他の分野で献身的な活動をしている人たちとつながることは、私たちのアイデンティティと価値観のコアの部分〔こころざし〕を再確認させてくれるだろう。

個人の生き方がおよぼす影響力

現代に生きる私たちの時間とエネルギーは、さまざまなものに費されている。そのなかにはコミュニティ、国、そして世界が直面している困難な問題も数多く含まれている。人はその多忙な状況のなかで、アドボカシー活動という社会運動にかかわるモチベーション〔動機〕を、どのように維持していけばよいのだろうか。私たちはまず、いかなるときでも「自分は何の役にも立たない」という考えを捨てなければならない。

偉大な社会運動の歴史のなかには、ある一人の生き方がおよぼす、とてつもない影響力とテーマが存在している。

たとえば、ローザ・パークスという一人の女性の行動がアメリカ公民権運動にいかに多大な影響を与えたか。また、もしドルシア・ディクスがいなかったら精神病患者の人権はどうなっていたか。そしてまたマーティー・マンやハロルド・ヒューズのような人たちが築いた基盤がなかったら、新しい回復擁護運動の今日はあっただろうか？
それらをふり返って考えてみれば、一人の人間の行動が社会全体の運動に火をつけ、前進させたことが、よくわかる。

アメリカにおけるリカバリー活動の歴史には、とても豊かなものがあ

り、あなたは、綿々と続くその歴史を傍観することもできるし、積極的
に参加することもできるのである。

終わりに

　アメリカには、250 年以上のアディクションからの回復史と、アドボ
カシーの歴史がある。この豊かな歴史に埋めこまれている数々の教訓は、
個々のリーダー、グループ、コミュニティのもつ物語をはるかに超越し
ている。

　これらは、技術的な方向性を導く源となりうるし、個人と組織を擁護
する源にもなりうるし、回復と再生だけでなく、もっとも大切な私たち
の不屈の希望の源でもある。その歴史の足元に座り、その物語の教訓に
耳を澄ませば、私たちには大きなアドバイスがあたえられる。

　そして私たちが注意深く耳を傾けることによって、不毛な歴史がくり
返されることは、もうなくなるかもしれないのである。

参考文献

　Austin, G. (1978). Perspectives on the History of Psychoactive Substance Use.
Rockville, MD: National Institute on Drug Abuse/U.S. Government Printing Office.

　Anderson, D. (1942). Alcohol and Public Opinion. Quarterly Journal of Studies
on Alcohol, 3 (3) : 376-392.

　Bloom, S. (1997) Creating Sanctuary: Toward the Evolution of Sane Societies.
New York: Routledge.

　Gertig, J. (1997) Some Thoughts on Organizing a Substance Abuse Treatment
Grassroots Advocacy Constituency. Unpublished Manuscript.

　Hilliard, D. & Cole, L. (1993) This Side of Glory: The Autobiography of David
Hillkiard and the Story of the Black Panther Party. Boston: Little, Brown and
Company.

　Johnson, B. (1973). The Alcoholism Movement in America: A Study in Cultural
Innovation . Urbana, Illinois: University of Illinois Ph.D. Dissertation.

　Kurtz, E. (1999). The Collected Ernie Kurtz. Wheeling, West Virginia: The
Bishop of Books.

　Kurtz, E. & Ketchum, K. (1992). The Spirituality of Imperfection: Modern
Wisdom from Classic Stories. New York: Bantam Books.

Lender, M & Martin, J. (1982). Drinking in America. NY: The Free Press.

Mann, M. (1944). Formation of a National Committee for Education on Alcoholism. Quarterly Journal of Studies on Alcohol, 5 (2) : 354.

Musto, D. (1973). The American Disease: Origins of Narcotic Controls. New Haven: Yale University Press.

Roizen, R. (1991). The American Discovery of Alcoholism, 1933-1939. Ph.D. Dissertation, Berkeley: University of California.

Room, R. (1978). Governing Images of Alcohol and Drug Problems: The Structure, Sources and Sequels of Conceptualizations of Intractable Problems. Ph.D. Dissertation, Berkeley, CA: University of California.

Sinclair, A. (1962). Era of Excess: A Social History of the Prohibition Movement. NY: Harper & Row Publishers.

White, W. (996) Pathways from the Culture of Addiction to the Culture of Recovery. Center City, MN: Hazelden Publishing

White, W. (1998). Slaying the Dragon: The History of Addiction Treatment and Recovery in America. Bloomington, IL: Chestnut Health Systems.

White, W. (2000a). The Role of Recovering Physicians in 19th Century Addiction Medicine: An Organizational Case Study. Journal of Addictive Diseases, 19 (2) : 1-10.

White, W. (2000b, In Press) The History of Recovered People as Wounded Healers: I. From Native America to the Rise of the Modern Alcoholism Movement. Alcoholism Treatment Quarterly.

White, W. (2000c, In Press) The History of Recovered People as Wounded Healers: II. The Era of Professionalization and Specialization. Alcoholism Treatment Quarterly.

White,W.(2000d) Lost Vision: Addiction Counseling as Community Organization. Submitted for publication.

Williams, C. with Laird, R.(1992) No Hiding Place: Empowerment and Recovery for our Troubled Communities. San Francisco: Harper.

Wilson, W. (1944) AA Grapevine 1 (4) : 4.

第2章　回復擁護の言語学
——依存症の回復と言葉のもつ力について—— [1] [2] [3]

　新しい回復擁護運動の初期段階で私たちが直面した課題のひとつは、これまで経験し希望してきたこととは矛盾する言葉をつかって運動を立ち上げようとしていたことだった。そこで私たちは汚名や偏見にまみれた言葉を選んでしまっていた。せっかく回復と健康について語ろうとしているのに、言葉じたいが治療分野の病理学の匂いのするようなものだったのである。本章では回復擁護運動における「言葉」について熟考していくが、これはすでに2001年に回復擁護のウェブサイトでも広く公開したものである。その後、言葉の大切さについての理解は徐々に深まっていったが、私たちが捨てるべき古い言葉と回復をベースに創造していく新しい言葉の必要性について、あらためて述べていきたい。

　　「正しい言葉」と「ほぼ正しい言葉」には、とても大きな違いがある。その違いは稲妻（lightning）と蛍（lightning bug）ぐらいの違いがある。
　　　　　　　　　　　　　　　　　　　　　　　（マーク・トウェイン）
　　犬を殺したければ、その犬を気違いと呼べばよい。
　　　　　　　　　　　　　　　　　　　　　　　（エチオピアのことわざ）
　　言葉は重要である。あなたが、大切にしたいのであれば「花」と呼ぶでしょうし、殺してしまいたいときには「雑草」と呼ぶでしょう。
　　　　　　　　　　　　　　　　　　　　　　　（ドン・コイヒス）

　かつて私は、新しい回復擁護運動は今後さらに広がっていくにちがいないと述べたことがある。この運動は、依存症者たちの初期の相互支援

団体（addiction mutual aid societies）と回復擁護団体（recovery advocacy organizations）の活動からはじまったものだが、その展開は、これからさらに回復アドボカシーの大きな文化を創りだしていくことだろう。そこでは、さまざまなものが生みだされる。独自の歴史やシステム、英雄的な行動、ダイナミック（動的）な考えかた、中核となる価値観、重要な役割、イメージやシンボル、言語、芸術、音楽、儀式といった独特な文化的影響が、彼らの集団のエネルギーでさらに大きな社会にまで広がっていくにちがいない。そして、その広い世界に「伝播」されていくことによって、ただ広がりを見せるのではなく、擁護運動がもっとも望んでいる「変化」そのものも達成されていくだろう。そこで本稿では、回復擁護文化のひとつの要素である「言葉」に着目し考察を進めていきたい。それは、自己を変革し、支持者を獲得し、社会的・政策的な変化を実現するための重要なツールである。

　そのテーマを議論する前に、まず私たちは子どものころに聞いた「棒や石で打たれれば骨が折れてしまうが、言葉で私を傷つけることはできない」という諺の誤りを確認しておかなければならない。なぜなら言葉には力があるからだ。私たちはその言葉のなかに浸透している意味によって何かを理解しているわけだが、それは同時に危険で固定的な先入観や、真実味のない曖昧なメッセージが含まれている場合もある。言葉は、力をあたえ、力を削ぎ、人間性を表現し、客観化し、思いやりを育むこともあるが、その反面、悪意や恐怖、憎しみすらも引きだすことができる。このように言葉というものは、私たちを鼓舞し、あるいは萎縮させ、慰めることも傷つけることもできるのである。つまり、言葉は私たちを仲間にすることも敵にすることもできる。かんたんにいえば、私たちの生活は自分自身の言葉と他人から受ける言葉によって複雑に形成されており、言葉によってレッテルを貼りラベル化してしまう力（ラベリング）や、何かを作りだす力・転換する力・変形する力など、言葉にはとても強い力がある。だから教育者などは、古くから子どもがあるラベルを貼られることによって自己を確認していくという作用に着目して

きたのである。

　依存症を患い、その後回復していったアメリカ人たちは、2世紀以上にわたり他人がつくった言葉の標的にされてきた。重篤で持続的なアルコール・薬物問題を経験した人たちは、自分たちで作りだしたものではない言葉を引き継がされてきた。そしてその言葉は、歪んだものであった。それは自分の経験を他人に正確に伝えるための手段にはならなかったし、個人を変化させることもなかったのである。その状況を変えるのは、歴史的に貶められてきた人たちが自分自身の認識を変化させるプロセスからはじまる。大切なのは、社会的な運動のなかで「歪められたアイデンティティ」を自ら解放し、侮蔑につながる社会的ネームをつけ替え、自分自身の物語を話すことによってそのストーリーを再構築することである[4]。その行動によって、これまで自分自身のなかに閉じ込めてきたマイナスの感情（恥辱、絶望、無力感、受け身の態度など）が明らかになると同時に、その生きづらさが軽減し、そのことがさらに個人的・集団的な活動へと向かわせていく。それまで侮辱されてきた人たちは、この動きのなかで実際に他者から貼られたラベルを拒否し，それを自分自身の選択した言葉や新しく創りだした言葉に置き換えていくのである。

　言葉の微妙な意味をよく考えてみること——あるものは拒否し、あるものは受け入れること——には、巷の政治談議などとは比べものにならないくらい、ずっと大きな意味がある。それは依存症から回復した人びとにとって、自分自身にたいする見方と他者からの見られ方に大きな変化を起こすことを意味している。それは社会的・政策的にも影響をおよぼす力があり、その影響をうけた政策から自分もまた影響を受けていく。そういう力をもつ言葉に変えていくことが必要なのである。言葉を変えていくことは、まさに個人的にも文化的にも歴史のなかのひとつのページを終わらせ、さらに新しいページを開いていく営みだともいえる。

　新しい回復擁護運動は、いくつかの選択に直面するときがある。そこ

で運動の使命観・価値観とはちがう有害な言葉をつかってしまうと、結果的にメンバーを貶めることにもつながることもあるだろう。だからこそ私たちは既存の言葉のなかで有害な背景をもつ用語は修正し、できるだけチェックして言葉を正しく見直していくことが必要になる。そのことによって、私たちは回復に向けた新しいボキャブラリー（語彙）を生みだし広めていくことができるのである。

　この章のテーマは、アルコール・薬物の問題とその解決に向けて語られるときの「言葉」について、歴史的あるいは個人的な観点から考察し、すでに言葉のなかに潜在的に浸透してしまっている「意味」について議論してみることである。新しい回復擁護運動が、ほんとうに「新しいもの」となるためには、過去のしばりから私たちに解放をもたらす新鮮でダイナミックな言葉が必要となる。だから場合によっては、長いあいだ使われていた言葉を捨て去るか、あるいは注意深く見直してみることが必要になる場合もあるだろう。そしてまた新しく必要とされる言葉がみつかったときには、その言葉が新しい回復擁護運動の中心に定着するまで磨きあげていかなければならない。

　回復している人たちにとって必要な言葉がある。その言葉は、自分自身の経験をもとにお互いに敬意をもって交流するコミュニケーションを可能にし、より広い社会に向けて AOD（アルコールとその他の薬物）問題の本質と解決方法を伝えていくための手段である。私たちには回復のための言葉が必要である。外部に向かって公に自分の言葉でその経験を語るのは、これまで私的な経験に過ぎなかったことを政治的な次元にまで高めていく作業でもある。

　しかし、これまでの言葉は、依存症から回復している人たちにたいして「貶めるべき存在」として侮辱するときにも使われてきた。けれど言葉というものは、依存症に陥ったがその後回復している人たちに癒しをあたえ、また回復にとり組むおなじ仲間とともに歩むときにも使われる大切なものである。そしてその言葉はまた、さらに大きな社会に向けて

飛躍していくときにも必要とされるものなのである。

捨て去る必要がある言葉／コンセプト

> これらの言葉は、私の傷ついた心にとっては剃刀である。
>
> （ウィリアム・シェイクスピア）

　有色人種の人たちのコミュニティでは、歳月をへてコミュニティその
ものが成熟していくなかで、それまで他からあてはめられていた名前を
捨てて（または見直して）新しい名前をつけ直してきた。それまで孤立
していた人たちが集まって集団をつくるときには、最初に個々の人びと
の特徴をみつけて、その特徴を確認していくことが必要になるが、その
なかで他人から尊重されることもなく、勝手に定義され自分たちの評価
を落としていた言葉などは捨ててしまわなければならない。そして新た
に集団の希望するラベルが生みだされるべきであろう。現代の権利と自
由をめざすすべての運動においては、まず自分たち自身の言語とイメー
ジを構築することが重要である。自分自身を探求し成熟していくことが
望まれる時代に向けて、新しい回復擁護運動はそれ以前の運動と同様に、
この「言葉」の問題に直面するだろう。そこで、私はその運動に貢献す
る一員として新しい回復擁護運動を展開するために、いくつかの言葉・
フレーズは捨ててしまうことを提案したい。

「乱用」（ABUSE）

　依存症治療に関連する用語のなかで、「乱用」はもっとも悪意のある
言葉のひとつであり、悪質なものである（かつてマーク・ケラーもそこに
特徴を見いだしていた）。それはなぜかといえば、乱用というのは、依存
症者がもっとも大切にしているものにたいして粗雑にあつかっている印
象をあたえるからだ。アルコール依存症者はアルコールを「乱用」など
していないし（たとえばジャックダニエルとフルーツポンチを混ぜ合わせる

ような光景を思い浮かべてほしい)、また、薬物依存症者は薬物を「乱用
する」こともない。なぜなら依存症者は、だれよりもアルコール・薬物
が自分たちへの最大の貢献者だと認めており、尊敬の感情さえもってい
るからである。

　このように事実に反する表現であるという点だけでなく、アルコー
ル・薬物等にたいして「乱用」という言葉を使うのは何世紀も前から宗
教的・道徳的にも批判があった。たとえば 1673 年、インクリース・メ
イザーという人が「悲惨な酒飲みたち」という説教のなかでアルコール
は「神の良い創造物」であるが「飲酒の乱用」は「サタンがもたらすも
の」であると述べている [5]。つまり、アルコール乱用、薬物乱用、物質
乱用などの用語は、重篤なアルコール・薬物問題にたいして即座に宗教
的・道徳的なイメージを喚起させる言葉であるといえる。そこではアル
コール・薬物問題は自分の意志でおこなった責任をともなう問題である
と定義しているが、実際には意志の力ではどうにもならない問題である
点については否定している。さらに、薬物使用の頻度と量を増やすよう
にそそのかして金銭的利益を得ている者にたいしては、責任を認めてい
ないのである。

　乱用という言葉は、長いあいだ、禁欲すべき忌わしい(間違った、罪
深い)行為を故意におこなうこと、という意味で使われてきた。たとえ
ばマスターベーションについても同様に歴史的に非難されてきたのと
変わらない [6]。乱用(abuse)という言葉は、パートナーや子どもや動物
を虐待(abuse)する人間がもつ暴力的で侮辱的な性格をも意味している。
マリファナと薬物乱用にかんする全国委員会が 1973 年に「薬物乱用」
という言葉を批判した背景には、まさにこのような重苦しい歴史的な背
景があったのである。全国委員会は「感情的に大きな影響をもつこの言
葉を継続して使用することは、薬物使用について一般の人たちの考えか
たを混乱させるだけである」と述べている。

依存症の人のことを、アルコール、薬物、物質を乱用する者という表現で認識することは、彼らの置かれている状況について誤った考えを広めてしまい、彼らを社会的に拒絶し、隔離と処罰を求める結果につながっていくだろう。「乱用」という言葉は、他の病気・病状にたいして使われることはない。つまり、依存症が重大な健康問題であると本当に信じているのであれば、なぜ、いまでも薬物乱用という名称の部署やセンターがあるのだろうか？　私たちは、重篤で持続的なアルコール・薬物問題で苦しんでいる人たちのことを話題にするときには、「乱用」あるいは「乱用者」などという言葉は、永遠に捨ててしまわなければならない。

「自助」("SELF-HELP")

　アルコホーリクス・アノニマス、ナルコティクス・アノニマス、あるいは断酒のための女性会、その他の団体のことは、一般的に「自助」グループ("self-help"groups）と呼ばれている。あるいは、より広い意味での表現として「自助」運動("self-help"movement）とも呼んでいる。しかし、アーネスト・カーツとウィリアム・ミラーは、このような表現は依存症者の回復について「自分の力で解決するもの」という誤解をあたえかねないイメージをもっていることを指摘している。つまり、そのように〔自分の力を過信したままで〕グループに援助を求める人たちは逆に多くが失敗しているので[7]、支援グループのなかでの回復は「自助」によるものではなく、自分とは別の資源やコミュニケーションを活用していることになるというのである。

　そこで新しい回復擁護運動では、これらのグループを「回復支援」("recovery support"）または「相互支援」("mutual aid"）グループと呼び、より正確な表現となるように心がけている。

「治療を受けていないアルコール依存症者」あるいは「治療を受けていない依存症者」("UNTREATED ALCOHOLICS"／"UNTREATED ADDICT"）

　依存症治療にかんする資金集めを目的とするロビー活動では、「未治

療の依存症」に費される個人的・社会的コストについて語られることが多い。また、治療を拒否する「治療を受けていないアルコール依存症者」あるいは「治療を受けていない依存症者」の人たちの数についても延々と話題になったりする。しかし、このような言葉の使いかたはパーティーでの話題ならいいが、回復に至るプロセスで治療に密接にかかわる専門家が使う言葉としては、ふさわしくないだろう。むしろ依存症に苦しんでいる人たちのことは「まだ回復していない人たち」と表現したほうが「治療を受けていない人」と表現するよりも、はるかに正確で好ましい言葉の使いかたであるといえる。

「患者」("CONSUMER")
　「患者」という言葉は、すでに回復した人や回復途上にいる人たちにも当てはめようとすると誤解を招くにちがいない。「治療を受けていないアルコール依存症者」や「治療を受けていない依存症者」とおなじように、この言葉は回復期の人たちも治療サービスを受けるべきであり、全員が患者になることが必要であるかのような言いかたとなる。そうなると、仮に「患者全体」という表現をするとき、その言葉は、依存症の人・回復途上の人たち・回復した人たちを示す大きな全体像を表すのではなく、病院等で治療中の限定された範囲をさすにとどまり、政策の対象を限られたものにしてしまう。ようするに、治療を求めている人も治療を求めていない人も、それぞれに存在しているのである。そして当然、治療を求めた人たちは、求めなかった人たちの経験・ニーズを話すことは不可能である（つまり治療サービスを必要とするが、まだ一度も治療サービスを受けていない人たちにどのようにアプローチすればよいか？　それを検討するときに、治療を受けてもっとも成功した卒業生たちに、どのように治療グループに入るようになったのかをたずねても意味がない。あくまで治療サービスを利用していない人たちのほうにスポットをあてるとり組みをしなければならない）。大切なのは「患者全体」という表現による枠組みではなく「地区内の依存症者の全体」とか「回復の対象となる人たちの全体」という表現による枠組みで考えていくことであり、これらの言葉は依存

症の人たちの多様性を認める言語でもある。

自己れんびんという言葉 (THE LANGUAGE OF SELF-PITY)

　新しい運動は、自分たちの活動を定義する場合、それをはじめた時代と社会状況を無視することはできない。アメリカ人は過去半世紀にわたって社会運動を経験してきているが、これまでの運動は、人びとの注目を集めるための争いであり、苦しい感情をアピールし、過去の間違いにたいして救済を求めるものだった。その結果、今日のアメリカは、同情することには疲れ果ててしまっているのである。昔もいまも、要求というものは寛大に受け入れられる余地はひじょうに少なく、どんな新しい運動であっても、嘲笑され強烈な反発をまねく危険性をもっている。そして運動そのもののなかにも、自分たちを傷つける要因が含まれていることもある。だから私たちは、これまでの運動で使われてきた言葉や手段を用いるときには細心の注意を払わなければならない。

　近年のアメリカは、1980年代の「自己中心主義の10年」から1990年代の「広範な繁栄のための時代」を生きてきたが、すでに新しい世紀が、さらに注目すべき多くの課題とともにはじまっている。財政不安は高まり、非パーソナル化（没個性化）が指摘され、生活の多くの分野で不満が噴出している。また歴史的にみても、これまで弱者を保護してきた専門家（医師、聖職者、弁護士など）にたいする敬意が薄れてきていることなど、さまざまな課題がある。新しい回復擁護運動は、このような文化的混乱のなかで自分たちの立っている位置を確認しなければならない。

　自己れんびんを誘発するような言葉は、いかなるものであれ、この運動の正当な目的を歪めるものになるだろう。新しい回復擁護運動は、その前身と同様に権利運動の側面をもっているが、いまはそのような権利の主張を全面的なテーマとする時代ではない。ひとつの文化のなかに強い感情をもって影響をあたえようとするのはひとつの有効な方法かもしれないが、いまのアメリカで注目されようとしている内容とはちがって

いる。新しい回復擁護運動は、依存症者や回復している人たちにたいするこれまでの侮辱について、同情や修正を求めようとするものではない。そうではなくて、私たちは感謝と責任とサービスをテーマとしたいのである（後ほど詳述する）。大切なメッセージが一般の人びとの心に届くかどうかは、メンバーたちの懇願によるのではなく、メンバーの奉仕する運動によって決まる。それは何かを求めるものではなく、何かを提供していくものである。また、自分自身を主張するものではなく、他者のために主張するものである。そしてまた、個人として行動するものではなく、コミュニケーションのなかで行動していくものである。さらに解決策は公式機関を通じて求めるのではなく、コミュニティそのものを通じて解決策を見つけていくのである。

話し合い議論する必要がある言葉／コンセプト

　ある言葉は変更する必要があり、また、ある言葉は注意深く分析し、議論する必要がある。ここでは、つぎのような言葉——アルコール依存症・依存症、病気、「治療には効果がある」、汚名・偏見、回復したこと・回復していること、再発、おせっかい（イネーブリング）などについて考察してみよう。

アルコール依存症者／依存症者（ALCOHOLIC／ADDICT）

　意志の力では、どうにもならない状態——精神を高揚させる薬物を使い続けてしまい自分自身と周囲の人たちを不幸にしてしまうという状態——について、私たちはどのような表現を用いるべきだろうか。また、重篤で継続的なアルコール・薬物問題をかかえる人たちのことを、私たちはどのように呼ぶべきだろうか。新しい回復擁護運動にとってもっとも役に立つ言葉を考えてみるとき、ひとつの重要な点を指摘しておかなければならない。それは、たとえグループ内ではコミュニケーションに役立つ便利な言葉であっても、グループ外とのコミュニケーションで

は予期せぬ悪い結果をまねく場合もあるかもしれないということである。そこで私たちは、回復している人たちの世界と一般の人の世界を区別する境界線を意識しておかなければならない。新しい回復擁護運動では、その内側で使う言葉と、外側の広い社会でコミュニケートする言葉は別々の言葉であることを認識しておく必要がある[8]。

「アルコール依存症者」や「依存症者」という用語は、重篤で持続的なアルコール・薬物問題をもつ人たちにとっては役に立つ面もあった。それは問題を特定し、自分がその問題をかかえていることを自覚するときに、わかりやすく便利で、助けを求めるときにも有効な道具（言葉）となってきたからだ。この言葉は１世紀以上も、依存症の専門医と依存症者本人とのコミュニケーションにおいて重要な役割をはたしてきたのである。アルコール依存症者や依存症者という言葉は、アルコホーリクス・アノニマス、ナルコティクス・アノニマス、そのほか多くの依存症治療プログラムにおいて基本的な用語となっているが、公式の診断名としては、もはや使用されていない名称である。言葉というものは、それによって自分の経験や自分の人格を理解するのに必要なものであり、その理解によってアルコール・薬物の問題解決にも役に立ってきた。言葉にはそういう価値がある（この考えかたはロン・ローゼン氏から教えられた。氏に深く感謝したい）。

しかし、これらの用語は治療・回復にかかわる人びと以外の一般的な会話のなかでは、じつにこまった結果をもたらしてしまった。それは、人びとのあいだでアルコール・薬物関連の問題は、その治療がおこなわれる世界だけの問題であるという認識が広まってしまったことである。こうした考えが強くなった社会では、本人たちにたいして、道徳的に問題がある人びとという烙印（レッテル）が押されてしまう傾向があるため、アルコール・薬物問題を解決したいと考えている人にとっては、その言葉によって貼りつけられるレッテルじたいが障害になってしまう。ある人が、ひょっとするとアルコール・薬物に問題があるかもしれないと思っ

て相談に来たときに、最初から「あなたは（あるいは○○さんは）アルコール依存症者なのか？」という質問によって傷ついてしまうのである。

　だれでも、そんな汚名と偏見のレッテルが貼られるのはたまらないだろう。そういう言動に抵抗するのは当然であるが、こうした状況のなかでは、ほんらいの問題に関心が高まるのではなく、汚名・偏見をまねく烙印のほうに注目が集まってしまう。「アルコール依存症者」や「依存症者」という言葉が多くの人たちにあてはめられるとき、その人たちはみんな同じだという印象をあたえてしまうのである。この医学的な診断名のみによって本人たちのことを表現しようとすると、だれもが同一の病気だと画一的に判断されてしまい、ほんとうは個人個人がもっている重要な個性・相違点が見失われてしまうのである。「人間が第一」と考える言語がある。その役割とは反対に「病気が第一」になってしまう言語は、個人個人の違い（個性）について考慮することなく、ただのラベル・レッテルの貼られた人たちを大勢生みだしてしまうだけなのである。

　過去2世紀のあいだに、重篤で持続的なアルコール・薬物問題をもつ人たちにたいして使われてきた用語には、つぎのようなものがあった。ドランカー、大酒飲み、酒びたり、変人、飲んだくれ、飲みすけ、ジャンキー、麻薬常用者、スピードフリーク、アシッド・ポットヘッド。そして医療用語としては、**病的な浪費屋**（oinomaniac）、**アルコール依存症者**（dipsomaniac）、**酔っぱらい**（inebriate）、**麻薬狂**（narcomaniac）などである。

　これらの言葉によって、いままではみごとに最悪の世界が描写されていたわけだが、しかし、私は「アルコール依存症者」あるいは「依存症者」や、そのほかにも婉曲に表現する言葉のほうが、人間のコミュニケーションを円滑にするするうえで、ふさわしいと考えている。今後は、これまで汚名・偏見のレッテルを貼られてきた人たちには、医学的に正確な用語（または社会的に吟味された言葉）を用いることによって、おたがいが前向きに、各個人もポジティブに、自己認識ができるようになると期待できるからである。

新しい回復擁護運動のメンバーに必要なのは、一般社会の人たちとの良好なコミュニケーションであり、そこでは何にもまして人間性が尊重され、貶められることのない「人間第一」（people first）主義が貫かれていなければならない。そしてその実現をめざすには、やはり具体的な表現について、よく検討し、議論することが大切である。そこで、たとえばグループ内のコミュニケーションのなかでは「アルコール依存者」「依存症者」という言葉にかえて、「アルコール・薬物の問題をかかえている人（人たち）」という表現にしてはどうだろうか。そうすれば、その人は「アルコール依存症者」あるいは「依存症者」と呼ばれる人物かどうかという問題の本質とは関係のない、つまらない憶測を避けることができるし、アルコールや薬物のせいで自分の人生にどのような問題が起こってきたのかについて、具体的に問いかけができる言葉にもなる。

　私は「表現」というものは、だれかにラベルやレッテルを貼るようなことではなく、その人が何を経験しているのかをあらわす言葉をつくりだす価値のあるものと確信している。ラベルを貼ることは変更を不可能にする状態をつくりだすが、経験をあらわす言葉は、ある時期の状況を示しており、解決（回復）が可能であることを意味しているからである。人間第一をめざす言語は、障害があるかどうかという以前に、まず人間であることを尊重する姿勢のあらわれとしてある。そして、ここで推奨する言葉は、アルコールや薬物に関連する問題のすべてが、そのままアルコール依存症者あるいは依存症者の問題であるとは限らないことを意味している。それは、より人を尊重していく態度であり、貶められる可能性を最小限にとどめるものでもある。そして、その言葉はアルコール依存症者などのレッテルが貼られる前に、アルコール・薬物の使用がその人にどういう問題を引き起こしており、それについて何をなすべきかという問いかけの意味となる。
　これから活動にとり組もうとする人たちにとっては、いままで歴史的に貶められてきたグループ活動に参加するなかで、「レッテルを貼る言

葉」などは捨て去り、ほんとうの「人間第一」（"people first"）を標榜する言葉をつかう時代がはじまっている。私たちが挑戦すべき課題は、コミュニケーションを円滑にするという目的とともに正確で敬意にあふれる言葉を自分たちで見つけることなのである。

「病気」／「病気のコンセプト」（"DISEASE"／"DISEASE CONCEPT"）

　「アルコール依存症は病気である[9]」という宣言（proclamation）は、現代のアルコール依存症にかんする運動の大きな基盤となっており、いまでは依存症治療の分野の中心に置かれているキーワードでもある。かつて20世紀の終わりの20年間で、依存症を病気としてとらえる考えかたについての論争があり、医学会でも激しい議論が交わされていた[10]。こうした歴史的な動きのなかで、新しい回復擁護運動にとっても「病気の概念」を考えることは避けて通れない課題であり、その運動のなかで「病気」について考え、徹底的に話し合い、議論することが重要である。

　その病気を検討するさいに選択肢は少なくとも3つ考えられる。1つ目は新しい回復擁護運動においても、それ以前の考えかたと同様に「依存症は病気である」という宣言を中心にすえること。2つ目は、新しい回復擁護運動では、この考えかたは支持できないとして否定し、「病気」ではなく新しくアルコール・薬物の問題を表現する言葉を模索すること。3つ目は、新しい回復擁護運動はＡＡと同様に、依存症を病気とみるかどうかという議論については中立の立場をとる、という方法である。3番目の選択肢については、いくつかの議論がある。

　多くのＡＡメンバーは、アルコール依存症を「病気[11]」であるとして、ほかの医学的な表現もつかって話をすることがあるが、ＡＡではそれを科学的な考えとして用いるのではなく、感覚的にあてはまるものとして使っている（つまり「病気だから」という表現以外には説明できない多くのことを、病気という言葉によって納得しているのである）[12]。そしてＡＡでは、医学用語として最近新しく使用されるようになった言葉はつかって

おらず、ＡＡの基本テキストに示されているアルコール依存症にたいする中心的な考えかたにも反映されていない。『神ではない』(Not God: A Histry of Alcoholics Anonymous 日本語版『アルコホーリクス・アノニマスの歴史』明石書店、2020) の著者＝アーネスト・カーツによれば、アルコホーリクス・アノニマスの歴史のなかでは、病気という概念をＡＡに組み入れることについては、たびたび議論されてはいるとのことである。

　　基本的な問題として、これまでの経緯として明らかなことがある。一般的な意見とは反対に、アルコホーリクス・アノニマスでは、アルコール依存症が病気であるという考えかたについて、その根拠を示したり宣言をしたりはしていないのだが、ＡＡメンバーはそれについての理解を広め、普及させるうえで大きな役割を果たしてきた、という事実である[13]。

　ＡＡの共同創設者＝ビル・ウィルソンは1961年に、アルコール依存症が疾患にあたるかどうかという質問にたいして、つぎのように答えている。

　　私たちはアルコール依存症を医学的な疾病とは決して呼びません。なぜなら医学の技術面からは正確に疾病とはいえないからです。たとえば一口に心臓病といっても、じつはさまざまな部分的な心臓疾患があり、それらが組み合わさった状態として心臓疾患が存在しているわけです。アルコール依存症もおなじようなものです。私たちがアルコール依存症は疾病であるという言いかたをしてしまうと、医療専門家との信頼関係を損なうことにもつながります。私たちはそれを望んではいません。それで、いつも私たちは、それを病気^{illnes}あるいは病弊_{malady}と呼ぶようにしました。それが私たちにとって安全な言葉だったのです[14]。

ウィルソンの発言のポイントは、ＡＡが関心をもっているのはアル

コール依存症の医学的な性質についての議論ではなく、アルコール依存症には解決策があることを示した点にあるといえるだろう。この立場には、じつに教えられるものがある。

　新しい回復擁護運動は、さまざまな道をたどって、アルコール依存症や薬物関連の問題をかかえた人たちを受け入れなければならない。また、多様なパターンに広がっている多種多彩な文化的状況にある人たちも受け入れることができなければならない。だから新しい回復擁護運動がもつ「ふところ」はそうとう深いものでなければならないし、ＡＯＤ（アルコールとその他の薬物）の問題を理解し解決するために、さまざまに表現される比喩を受け入れる柔軟さもなければならない。

　新しい回復擁護運動が、これらの問題にたいして用意すべきものは「問題には解決がある」という疑いのない希望のメッセージを確実に示すことである。依存症が病気である、あるいは病気ではないと宣言することは、回復している人たちだけで決められるものではないし、もちろん人びとの投票で答えを出すというようなものでもない。そういうことは医学や医療従事者の課題だといえるだろう。

　回復している人たちがこの問題にたいして貢献できることは、自分自身が「生きた証拠」となることである。生きた証拠としてつぎのことを示すことができる。①回復の現実、②回復のパターンの多様性、③回復を実現するための方法はいくつもあること。専門家は依存症にかんして学んできた専門的な知識を述べるのだが、回復している人たちは、その姿だけで、どのように回復をはじめ、どのように回復を維持しているのかを示すことができるのである。

　「病気」という言葉を新しい回復擁護運動の主軸にもってくるべきだと主張する人たちには、依存症の生物学的な原因がすぐに発見されるだろうという予想があり、新しい回復擁護運動は、それを前提に社会基盤を築いて支援すべきだと主張している。じつは私もその発見を長いあいだ夢みてきたのであるが、その発見は、大きな利益をもたらすと同時に

予期せぬ深刻なマイナスももたらすのではないか、と考えるようになった。ここでは２つの例をあげてみよう。

　第一に、もし依存症の原因となる生物学的因子（Ｘ因子あるいは生物学的マーカー）が発見された場合には、求職活動における健康チェックから生命保険の加入にいたるまで、さまざまな場面で新たな確認を必要とするシステムが検討されるようになり、そこで偏見・差別がもたらされる可能性が出てくる。第二に、ＡＯＤの問題から回復している人たちのなかには、Ｘ因子はないが、さらに回復をめざすために「病気」という言葉をシンボリックな意味で使い続けたいという人たちもいるだろう。そういう人たちにたいしては、Ｘ因子の発見などはまったく意味のないものである。このように新しい回復擁護運動においては、依存症の原因・性質にかんする形式的な定義や考えかたに縛られる必要はないだろう。そうではなくて、基本的には、実際に回復につながっている幅広い解決策を踏まえたうえで、よく考え、その表現を工夫していくことが望ましいのである。

　新しい回復擁護運動には重要な問いかけがある。それは「重篤で持続的なアルコール・薬物問題をめぐる『回復の文化』を構築する権利は、一体だれにあるのか？」という問いかけである。その答えは、そのような問題をかかえている人〔当事者〕が、医師や精神科医、社会福祉士、聖職者あるいは裁判官よりも前面に位置する存在とみるかどうかによって違ってくるだろう。「病気」という言葉は、ＡＯＤの問題が医療・公衆衛生の分野に属することを意味するが、そのような問題（あるいはこれらのなかに含まれている問題）がほんとうに「病気」に該当するといってよいのかという点については、技術的な議論が起きている。たとえば「健康問題」という言葉をつかう場合には、病気かどうかという論争とは関係なく、もし問題があれば医療システムが用意されるというイメージになる。それとおなじように、重篤で持続的なＡＯＤの使用も重大な健康問題ではあるが、ふだんは病気には該当しないと主張する人もいるかもしれない。いずれにせよ、新しい回復擁護運動では、このような「病

気」をめぐる散漫で無意味な議論には入りこまないように注意したほう
がよいだろう。新しい回復擁護運動では、なによりも「回復のための解
決を！」というテーマを大切にして活動を続けていくことが重要だから
である。

　新しい回復擁護運動では、病気にかんする意味のない議論はやめて、
アルコール・薬物問題の回復に役立つ的確な言葉を選んでいかなけれ
ばならない。つまり健康問題については軍隊用語のような表現はやめて、
公衆衛生分野で使われているような適切な言葉で議論をし、ほんとうの
コミュニケーションをめざすことが大切である。私たちは「汚名・偏見
につながるような言葉」は捨てなければならない[15]。そして私たちには、
つぎの時代を新しくつくっていく使命がある。その基本的な姿勢のなか
で「依存症は病気である」というときには、科学的に裏づけのある説明
ができる方法で、この病気の性質を定義するべきであろう[16]。

「治療には効果がある」（"TREATMENT WORKS"）
　「治療には効果がある」という言葉は、明るく健康的な世界とは正反
対にある用語であり、長期的な回復について悲観的な見通しをイメージ
させる言葉でもある。この言葉による影響は大きく、依存症になった人
や回復している人たちにたいして無意識に不利益をあたえてしまう表現
のひとつである。なぜなら、じつは治療という言葉には、すでに介入に
さいしてＡＯＤの問題をもつ人たちを、その問題から（悪性腫瘍を外科
的に除去するように）解放する責任が暗に含まれている言葉だからであ
る。そして、その見方によれば、回復の責任と説明責任を本人から奪っ
てしまい、それを専門家と治療機関の手に渡してしまう結果となる。だ
が、そこは、ほんらい専門家が支配してはいけない部分であり、各個人
とコミュニティが責任をもっておこなう回復作業の部分なのである。そ
れにもかかわらず、その機能を奪いかねないこの表現は、治療機関の力
を過大視しすぎており、ほかにも地域に存在している回復のための資源
とその役割を見えにくくしてしまっているのである。

現在の制度がもつ歪んだ考えかたを含む「治療には効果がある」という表現にたいして、回復擁護団体がスローガンとして掲げている「回復は実際にある（recovery is a reality)」または「回復には生きた証拠がある」という言葉を比較してみると、前者はプロの専門家によるものであり、後の2つは回復する人たちの経験を重視した言葉だということができる。新しい回復擁護運動は、回復をもとめる人たちの回復を実現できる場所を提供すると同時に、その人にとって必要なものを、回復した人たちのなかから、あるいは外部の資源からとり出してもらうための協力と支援でもある。治療は回復を実現するための十分な手段ではない。それは潜在的には有用であるが、回復のプロセスのなかでは、しばしば不十分な結果をもたらしているものともいえるのである。

スティグマ（STIGMA）

　依存症と回復にともなう汚名・偏見をなくしていくことは、新しい回復擁護運動の中心的な課題でありテーマでもあるが、私のなかにはひとつの疑問が残っている。それは、ほんらいの方針とはややずれているのかもしれないが、私は汚名・偏見にフォーカス（焦点）をあてることで、公的政策や立法分野とは反対の方向に──すなわち運動の資源として狭い範囲にある「世論」に──向かうことを危惧しているのである。というのは、新しい回復擁護運動には多くの目標があるが、それは依存症や回復にたいする社会の関心を高めることだけではない。それと同時に、権利の獲得を目的とした運動でもあるべきだという点である。だから、私たちが汚名・偏見に焦点をあてる場合には、同時に、法律や政策、実際の活動のなかにも表れている差別的な部分にも注目する必要がある。

　ただし、おそらくそれは、鶏が先か・卵が先かという議論になるのかもしれない。たとえば政治家が依存症者を悪者あつかいして、隔離と処罰のためにきびしい措置を提案したとしよう。そのときに、その行為は個人的な信念にもとづいた行動と考えるのか、あるいはマキャベリのように目的のためには手段を選ばないという戦略と考えるのか？　あるい

はまた、依存症者にたいする施策として、隔離の方針から地域での開放的な治療に切り替えるという提案があったとして、そこで刑務所の職員組合が反対意見を主張した場合にはどうだろうか。それは職員組合という集団の方針なのか？ それとも個人個人が刑務所での職を確保しつづけたいがために——または職場つまり刑務所の運営を助けるために、受刑者（それは主に有色人種で貧しい青年たちである）の入所を継続的に必要と考えてのことだろうか？ そしてまた保険会社の営業方針を考えてみても、それは対象とする人たちのことを考慮したうえでの決定なのか。あるいは、ただ経済的な利益追求のための戦略なのか？

　このように、新しい回復擁護運動は、すべての社会運動と同様に、可能なかぎり具体的に「何を変えようとしているのか」を明確に定義して人びとにアピールすることが必要である。なぜなら、それらの活動の結果は、方針の正確さ・曖昧さによって左右されることが少なくないからである。だから私たちが汚名・偏見の是正にむけてアプローチをするときには、医学的に病気と評価された状態は、道徳的な観点からはどのような意味をもつのか。それを十分に掘り下げて考えてみなければならない。この国では、これまで依存症にたいして「不道徳モデル」をいったん捨てては、何十年後かに、またその考えかたをふたたび復活させるという経緯をたどってきた。そこに、実に多くの時間が費やされてきたのは、たんに世論の進化というプロセスの問題だけではなく、ひじょうに多くの事情が存在しているためである。だから私たちは、その複雑さについて十分に理解しておかなければならないだろう。

イネイブリング（ENABLING）

　依存症の治療と回復の分野には「イネイブリング（おせっかい）」という行為があり、アルコール依存症者あるいは依存症者を助けたいという気持ちがあっても、かかわりかたによっては良くない結果をもたらす場合があると考えられている。飲酒・薬物使用の状態からまだ回復していない人を保護する場合には、その依存症の状態をさらに悪化させる可能性があり、家族でもカウンセラーでも「イネイブリング」あるいは「イ

ネイブラーである」という批判を受ける恐れが出てきた。その恐れは1980年代後半にはさらに広がり「共依存」という言葉が広く知られるようになったときには、その親切な行為は思いやりではなく、精神病理的に解釈される行動としても注目されるようになったのである。

　「イネイブリング（おせっかい）」という用語は、悪しき支援と有益な支援とを区別するうえでは役に立ったが、ほんらいもっている（ソーシャルワークの分野で使用される言葉としての）「イネイブリング」の意味が消されてしまった。だから、その価値ある部分については新しい回復擁護運動のなかで再発見される必要があるだろう。ソーシャルワークの分野では「イネイブリング（可能にすること）」という言葉は、長いあいだ特定のタイプの援助関係を示すものとして使われてきた。たとえば、ヘルパーの温かい思いやり・共感・信頼感・励まし等によって、その人がそれまでできなかったことができるようになるという意味で用いられてきた言葉である。だから私たちは「イネイブリング（可能にすること）」という言葉にたいしては、ほんらいの良い意味と活力と有用性とをとり戻さなければならないだろう（また場合によっては、たとえば「エンパワー＝力を与える」という言葉のように、それを頻繁に使用しているうちに望ましい意味に近づいてきたという言葉の例もあるので、そのような代替語を検討する必要もあるだろう）。

再 発（RELAPSE）
　私には、この再発という言葉が何をさしているのか、正確にはわからない。その言葉がもたらす感情的な何かが、いつも私を悩ませるのである。この言葉の定義は、アルコールの再使用や代替薬物の使用であるとか、あるいはアルコール・薬物によってふたたび関連する問題が起こることであるとか、無数の定義がある。それで悩まされるのだが、後者の場合は、再発の定義が飲酒そのものではなく、飲酒したあとに起こる結果（事態）を意味している。新しい回復擁護運動のなかでは、「再発（リラプス）」という言葉を「再発生（リオカランス）」に置き換えることを強

くもとめる人びとがいるが、その理由は「再発（リラプス）」よりも道徳的な印象が薄いからというものであった。このことは、新しい回復擁護運動において検討すべき重要な問題のひとつである。

回復している／回復した（RECOVERING/RECOVERED）

　かつては依存の状態にあったが、その後、依存の状態ではなくなった人たちのことをどのように呼ぶのかについて、まだ合意は得られていない。そのような人たちは、元にもどった(または過去を後悔している)酔っぱらい、つくり直された酔っぱらい、乾いた酔っぱらい、乾いた（以前の）アルコール依存症者、矯正されたアルコール依存症者、しらふ（ソブラエティ）、元依存症者、元アルコール依存症者、などと呼ばれてきた（最後の言葉はアルコホーリクス・アノニマスの初版本から削除された唯一の言葉である[17]）。これらは、ソーバーであること、酒を断っていること、薬から自由であること、クリーンであること、まっすぐなこと、禁欲的なこと、治癒したこと、回復したこと、回復中であること、等を的確に説明しているが、現在の議論では、これらのうち最後の２つの言葉がおもに考えられている。

　すなわち「回復中」という言葉は、依存症からの回復について動的（ダイナミック）に発展しているプロセスを表すものであり、「回復した」という言葉も、安定した飲まない生活を実現した人たちのことを示している。この言葉は、依存症には永続的な解決があるという希望のメッセージを伝えるものであろう[18]。

　1986年にジェームズ・ロイスは、「回復中」という言葉の使用は、アルコール依存症者が飲酒をやめた後でも、まだ病気であることを意味しているとして批判した[19]。「回復中」という言葉にたいしては、アルコール依存症の回復の初期段階のみを示す言葉として限定的に使用されるべきだとロイスは考えたのである。こうした用語にたいする考えかたの影響は、すでに1860年のハリソンの報告書のなかで「ボストンのワシントニアン協会は、改革中あるいは改革された男性の一時的な収容のために、地下に部屋を用意した」という表現に見ることができる[20]。

私は言葉というものは、回復の輪のなかで私的に使われる場合と、公の場で話される場合とでは異なった響きをもつと考えている。たとえば「回復を求めている」「回復の世界にいる」「回復中である」という用語は、アルコール・薬物に溺れている状態から抜けだそうと努力している個人を描く言葉として使われる。こうした使用法は、ほかの慢性的な病気の人たちを表現するときと同様である。つまり、この言葉は、症状が完全になくなるわけではないが、その状態に真剣にとり組み、改善に向かっている状態を前提として使われている。

　これに似たものとしては、長期間の症状の寛解を達成した人を表す「回復した」という用語を使用することもある。これは通常、慢性疾患から回復した人びとにたいして病気の症状がなくなって５年を経た場合に用いられるが、アーサー・フランクは、そのように生命を脅かす病気から生き延びた人たちのことを「生存者」と呼んでいることに着目した。そして自分の経験を他の人たちに述べ伝えていく責任があるという点で「証人」という言葉を勧めたのである[21]。おそらく、将来的には汚名・偏見をともなう見方は少なくなり「回復中または回復した人たち」が、すべて回復の証人となる時代がやってくるだろう。その影響は、まるで水面に投げこまれた石が波紋を広げていくように、何千人もの回復経験者が続々と証人となって登場し、さらに広がっていくのである。そのときに、はたして、この国にはどのような影響が現れてくるのであろうか。

匿名性と通り過ぎ（バッシング）（ANONYNTY AND PASSING）

　アノニミティ（匿名性）とは、どのような意味があるのだろうか？それについて新しい回復擁護運動の初期の歴史のなかでは問題として議論されることはほとんどなかった。12ステップグループのなかで回復している多くの人たちは「回復者として公に顔をだす」という提案を受けたときに、ＡＡ、ＮＡまたは他の12ステップグループの伝統に違反するという理由で反対もあった。歴史的にみると匿名性についてＡＡでは３つの機能がある。それは、①侮辱的な被害を受けかねない個人を保護

する。②メンバー個人による不信を招きかねない行動からアルコホーリクス・アノニマスの集まり全体を保護する。③自己陶酔や自己顕示という誘惑にたいする抑制、という機能であり、それは回復するうえでもスピリチュアルに効果のあるものとして役に立ってきた。そしてＡＡが生き残ったのは12の伝統が存在していたからだと私は考えている[22]。だから、この伝統のもつ力（実際に弾力的に持続するエネルギーのもとになっている伝統のもつ潜在的な力）を、私たちは綿密に検討してみる必要があると思う。とくに新しい回復擁護運動に関連するものとしては、ＡＡの12の伝統のなかの、つぎの３つのものが参考になるだろう。

　伝統6「ＡＡグループは、どのような関連施設や外部の事業にも、その活動を支持したり、資金を提供したり、ＡＡの名前を貸したりすべきではない。金銭や財産、名声によって、私たちがＡＡの本来の目的から外れてしまわないようにするためである」[23]。これとおなじように、新しい回復擁護運動のいかなる場面においても、ＡＡやＮＡの名前は引き合いに出されるべきではない。また、ＡＡやＮＡのグループもそのメンバーも、ＡＡやＮＡを代表するグループまたは個人として回復擁護組織に参加または支援するように求められることはない、ということである。

　伝統10「アルコホーリクス・アノニマスは、外部の問題に意見をもたない。したがって、ＡＡの名前は決して公の論争では引き合いに出されない」[24]。回復擁護運動は公共政策の問題にかかわっているので、そのうちのいくつかは大きな論争になる場合もあるだろうが、ＡＡやＮＡの名前は、この擁護運動においても引き合いに出されるべきではないのである。

　伝統11「私たちの広報活動は、宣伝よりもひきつける魅力に基づくものであり、活字、電波、映像の分野では、私たちはつねに個人名を伏せる必要がある」[25]。このことは、新しい回復擁護運動のなかで、ＡＡやＮＡのメンバーが「活字、電波、映像のレベル」では自分自身の社会

的所属を明らかにすべきではないことを勧めている。だが、このことは、ＡＡやＮＡのメンバーがアルコール依存症などから回復している（または回復した）者であることを、公の場で明らかにしてはいけないと述べているわけではない（ＡＡやＮＡに所属していることがメディアレベルでは公開されない、という条件のもとで回復の姿を個人として開示することができるのである）。

　自分の回復について、すべてのレベルで完全に沈黙することが伝統を尊重することになるとはいえないだろう（それは伝統5「各グループの本来の目的はただ一つ、いま苦しんでいるアルコホーリクにメッセージを運ぶことである」にも反すると思われる）。そしてあらゆるレベルで沈黙することは、匿名を守る行為ではなく、社会学者たちのいう「通り過ぎ」にあたるのではないだろうか。「通り過ぎ」とは、自分が不名誉なもうひとつの顔をもっていることを隠し、そのグループとのつながりについても知らぬ顔をして、「普通」の人として「通り過ぎる」態度のことである[26]（回復している人たちのなかには「一般人」とさえ自称する人もいる）。
　アーヴィング・ゴッフマンは、スティグマについての有名なエッセイのなかで、そのスティグマへの代償はそれを誘発した人に責任があると述べており、さらに回復者たちの自伝を読んで気づいたのは、最終的には「通り過ぎる」ことなど無用になり、すべての人たちを受け入れることのできる「恵みの領域（state of grace）」にまで到達している、と記している[27]。

　ハロルド・ヒューズ上院議員は、亡くなる2年前に「通り過ぎること」が他の人におよぼす影響について、つぎのように語っていた。

　　私たちは、これまで回復にさいして「支援を妨害するスティグマ」の問題に無関心でいたが、このことは何百万人もの依存症の犠牲者を見殺しにしてきたことと同じだといえる。私たちは回復の姿を隠してしまうことによって、依存症という病気についてのもっとも有

害な神話——この病気には希望がない——という誤りを温存してしまったのである。回復している人たちの実際の事例を知らなければ、一般の人たちはかんたんに「依存症者は道徳的に退廃者であり、回復する者は道徳的に啓発された一部の例外的な人たちである」と信じ込んでしまう。だから、この誤りを知った私たちは幸運な人間だといえる。そしてまだ苦しんでいる人たちのために、いま述べたような誤りを正していくことが私たちの責任なのである[28]。

　新しい回復擁護運動では、回復仲間にたいして匿名性を守る伝統を尊重するように呼びかけているが、いっぽうで「通り過ぎる」（ＡＡに所属していることを公言するのではなく、回復の姿を公に知らせることを拒む）という態度には疑問を感じている。それは自分自身の感情の問題としても不健康であるばかりでなく、いまなおアルコール・薬物問題に苦しんでいる人たちにあたえる希望についても前向きに考えてみる必要があるだろう。新しい回復擁護運動では、回復のパイオニアたちが立ち上がり、「いま、私たちの暮らす文化のなかで、自分たちの存在を広く知ってもらう時代が来たのだ」と宣言しているのである。そこでは、特定の回復した仲間の集まりの一員としてではなく、さらに大きな回復共同体のメンバーという自覚をもって共に社会に宣言することが提案されているのである。

　この招待状のあて名には当然、回復者の家族も含まれている。そして依存症に恋人を奪われた人たちにも、悲しい喪失経験をもつ観客の立場を超えた存在になることが求められている。私たちは、心のなかに生き続けている、失った人たちについての話をどうやって伝えていくのか、その方法をみつけていかなければならない。私たちは、自分たち自身のこととおなじように、亡くなった依存症者のかわりとなる証人としても働くべきなのである。

新しい回復（擁護）運動 (NEW RECOVERY〔ADVOCACY〕MOVEMENT)
　草の根の回復擁護団体が現れはじめたとき、これらの団体を総称して

「新しい回復擁護運動」と呼ぶのは自然なことであった。今後、これらの地域のグループが継続できる運動へと発展し花を咲かせたときには、さらにその呼び名について検討するときがくるだろう。その発展のなかで、より良い言葉が出てくるまでは、いまのところ「新しい回復擁護運動」という言葉を使うことにしよう（もちろん今後も検討を続けていく必要がある）。

ただし、混乱しないように注意すべきことがある。それは「新しい回復擁護運動」にかかわる場合には、すでに「相互支援」〔＝自助グループ〕の段階は越えていなければならないという点である。こんど新しくとり組む活動は、地域社会にある制度や政策を新たに検討する活動であり、回復支援をおこなう社会資源の質的・量的な向上をめざす運動である。そのため、この運動にかかわるには、さらに自分自身を高めていく気持ちが必要である。つまり、この運動においてもっとも大切なのは、つねに「新しいもの」へと発展させていこうという心をもつことである。

新しい回復擁護運動に参加する人は、もはや自分自身や他の人の回復支援が目的ではない。ほとんどの人は、すでに自分自身の回復のための場所は他にもっているからである。また、この運動が、はたらきかける対象は個人ではなくコミュニティである。この区別と考えかたをしっかり自分のものにすることが、ほかの回復関連組織(たとえば相互支援グループ、治療機関等）と自分たちを区別するときに重要なかぎとなる。この運動と、治療や相互支援とをくらべてみると、その性格は対照的であり、その特徴は社会との相互作用をもつという点で、いわば「回復の生態学」ともいえるものである。このように新しい回復擁護運動は、回復を実現している人たちにたいしては個人的な奉仕活動の次元を超え、さらに広い世界をめざす回復活動家へと成長していくことを求めているのである。

評価を高め称賛する必要のある言葉／コンセプト

私たちは、ただ、私たちの生活のなかの「沈黙」に対処するため

のボキャブラリー（語彙・言葉）をつくりはじめたに過ぎない。

（トニー・ケイド・バンバラ）

　私たちは、新しい回復擁護運動を他の相互支援活動や専門的な依存症治療などから区別するために、その中核となる言葉を開発していく必要がある。つぎにとりあげる言葉は、世の中の人たちにも使ってほしい用語であり、人びとに広めていく価値のある言葉である。それは、回復、回復のコミュニティ（または回復の共同体）、アドボカシー、持続力、回復支援サービス、回復コーチ、回復の道すじ（回復のスタイル）、回復の顔と声を表に出すこと、生き証人、回復の友人……などである。

回　復 (RECOVERY)

　新しい回復擁護運動の中心にくる言葉がもつ考えかたは「回復」であろう。それは間違いないと思われるのだが、その回復についての考えかたを明確に表現することは当初考えていたよりも大変な作業であった。

　回復についての考えかたを深め、高めるということは、その考えかたを「病理学」のパラダイムから「回復力（レジリエンス）」のパラダイムへとシフトすることを意味しており、それはとても重要な作業である。それは、まさに「依存症の治療機関」が「回復の機関」へと変化することを宣言することであり、急性期の介入からはじまる従来の治療機関の回復モデルからの脱却を意味している。これまでのモデルでは、重篤で持続的なアルコール・薬物問題は、腕のケガや細菌による感染症とおなじようにあつかわれてきた。しかし今後の治療モデルは、これまでのように急性症状への短期的な介入だけでなく、長期的な回復プロセスを視野に入れた回復モデルへと転換されていかなければならない。いわゆる急性期におけるほんとうの課題というのは、治療が必要な部分の多寡ではなく、本物の治療にとり組む必要のある人がたくさんいることであり、長期的な回復に入っている人たちよりも、はるかに多いという現実なのである。

この新しい回復擁護運動のリーダーたちは、政治や治療の専門家とかかわるなかで、ときには彼らの賛辞を受け、代表の肩書や、わずかな助成金などの甘い誘惑にかられることもあるだろう。そこで、新しい回復擁護運動のなかでは、つぎのような目標と課題をしっかりと自覚しておくことが不可欠となる。

- 自分たちのサービスの提供〔アドボカシー活動〕がめざしている目標。
- どのように・いつ・だれによって、サービスの提供と評価がおこなわれるのか。
- どのような準備をしてサービスを提供するのか。

　これまでの状況で信じられないのは、回復という言葉が、現場の活動（予防、早期介入、治療など）のなかで使われておらず、それにかかわる政府機関や専門機関のなかでも回復という言葉が聞かれないことである（たとえば現在の薬物乱用治療センターという名前から依存症回復センターに変更するだけでも、大きなインパクトをもたらすにちがいないのだが）。新しい回復擁護運動が主張しているように、回復に重きをおいて継続的な支援にとり組む時代のスタートは、このように、いまなお大幅に遅れているのである。

　回復という言葉のもつ意味をいろいろと考えてきたが、もっともむずかしい課題は、「回復」という言葉の正確な概念（回復をどのように考え定義するか）と、その範囲（境界）を決めることであろう。

　その場合、いくつかの選択肢がある。ひとつは、新しい回復擁護運動において「回復」という用語をつかう場合には、重篤で持続的なアルコール・薬物問題の解決に限定して用いるべきだという意見である。しかし、ここでも私たちは解決の意味をよく考えて定義しなければならない。
　たとえば、慢性疾患において「解決」という場合には、全体の回復と

部分的な回復の両方があるので、解決という言葉で示される範囲の幅は大きく、簡単に一定の範囲を決めることはできない。また「完全寛解」という状態について考えてみても、いろいろと問題がある。完全寛解とはミラムとケッチャンの定義によれば「アブスティナンスにもとづく正常な状態への全体的・継続的な復帰」[29] とあるが、その場合でも、たとえばニコチンがその代用薬物に含まれるかどうかという議論もある。また、このような定義にしてしまうと「長くやめている人」から、その長期間やめているという自負を奪ってしまうことにもなりかねない。

　さらに、問題のある薬物使用から問題のない薬物使用への代替え行動をとる人まで「回復」のなかに含めてもよいのか（この「回復」という言葉は全世界で共有できる最適な用語として使用されるものだから）という疑問もある。ようするに、問題は「回復」という用語をアルコール・薬物問題の全範囲の解決をさす言葉として使用するのか、それとも、もっと狭い範囲で、薬物中毒・依存にたいする臨床的な解決に限って使うのかということであろう。もし前者をとる場合には、私たちは「問題」と「解決」の意味を、さらに深く検討し定義していく必要がある。

　第二の選択肢は、重篤で持続的な強迫的行動（強迫神経症ではなく臨床的にそのような状態を有するもの）が「持続的におこなわれていない状態」にたいして回復という用語をつかうという定義である。この意見をとりいれる場合には、新しい回復擁護運動の範囲が広くなり、「プロセス依存」（食べ物、仕事、性、金銭などに問題のある状態）と呼ばれるようになった領域にまで拡大することになり、さらに包括的な定義になる。つまり、生命を脅かす障害または状態から生き延びた人たちのすべてが「回復」に含まれることになり、新しい回復擁護運動の境界は劇的に拡大する結果となるのである。

　「回復」の境界を定義することは重要である。そしてその境界は、ある範囲を区切るだけではなく、時間の経過とともにその範囲は変化していくので、そのタイミングと進展の内容が重要になる。もしその定義が

広すぎたり、定義が急速に変化したりすると、それにともなう人びとの使命感が希薄になり、解散にいたる事態を招くなど、この運動が危機的なダメージを受けてしまう可能性がある。つまり、この新しい回復擁護運動のアイデンティティを維持していくということは、化学物質への依存からの回復という点でも重要なことだが、それだけではない。このプロジェクトに特有のものかもしれないが、新しい回復擁護運動の組織およびメンバーは、回復活動と同時に他の運動との共同作業にとり組むことも必要になるのである。

　つまり、こうした活動における「定義」とその発展のありかたは、外部からのイデオロギー的・制度的・財政的な影響によるのではなく、むしろ運動の内部から湧き起こってくるダイナミズム（動き）によって決められていくことが重要といえるだろう。最終的には、この新しい回復擁護運動は、生命の危機と枯渇に瀕した状態から回復した人たちによってつくられる大きな母体へと発展していかなければならない。

　コミュニケーションをつくり拡大をめざす私たちは、依存的状態と回復のあいだの境界線は最終的には「線」ではなく（私にはその線を引こうとする傾向がかなりあるのだけれど）、それはとても長い期間にまたがる「幅」のあるものとして理解する必要があるだろう。

　このレポートを読んでくれたある人が、この長くまたがる幅について、つぎのように明快に述べている。

　　　回復とは、死を乗り越えた生の選択であると思います。生きようとする意志こそが回復であると定義することができるでしょう。アルコールと薬物の使用は、かつての私にとっては痛みをとり除いてくれるものであり、自殺に代わるものでした。その依存こそが、私にとっては死を乗り越える生にむけて「イエス」といえる唯一の方法だったのです。それは回復するために生を実感するための方法そのものでした。依存と回復はこのようにはっきりと引かれた線によっ

て分かれているものではなく、連続して構成されているものでしょう。このことは、回復が必要な人と回復している人とを結びつけるのに、とても役に立つと思います。

　このコメントは、新しい回復擁護活動が地元で回復支援の継続的サービスが必要であることをアピールするときに、とても貴重な示唆をあたえてくれている。それは回復そのものが深刻な依存状態のなかからすでにはじまっているという事実である[30]。そのことは、依存状態の早い段階から、あるいは変化していく初期の段階から、意識的・能動的に回復させることができる新しいタイプの介入方法が開発されるヒントになるだろう。

回復共同体／回復コミュニティ群
（RECOVERY COMMUNITY／COMMUNITIES OF RECOVERY）

　以前、私は「回復共同体（リカバリーコミュニティ）」のことを、つぎのように定義した。それは「ＡＯＤ（アルコール・薬物）問題の影響を受けた人たちが、相互に支援し、ＡＯＤに関連する問題に共同で自発的に対応するための組織」という定義であり、その共同体のメンバーは、依存から個人的に回復している人、ＡＯＤの問題の影響を受けた家族、また給料の範囲をこえてかかわる専門家やＡＯＤの問題に関心をもつ善意の人びとなどである。そして、この共同体に向けて人びとを結びつけるものは、経験の共有や相互に交わりあう仲間〔相互支援グループ〕であることを超えて、回復を実現するために社会的、政治的にとり組んでいこうとする意欲である。

　英語では、単数形の「共同体」という言葉をつかうときには共通の関心をもつ同種の人びとによるグループのことを意味する。「回復共同体」が形成されるのは、複数の多様な回復共同体群がその地理的・文化的な境界を越えて共有するアイデンティティを受け入れた場合にのみ可能となる。この点、アーネスト・カーツは回復擁護団体の実際のようすを、より正確に表わす用語として「回復共同体群」（recovery advocacy communities）という複数形の言葉を提案している[31]が、その意見は十分検討に値するものであろう。ここで大切なのは、私たちが共有できる経験をもっていることと、ビジョンを共有することにより結ばれた多くの共同体の集まりであるということを自覚（認識）することである。それらはまた、進化していくこの活動のなかで、ともすれば形成されがちな権力構造から私たちが自由になるための条件なのかもしれない。

アドボカシー（ADVOCACY）

　新しい回復擁護運動の中心的な考えかたを示す2番目の言葉は、アドボカシー〔擁護〕という用語である。この言葉と機能は活動の最前線になければならないものだが、私たちは、これまでの失敗に注意しなければならない。というのは、20世紀なかばに多数生まれた地方のアルコール依存症評議会は、連邦や州からくる新しい資金の洪水のなかで、治療機関のような委員会へと変わってしまい、期待されていた機能を失ってしまったからである。だからアルコール依存に関連する会議にとって重要なことは、それぞれの会議のなかで、新しい回復擁護とはどういうものであり、同時に、どういうものであってはいけないのかについて、過去をふり返り明快にアピールすることからはじめていくべきだろう。

　アドボカシーという言葉でとり組もうとしていることは、依存症になった人たちや回復している人たちにたいする政策や対応のなかに、知らず知らずのうちに忍び込んでいた悪しき認識や態度を変えていくことである。アドボカシーのための活動をするとき、私たちは政策面や実際の対応のなかで、これまでの古い政治的・経済的・制度的なありかたに直面することになるが、アドボカシーは、それに代わる新しい認識・信念を伝え、役に立たない政策や制度を変えるためにインパクトをあたえることである。つまりアドボカシーとは、個人的な物語を社会的な行動へと変えていくことであり、それは回復の力を外側に向けて発揮していくことである。いいかたをかえれば、アドボカシーとは依存と回復の生態学ともいうべきものであり、新しい変化をあたえる力を手に入れ、そ

れを行使していくことであるともいえる。その新しい回復擁護運動がほんもののアドボカシーとなるならば、その運動は、すべての地域社会に回復資源の拡大をもたらす心臓部の役割を担っていくことになるだろう。

　ところで、アドボカシーについては誤解しやすく、私たちが「してはいけないこと」が２つある。ひとつは、アドボカシー（擁護活動）とは相互支援活動ではないということである。回復擁護組織が、あやまって相互扶助の団体であると誤解された場合には、組織とそのメンバーの両方がダメージを受けてしまう危険がある。もちろん新しい回復擁護運動においても、もっとも基礎にあるのは個人の回復なのだが、この運動にかかわるときには、その目的は相互支援ではなく、回復活動にたいする擁護にスポットがあてられなければならない。つまりアドボカシーは、個人の回復を目的とするプログラムではないということである！（しかし回復擁護の歴史のなかでは、その人自身のソーバーを保つ効果を信じている人たちや団体も皆無ではなかった）

　２つ目は、アドボカシーは、回復を求める人たちに直接かかわる相互支援グループや治療機関の場に参入するものではないということである。アドボカシーの目的は「環境の変化」に向けられたものであり、それは文化的な認識や信念の変化、社会政策の変化、法律の変化、制度的・実践的な変化に向けた活動である。
　だから、新しい回復擁護運動にとり組む場合には、このアドボカシー機能のうち、何に重点を置くかという認識をきちんと踏まえておく必要がある。そして、その責務は、必要な治療・回復支援サービスが組織されることを擁護し支援することであって、これらのサービスを直接に提供したり運営したりすることではない。なぜなら、コミュニティの主催者がそのような運営機能を担ってしまうと、コミュニティの力が失われてしまうからである。
　とはいえ、新しい回復擁護運動の一部の人は、直接的な回復支援サービスに参加しているケースもあり、今後も継続していく場合もあるかも

しれない。しかし、これらの人びともサービス機能がアドボカシーの目的を阻害しないように細心の注意を払う必要があるだろう。もし、直接的なサービスへの要求が強くなり、ほんらいの擁護運動の部分が後退してしまうと、新しい回復擁護運動は、現在アメリカで発展している健康・福祉システムのなかに吸収されてしまい、その使命を全うできなくなってしまう。しかしアドボカシー（擁護活動）のねらいは、従来の福祉システムにたいして変化へのインパクトをあたえることである。また、その活動は、現在の福祉システムのなかで活動している各々の社会資源にたいして、自分たちの実践内容とマネジメントについて適切な説明ができるように責任を自覚させることであり、さらには、現在の福祉システムがもっている社会資源の枠組みを超えて新たな社会資源が再編成されるときに支援をおこなうことである。

　そして、もうひとつ気をつけなければならないのは、アドボカシーという用語じたいがもつ意味から問題が生じる場合である。たとえば、ある地域の回復擁護団体では、その機能にアドボカシーという言葉を使用したために、501C3機関（アメリカの非営利非課税組織）が認定していた非課税の地位を失ってしまった。その理由は、アドボカシーは「ロビー活動の一部として排他的な独占をめざすもの」と解釈されることがあり、この部分を強調してしまうと一部の組織では非課税の特権を危うくする可能性があったのである。そこで、このようなトラブルを避けるために「公衆教育」や「政策教育」といった用語を使うことが安全策となるわけだが、そこはジレンマの生じる部分であろう。なぜなら、財源を追求するために表現を工夫するという考えかたは、活動の内容で自分たちを表現していくという、運動方針の本質的に重要な部分を変質させてしまうおそれがあるからである。

持続可能性 (SUSTAINABILITY)
　新しい回復擁護運動を成功させるためには、その運動にゆるぎない関心を持ち続けるだけでなく、実際に活動そのものを長期間にわたって継

続していくための工夫が必要となる。そこで「持続可能性（どうすれば継続できるか）」という言葉と概念（考えかた）が運動にとり組む組織と人びとにとって重要なものになる。運動を持続するためには、つぎのことが求められるだろう。①新しい回復擁護運動を維持するための必要最小限の財源を調達すること、②新しい回復擁護運動を推進するために地域のリーダーを勧誘し育成すること、③この活動に永続的にとり組める地域の幹部メンバーの育成、である。

1）重要な議論（An Important Debate）

　私たちは回復擁護団体の財政的な持続可能性について検討するまえに、まず回復擁護組織の財政的資源はどれくらい必要なのかを把握しておく必要がある。そして、その答えは活発な議論をおこなうなかでさまざまな金額が出てくるだろう。その答えが違ってくる理由は、その根拠となる考えかたの違いと、コミュニティの文化的状況の違いの両方から生じるものと思われるが、この問題は大変重要である。なぜなら回復擁護団体の運命は、財源状況——資金が少なすぎる場合・多すぎる場合、また入金のタイミングが悪い場合や、お金が害をもたらす(ほんらいの使命を破壊する）場合、お金にかんして単一の資金源に依存している場合など——によって左右されることになるが、私自身が望ましいと思うのは、この運動のために必要となる最小限の基盤を維持するための金額的アプローチである。

　この運動が成功するかどうかは、その組織の予算の大きさによって決まるわけではなく、その成果として地域社会の考えかたをどのていど変革でき、また地域社会でどれくらいの回復資源が生みだされたかによって評価されることになるだろう。そして、この運動を動かす中心的な部分は自発的な奉仕の力によって推進されていってほしいと思う。これが私の願いである。けっしてお金のせいで地域の回復コミュニティを支えるサービスの倫理が弱体化することのないように、十分に心がけることが大切である。

2) 財政的な持続可能性（Financial Sustainability）

　新しい回復擁護運動の多くの組織にとって、その財源は会員の寄付、慈善団体から提供される資金、あるいは連邦、州、地方機関から助成されるアルコールやその他の薬物関連問題にたいする資金が元になっている。ただしこの運動は、たとえ財源が乏しく安定した資金援助がなくても、より大きなコミュニティのなかで、その活動基盤と中心となる擁護活動の両方を完全に維持できるという、めずらしい性格をもった共同体である。

　現在、連邦、州、および地方の機関は、予防と治療サービスにたいする支援を供給しているが、将来的には、その資金を元手にそれぞれの回復資源が発展し1〜2年後には自立して運営ができるようになることを期待している。しかし、この方針には回復システムを計画する段階でも、その実践段階でも根本的な問題がある。まず計画段階での問題というのは、回復者の多くは退院の直後には一般社会で失敗をすることが多いので、その急性期治療の段階には資金が供給されるのだが、それ以外の本質的な回復効果を高めるための資金提供は考慮されていないという点である。そして実践段階での問題は、この方針で資金提供をうける回復擁護組織は、経済的に生き残るために、自分自身をサービス組織に変えてしまわざるをえなくなるという点である。皮肉なことに、これらの団体は、ほんらい擁護されるべき組織＝社会資源がもともと不足しているために、そのサービスから得られる収入も乏しいという現実のなかで、さらに苦しむことになるのである。

　現在ではようやく、回復のための地域の社会資源を擁護し、開発していくことが予防・治療に匹敵すると認識されるようになった[32]ので、それらを維持するための最低限の資金は提供される時代になった。
　しかし、そもそも地域がもっている支援の力を活用しない方針での資金投入は、回復のための運営マネジメントとして最善の方法とはいえないであろう。そのような断酒の短期間の実験あるいは一時的な保護地区

を作りだすような対策では不十分である。その物理的・心理的な保護地区を、さらに広く地域に拡げていく必要がある。そしてその拡大された地域のなかでは、これまでのような治療で回復させようとする脆弱な断酒方法は、今後中止されるか、さらに成熟した方法へと変化せざるをえなくなるだろう。

　ようするに、回復の安定と維持を支援するためには、長期的・継続的な財政支援を考慮せずに、回復の開始段階だけに資金を提供し続けるのでは意味がないということである。この方法では、肝心な退院後の食事療法や運動指導、薬物の危険をとりのぞく処方箋は提供されないのに、たとえば感染予防だけ完全に抑制するとか、心臓のバイパス手術に必要な抗生物質を半分しかあたえないというような対応と、まるで変わらないのである。

　この状況を是正するためには、資金を提供する側が、治療を基本とする考えかたからほんとうの回復を志向する方向へとパラダイム〔見かた・考えかた〕を転換していかなければならない。回復サービス（回復擁護、回復資源の開発、および回復支援サービス）にたいしても、予防・治療にたいする資金とおなじように継続的な財政的支援が必要なのである。もちろん専門的治療は必要なものではあるが、それだけでは不十分であるという認識が重要である。治療はあくまで一つの段階であり、さらに広く永続的な回復をもたらすための第一歩として必要とされるものである。専門的治療にたいしては、このような新しく適切な観点から見直していく必要があるだろう。

3) リーダーシップの持続可能性（Leadership Sustainability）

　2001年の初頭に、新しい回復擁護運動は全国レベルで、だれかの指導によるのでもなく、中央集権的な仕組みもないところから広がっていった。新しい回復擁護運動がもつ草の根的な特色は、この運動のもつ最大の強みのひとつである。そして、これからは全国的なリーダーが（たとえ短期間でもその役割を臨機応変に担える人）が必要とされるときがくる。

そのときには、リーダーは地元で指導的役割と経験を積んだ人たちのなかから選ばれていくのがよいだろう。これまでのリーダーというのは他の人から声をかけられたり、地元の回復コミュニティのなかで選ばれたり、あるいはたんに偶然にその役割を引き受けていたと思われるが、これからの新しい回復擁護運動においては、そのリーダーをどのように選び・育成し・支援していくのかについてビジョンと戦略をもつ必要がある。

4) 幹部の持続可能性 (Cadre Sustainability)

　新しい回復擁護運動の実効力は、正式なメンバーの「数」によって決まるものではない。この点、メンバー数によって影響力が変わってくる相互支援グループとは対照的である。新しい回復擁護運動にとり組む地域の各々の団体に、少数でも献身的な中核メンバーがいれば、それらが100ヶ所集まることで、アルコール・薬物問題をかかえる人たちにたいする一般の人びとの意識と態度を変えていくことができる。

　そこで今後必要になるのは、この献身的な人たちのなかから地元の幹部となる人たちを育て、長期的に健康的にマネジメントしていくことである。この活動を持続していくためには、回復を目的とするのではなく、擁護活動につきものの協議や交渉のなかで生じる感情的なトラブルや悩みなどに対処できる相互支援の方法論であろう（前にも述べたように、回復を目的とする活動は相互支援グループでおこなわれるべき活動であり、回復擁護の戦略とは区別されなければならない）。

　新しい回復擁護運動にとって、その組織は持続できなければならないが、このことは、その活動にとり組む一人ひとりのメンバーが十分に回復していなければならないのとおなじ関係にあるといえる。なぜなら回復擁護活動は、個人の回復の道のりとおなじように、短距離ランナーではなく、長距離のマラソンランナー的な性格をもつ運動だといえるからである。

回復支援サービス／回復コーチ
(RECOVERY SUPPORT SERVICES/RECOVERY COACH)

　専門家による「治療」は、回復プロセスに付随する行為として20世紀なかばに増加したが、そのあと治療分野が大きく成長するとともに回復の定義までが、それに「付随するもの」として左右されるようになってしまった。つまり治療を受けることじたいが、重要なこととして高い評価を受けるようになったのである。そして発展するプロセスをもつ回復への支援は「アフターケア」または最近では「継続ケア」と呼ばれ、治療後に位置すべきものとして追いやられてしまったのである。しかし、このアンバランスな状況にたいして私たちは、「治療」はあくまでも回復支援サービスという大きな傘の下に再統合し、修正していく必要があると考えている。

　回復支援サービスとは、つぎのような目的をもつ活動である。
1.　回復にとって邪魔になるものを排除する（人にたいするもの、環境面で邪魔になるもの、回復後の活動への参加を邪魔するものを含む）。
2.　アルコールやその他の薬物関連の問題を経験している人が、個人的に変化しようとする積極的な動機を引き出す。
3.　回復を望んでいる人たちを、治療の専門家と、以前から地域にある回復資源の両方とに結びつける。
4.　回復前および回復の初期段階にある人たちを支援し、励ましながら指導し、問題を解決していく関係をつくりあげていく。そのなかで本人が変化する初期段階から、さらに変化していく段階に向けて、回復の維持・継続を固めるための支援関係を結ぶことがとくに重要であることを強調する。

　最近では、カウンセラーとか、カウンセラー補佐、デトックステクニシャン（解毒専門家）、ケースマネージャー、アウトリーチワーカー、ボランティアなどの役割があるが、これからの新しい回復支援のサービスは、だれが提供していくのだろうか。じつは、これまでにも回復支援サー

ビスという機能はあったのだが、依存症カウンセラーの役割が専門化されていくなかで縮小してしまったという経緯がある。そこで1960年代から1970年代初頭にかけて私が努力したことは、カウンセリングや心理療法ではなく、地域における援助を求める人のための回復資源を開発し、そこへの動員をおこなうための支援だった。そして私だけでなく、すでにこの回復擁護運動は展開されており、たとえばジェイ・デビッドらは1970年にゲートウェイ・リハビリセンターで学んだ方法について、つぎのように述べている。

> あなたがたの仕事は、人びとを治癒したり治したりすることではない。癒すことは私たちの目標であるが、癒しはコミュニティからもたらされるものであり、あなたの役割は、ここで、そのコミュニティを構築し強化していくことである[33]。

このように現代のアルコール依存症カウンセラーの役割は、はじめは治療（therapy）が目的ではなかった。ロバート・ウェイナー（アルコール依存症カウンセラー・トレーナー協会を創設したメンバーの一人）は、つぎのように説明している。

> 私たちが最初に考えたことは、カウンセラーが地域社会の人びとを訓練して、アルコール依存症の問題に対処できるようにすることだった。私たちが教えたトレーニングは臨床スキルにもとづいたものではなく、コミュニティの開発モデルにもとづいたものだった[34]。

しかし、その関心は、専門化を急ぐ流れのなかでは、回復を開始させ、回復を維持していくための社会資源や人間関係にかんすることよりも、アルコール依存症の病理——思考・感情にたいするものへとシフトしていったのである。その結果、支援する領域も、コミュニティを開発する分野から、心理療法の分野へと変わっていってしまった[35]。しかし新しい回復擁護運動は、依存症者の病理学という流れとは反対に、依存症

者の回復をテーマとする社会生態学へと移行させる道を模索しているのである。

　回復支援の機能のなかで、いくつかの役割は依存症治療の「継続的ケア」のなかに統合することができるが、回復コーチという新たな役割（または回復ガイド、回復支援スペシャリストとも呼べるもの）をつくりだして、アルコール依存症者やその他の依存症者が閲覧できるサービス一覧表のなかに加えていくのがシンプルな方法といえる。回復コーチの役割は、コミュニティのなかにある奉仕の倫理をもって活動することであり、有償のサービス活動に置き換えられてはならない。そして、これまで自ら習慣的に支援してきた直接的なサービスから、回復資源の開発・連携にウエイトをおく活動へと、シフトしていかなければならない。

　このような新しい役割を決めて実施していくときには、つぎのような疑問が生じてくるかもしれない。
- この役割は、これまでのサービスの役割とは別に、どのように定義され、具体的に描かれていくのか？
- この役割は、どのようにすれば、より効果的に大きなサービス提供チームに統合されていくのか？
- この役割を果たすには、どのような資格と能力が必要となるのか？
- 「これまでのフォーマルな知識（習得した・間接的な・外部の知識）」とくらべて、「草の根の知識（経験した・直接の・内部の知識）」は、どのようなものか？　また回復コーチの金銭的報酬は他のサービスの報酬と比較してどうあるべきか？　そして最高の回復コーチを確保していくためには、高額の報酬しか方法はないのだろうか？
- 回復コーチと支援を受ける人たちとの関係を築いていくとき、そこにはどのような倫理的行動規範と、各々の役割の区分（境界を管理する基準）があるだろうか？

　以上のようなすべての質問にたいして、新しい回復擁護運動あるいは、

より大きな依存症と回復に向けたサービス領域のなかで、私たちは真剣に持続的に議論を積み上げていかなければならない。そしてまた、これらの立場と機能が過度に専門化されることのないようにチェックすることも新しい回復擁護運動にとって重要である。めざすべき目標は、この役割の専門化を早めることではなく、発展するプロセスのなかで、ゆっくりと進めながら役割の質を高めていくことである。

　この回復支援サービスの必要性にたいして、人びとの意識が高まっていくときには危険もある。たとえば治療分野で適切な支援方法がみつからない場合に、回復擁護団体が開発した新しいサービスが別のかたちで採用されていく可能性もある。ここで心配されるのは、回復支援サービスと治療サービスのあいだに生じる軋轢である。それは治療分野と予防分野のあいだに長く存在していた分離状態とおなじ問題だといえるだろう[36]。その分離は、治療分野の人たちにとっても回復擁護団体の人たちにとっても、お互いに利益をもたらすことはない。そして、やがて縮小していく資金の問題が浮上してくれば、両者が競い合うという結果に陥ってしまう可能性も出てくるのである。

回復志向のケアシステム（RECOVERY-ORIENTED SYSTEMS OF CARE）
　新しい回復擁護運動がもつ機能のひとつは、専門的に構築された依存症治療にたいして、それよりもさらに回復の方向をめざすケアシステムに向けて影響をあたえていくことである。
　かんたんにいえば、それは、つぎのような変化が起きることを意味している。

- 治療分野における医療・心理療法モデルと、回復分野における地域開発モデルが統合される。
- 回復にたいする個人のかかえる障害および環境のなかにある障害を排除するために積極的なアプローチがおこなわれる（回復の呼び水）。
- 治療にたいする見方が変わる。治療が依存症にかかわる最前線では

なく、地域のなかの回復支援システム（たとえば家族、大家族、教会、相互支援グループ等）で助けられなかった場合に、最後の砦＝セイフティネットとなるという考えかたで治療の概念を再構築する。

- 期間が限定される急性期介入から、長期的な回復マネジメントへ移行する。つまり治療計画は回復計画へと変更され[37]、退院やアフターケアといった概念は放棄される。

- サービス提供の中心が、治療機関から、クライエントが住む身近な生活環境へと変わっていく。

- 階層的(専門家―患者という上下関係的)な支援モデルから、パートナーシップモデルへと移行していく（持続的回復のためのマネジメント）[38]。

回復の道すじ／スタイル (RECOVERY PATHWAYS/STYLE)

　アナトール・ブロヤードは、かつて「重篤な病気をもつすべての人は、自分の病気のためのスタイルをみつける必要がある」[39]と述べたが、私はそこでさらに必要なものとして「彼らが回復するためのスタイル」をつけ加えたい。回復した人たちと回復途上の人たちの話を注意深く聞いてみると、依存症にしても回復のスタイルにしても驚くほど多様であることがわかる。しかし私たちはまだ、そのような多様性を適切に表現する言葉を発見できていない。もし回復の多様性が高まっていることを認識し、その動きを歓迎して真剣にとり組むのであれば、私たちはそのような多様性を表現する言葉を発展させていく必要がある。そして、そこで着目しなければならないのは、その回復プロセスは、依存症者が一人でとり組んだのか、それとも他の依存症者が一緒にかかわったのか（さらにそのかかわりの程度は?）という視点が重要になる。

　かつて私は、依存症者にたいする対応方法として、依存症にたいする対応方法と、回復にたいする対応方法という2つのスタイルについて述べたことがあるが、さらにそれを文化的な視点から表現し直すと、①単層文化（他の依存症者から隔離されている依存症）、②複層文化（依存症の文化と、それより大きな社会にある文化という二重の文化に属している状態）、③内層文化（依存症と共に生活する文化、または依存症のなかで生活する文

化）の 3 つの分類になる[40]。しかし、こうした多様性を記述するために
は、もっとシンプルな表現が必要になるだろう。

そこで、つぎのような言葉を考えてみたい。

1.「所属することによる回復（所属回復）」(Affiliated recovery)。これ
は相互支援による回復組織のなかで、回復がはじまり、維持されていく
伝統的な回復の道すじを示す表現である。所属するグループはＡＡ、Ｎ
Ａ、または断酒のための非宗教的な組織であるＳＯＳやライフリングな
どであり、そのなかで回復をめざす人たちである。さらにこの用語によ
る分類のなかには、回復は贖罪の過程であるという信仰をもつコミュニ
ティや、しらふと信仰をベースとするコミュニティなど、依存症からの
回復をめざす聖職者のためのさまざまなグループも含まれる。

2.「バーチャル回復、またはサイバー回復」(Virtual recovery or
cyber-recovery) は、回復中の他の人びとと直接、顔を合わせることなく、
インターネットディスカッションや、それを支援するグループの活動を
利用して依存症からの回復をスタートし、回復を継続している人びとを
表す。

3.「束縛から離れた回復」(Disengaged recovery) とは、はじめに専
門的な治療機関や相互支援グループのなかで回復を開始し、一定期間、
回復を持続したあとに、そこを離れて他の方法で断酒と感情面の健康を
維持し続けている人たちのことをさす。このように最終的に離れていく
行動は、あるグループでは予定されたものとして奨励されており（たと
えば「断酒のための女性の集まり（ウーマン・フォー・ソブラエティ）」など）、また、伝統的な 12 ステップを
使って回復をめざすグループでも見られる行動である。そして、それは
一般に知られているよりもはるかに頻繁に起きていることなのだが、こ
の回復スタイルは 12 ステップの仲間たちには「祝福」されないもので
ある[41]。

4.「単独回復」(Solo recovery) は、専門家による治療または回復支援グループの助けを借りずに、アルコール・薬物問題から回復する人たちを表す。依存症を研究するコミュニティにおいては、このケースを表現する言葉として、成熟、自然回復、自発的寛解、自己寛解、未治療回復などの用語が使用されてきた。この単独回復を、ひとつの回復方法として認めるのは、米国における回復文化の多様性を歓迎する観点からは重要なことであろうが、しかし、この用語の使用には慎重でなければならない。なぜなら、治療や支援グループの助けを借りずに依存症から回復したという人も、じつは大部分は家族や社会からの大きな恩恵を受けており、それによって回復を実現していることが明らかになっているからである。また、新しい回復擁護運動においても「単独回復」の人たちを含めることには問題がある。というのは、その人たちの多くは、依存症や回復の経験を、自己の人生の物語として自分のアイデンティティのなかに組み入れていないという点である。自分だけで回復したという人たちは、その自分自身について、どのように認識しているのだろうか。単独回復という場合、その定義について、さらに明確な説明が必要である。

5.「マニュアル・ガイドによる回復」(Manual-guided recovery) は「所属回復」と「単独回復」の中間にある用語といえる。ここには回復プロセスのなかで、他の人との直接的なかかわりはなく、アルコール・薬物問題を解決するための援助を外部にあるマニュアル的な文書に求めるものである。今後、これらのマニュアルの多くがインターネットに掲載されるにつれて「仮想回復」(virtual recovery) と「マニュアル回復」の過程は融合していく可能性がある。

これらの回復手段の用語については、まだ語られていない現実や多様なありかたを表現するためにさらにふさわしい言葉がみつかるかもしれないし、やがては多様な回復手段を十分に示す用語が検討されていくことも考えられる。だが逆に、回復擁護がひとつのカルチャーとして広く知られるようになれば、そのような表記などは必要がなくなっていく可

能性もある。というのは、新しい回復擁護運動にとって大切なのは、回復がどのように達成され持続されているかということよりも、回復する人びとが実際に「存在している」という事実なのである。

「回復の顔と声をしめすこと」/「生き証人」
(PRESENTNG THE FACE AND VOICE OF RECOVERY/LIVING PROOF)

依存症にたいする見方や回復にたいして人びとの態度が変わるのは、安定的な回復者のことを個人的に知っている人がどれだけ増えるかによって決まる。これは他の多くの病気にもあてはまることであり、たとえば、かつて癌はイコール死の宣告と考えられていたが、私たちの社会で癌の生存者について広く知られるようになると、その認識は大きく変化した。依存症からの回復も、これとおなじことである。

現在、依存症から回復し安定している人たちを知っている人も少なくないが、回復者であることは各個人の内に秘められているので、まだまだ知られていないという状況がある。つまり、依存症について一般の人びとが自分の固定観念に直面するのは、依存症の回復者を知ったときであり、「公言すること」や「公の場に姿を見せること」（貶められているアイデンティティをアピールすること）が政治的行為となるのはそのためである。

新しい回復擁護運動が提唱しているのは、そのような「逆方向のパス」（reverse passing）〔世間の常識を超える理解〕であり、問題のあった状態からの回復者として、その経験と希望を継続的に「述べ伝えること」ができるリーダーを育てていくことである。

もし、依存症から安定的に回復できたと宣言する人たちが、想像を絶する規模でワシントン州を行進したとすれば、その姿を目撃するこの国の市民にも、いま依存症で苦しんでいる人たちにも、はかり知れない恩恵をもたらすにちがいない。

活動の方針として、「回復の顔を表す」ことと「生き証人」の登場が戦略的には確実に効果があるのだが、活動を開始し発展させていくなか

で心配なのは、このキャンペーンの最前線にいる人たちが被害を被らないようにするには、どうすればよいかという点である。その被害は、おそらく現実には社会的・政治的・財政的な差別として現れてくる可能性がある。このような被害が実際に起こりうることを念頭におくと、このキャンペーンのスタートは予想される被害がもっとも少ない人からはじめて、段階的に、より大きな被害が予想される人びとへと広げていくのがベストであろう。

　このように段階的にとり組むことによって、初期のキャンペーンの成功がその後に続く活動によい影響をもたらし、数ヶ月後には自分を開示する人たちが被る被害も少なくなっていくにちがいない。ただし新しい回復擁護運動では、回復経験をもつ全員が自分を開示する必要はない。それは求められてもいないし望まれてもいない。これまでの依存症と回復についての固定観念を打破し、偏見と差別をくつがえしていくためには、いろいろな人生を歩んできた、さまざまな回復者のなかからパイオニアが現れる必要がある。かつて自由を求めた公民権運動のパイオニアたちとおなじように、回復のパイオニアたちもまた、これから新しい回復擁護運動を力強く展開していくのである。

　パイオニアを求めるときに、その人たちが自分を開示することで受けるかもしれない被害にたいして、私たちは必要な支援を準備しておかなければならない。アービング・ゴッフマンは、その古典的名著『スティグマの社会学——烙印を押されたアイデンティティ——』のなかで匿名性を捨てる行為のもつ潜在的な価値に注目し、つぎのように述べている。

　　　闘いに問題はつきものである。活動のおもな目的が異質なものにたいする汚名・偏見をとり除くことである場合、そのとり組みは自分の人生を政治化することになる。すなわち、それまで拒絶的なあつかいを受けてきた世界とは違った人生を生きることになるからである。そして彼の活動のおかげで、つぎの世代の仲間たちは偏見と差別のない環境のなかで生きることができる恩恵を得るのである[42]。

私たちのコミュニティでは、過去にあったように、一度回復したコミュニティがさらに大きな差別に直面し、社会的にのけ者となってしまうような事態を招いてはいけない。そのために私たちは、運動のなかで回復している人たちが「声をあげる」ことでリスクを被る危険があれば、それを具体的に把握し、そのリスクをとり除いていくことが必要である[43]。

　たとえば「公にする」ときに、開示によって予想されるリスクについて、もっとも低いものから高いものへと段階的に検討していくこともひとつの方法になるだろう。また活動に参加するタイミングや、家族に迷惑のおよぶ自己開示は控えるようにアドバイスするなど、参加者への配慮と尊重をもって、私たちはこの活動のパイオニアを育成していくことができる。さらにまた、ゲイ、レズビアン、バイセクシャル、トランスジェンダーの権利運動の歴史をひもといて参考にしてみるなど、私たちが学ぶことはたくさんある。

　新しい回復擁護運動のなかで、これまでは単数形で「回復者の姿を示す」と述べてきたが、これからは複数形で「回復した人たちの姿と声を紹介する」という表現に変えるべきかもしれない。なぜなら、そこには２つの理由があるからである。第一は、規模が徐々に大きくなっていく回復コミュニティでこのメッセージを伝えていくためには、より多くの回復者の姿が必要であること。第二は、公に開示することで個人が被るリスクとコミュニティが受けるダメージとを少なくするためにも、やはり多くの回復者の姿が必要になるからである。

　このことは、開示することによって予想される社会的・職業的・経済的被害を少なくすることと、ビル・ウィルソンがいう「私たちの愚かなエゴの暴走を阻止する」[44]ことの２つの課題に対応している。個人のもつ弱さというのは、たとえば一人でメディアのスポットライトの前に立たなければならないような状況では、その弱さは拡大してしまうが、大勢の人たちと一緒に行動する場合には彼らの力は高められていく。このことは依存症の回復方法の特徴でもある「複数で回復する力」と呼べる

ものかもしれない。単独では達成できないことも、一緒にとり組むことによって達成できるのである。

物 語 (STORY)

　回復のプロセスの中心にあるものは、自分の物語 (ストーリー) を再構築し、その物語を語ることである。アーサー・フランクはそのとり組みについてつぎのように雄弁に述べている。「病気や治療のなかで奪われてしまう自分自身の声をとり戻すためには、深刻な病気の人たちが語り手になる必要がある」[45]と。回復している人たちの多くは、これまで自分たちが社会のなかで抑圧され追いやられてきたことにたいして「声をとり戻す」必要があると感じるようになる。これまで依存症になった人や依存症から回復した人たちの話を伝えるのは、彼らの周囲にいた多くの専門職や社会的・宗教的改革者であり、それらの人びとが勝手に解釈するフィルターを通さずに当事者の生の声を聞く機会はほとんどなかった。

　新しい回復擁護運動を推進するうえで大切な目標のひとつは、回復した人たちが自分自身のために話をしていくべきだ、ということをアピールすることである。それは回復している人たちの生活を支援する社会政策にも影響をあたえ、また今後の依存症にかかわる医学分野、カウンセリング分野に新しい知識を吹きこみ、その基礎をつくるための役割を担うことにもなる。自分と世界との関係——「自分たちのストーリー (物語) を語ることは世界を変えることにつながっていく」[46]という発見は、個人的な回復段階でのとり組みを超えて、社会的・政治的なとり組みへと発展していくプロセスのなかで得られる貴重な経験につながっていくのである。

　新しい回復擁護運動は、回復している人たちに「表に出て回復の生き証人になる」ことを求めている。それは聴衆のなかにいるかもしれない回復者たちに向かって、あなたも話をしてみませんか? という誘いかけにもなる。話をする相手は治療専門家ではなく、また、相互支援グルー

プの仲間うちでお互いの話をするのでもない。もっと広い地域社会に向けて、自分の話をしていくことを提案しているのである。では、新しい回復擁護運動のメンバーが公に話をすることは、これまでカウンセラーとの面談や、顔を突き合せる相互支援のミーティングあるいはオンラインサポート・グループでの話と、どこが違うのだろうか。それを議論することも今後の活動にとって重要なことである。そこで私たちは地方や国レベルで何をすべきかを、つぎのように自問自答してみる必要がある。

1. 物語のなかで、どんなメッセージを伝えたいのか。
2. そのメッセージは、どうすれば、もっともよく伝えることができるのか。
3. そのメッセージをもっともよく伝えることができるのは、だれなのか。

　私たちが相互支援活動から回復教育と擁護運動へと移行していくとき、あらためて「物語を話す」ということの意味を考え、再定義してみる必要がある。私たちは運動の目的とテーマにそって適切なメッセージを守っていくことが大切であり、依存症を必要以上に劇的に表現することやロマンチックに語ることへの誘惑には気をつけなければならない。

　新しい回復擁護運動は、新しい言葉と新しい思想、そして依存症の回復についての新しいイメージを伝えていく必要がある。私たちは有名人の依存症者のように失敗を挽回するという動機でおこなうのではない。そのような切羽つまった気持ちではなく、安定した永続性のある回復経験をベースに、なるべく合理的な話を届けていくことが大切である。この物語を話す目的は、感情的なカタルシス（話すことで自分自身の精神を浄化すること）や自分自身の回復を求めるためではない。そうではなくて、つぎのようなことを目的としているのである。
　①いまなおＡＯＤ（アルコールとその他の薬物）の問題の影響を受けている人たちに希望のメッセージを伝えること。

②ＡＯＤの問題を、より大きな枠組みのなかに位置づけること。
③回復している人たちと、ＡＯＤの問題を経験したことがない人たちとのあいだで、感情的にも良好なつながりを構築すること。

　上記の②で伝えていくことは、これまで社会のなかに誤解があり、誤った情報を流布させてしまう政策があったこと、そのために社会資源の乏しい環境のなかで依存症の問題を拡大させてしまい、回復に向かうさいに無用の障壁をつくってしまったこと、などを整理しながら具体的に伝えていくことが大切である。そして③は、依存症と回復についての真の情報をわかりやすく説明し啓発していくことである。そのなかでは、依存症によって過去に起こしてしまった破壊的な行動や、近親者と別れる結果を招いた経験なども語られるが、ここで大切なのは、依存症とその回復について、より大きな視点からとらえ直すことである。それは自分の過去をひとつの逆境と見なし、そのあとに癒しを得てふたたび全体の調和をとり戻すために、ひとつの闘いのなかで生きているという大きな位置づけである。それによって、「私たちと一般の人びと」とを区別してきた古い考えかたに代わる地域の人たちへの新しいアプローチが可能になるのである。
　ただし自分の回復の話を公に伝えるときに注意しなければならないのは、その活動の目的である。その目的は、話す人自身の治療・回復的な効果ではなく、あくまで聞き手に向かって、聞き手のためにおこなわれる活動であるという点に留意しなければならない。

責任、感謝、サービス（RESPONSIBILITY, GRATITUDE, SERVICE）
　これまで、新しい回復擁護運動が一般の人びと（公衆）から支援を得られるようになるためには、新たなアプローチが必要であると述べてきた。しかし、この運動の特徴は、公正な権利を訴える活動とは一線を画すものであり、その要求をもとめる市民と共に働く活動とはなりえない。新しい回復擁護運動は、回復のコミュニティの中核に潜在している大きな価値を引きだす活動である。そしてその活動を通じて自らの役割を公

に示すことにより、さらに大きな文化・社会のなかで必要とされるものが必然的に追求されていくことになる。だから新しい回復擁護運動は、権利運動であると同時に責任運動でもあり、そのメッセージはいままでにない、新しいものである。

　私たちは、自分たちの依存症によって、これまで自分たち自身を、家族を、そして地域社会を傷つけてしまったが、いま回復という恩恵を受けた感謝とともに、つぎのことを宣言する。これからも自分自身の回復を続けること、かつて私たちが傷つけたものを修復すること、そして、地域社会に住むすべての人びとの健康に貢献する責任があることを宣言する。

　新しい回復擁護運動は、これらの責任を自覚し、説明責任（アカウンタビリティ）と奉仕（サービス）による自発的な価値観の向上によって、よりいっそう順調に機能していくだろう[47]。

回復の友人 (FRIENDS OF RECOVERY)

　たとえば、市民権運動では黒人だけでなく白人も支持する役割を果したように、また女性運動では男性も支援しているように、障害のある人たちの生活を改善・解放するためのあらゆる運動は、当事者メンバー以外の人びとを運動に引き入れる必要がある。そして、その人たちに「私たちの一員」であることを自覚してもらうために、運動にたいする共感、理解、宣言、貢献への感謝とともに、たとえば「名誉」[48]会員という称号を授与することも考えられる。そのなかには活動に夢中になるあまり、当事者メンバーと区別がつかなくなる人たちも出てくることだろう。そのような人たちは早い段階から、回復の相互支援と回復擁護運動に参加していた人たちである。この特別な友人たちを、私たちはどうすれば見つけることができるだろうか？　社会学者はそのような人たちを「賢者」と呼び、ほかの人を「旅仲間」と呼んだが、その人たちのことはシンプルに「回復の友人」と呼ぶこともできるだろう。

「友人」という表現は 1840 年代のワシントニアン運動の復活のころに
さかのぼる[49]。新しい回復擁護運動にはたくさんの回復の友人たちが必
要となるが、きっと大勢の人たちが集まってくるにちがいない。

先ほど私は、新しい回復擁護運動のリーダーは本物の回復者として当
事者あるいはその家族がなるべきだと述べた。しかし、もっとも大切な
ことは、回復している人たちとその家族が自分たち自身でリーダーを選
ぶことであり、選ばれたリーダーは支持者たちにたいして、しっかり責
任をもつことである。地域によっては、地元の回復コミュニティの要望
によって、回復の友人がリーダーに選出されるところも出てくるだろう。

終わりに

新しい回復擁護運動の戦略・戦術は数多く存在するが、そこで使われ
る言葉は、この運動をつくっていく人びとの意識を変え、地域社会の態
度や信念を変えていく重要な手段となる。この新しい回復擁護運動の出
現によって、私たちは言葉というものを注意深く考察し、創出し、運動
の発展とともにその選ばれた言葉を進化させていかなければならない。

この運動が成熟していくプロセスのなかでは統一的なメッセージが必
要になるが、そのメッセージは、地域のなかで増加する回復グループ
や単独でとり組む人たちを、過去の経験を共有しているという点で心理
的・社会的に結びつけるものである。そしてその目的は、それぞれの違
いを乗り越えて共通のテーマ「依存症からの永続的回復に向かうための
希望と現実」について、力強く話せるようになることである。

私たちは、かつて苦しんでいたが、現在は元気で自由になった人たち
を結束できる基盤を見いだす必要がある。その基盤に必要なのは、集
団や個人がもっている違いを超えた、共通の「回復擁護の言語」である。
もっとも深刻な戦いは、人間同士や、お互いの関係から生じるものでは
ない。戦いの相手は、私たちのコミュニティと文化のなかに潜んでいる
強大な力であり、アルコール・薬物問題を経験した人たちを敵視し、悪
魔のように扱おうとする勢力にたいする戦いなのである。

注

1) 新しい回復擁護運動についての私のレポートにたいするアーネスト・カーツ氏の協力に感謝し、氏の洞察力とフィードバックにお礼を申し上げたい。その他、初期の草稿に有益なコメントをいただいたのは、ジェフ・ブロジェット、アレックス・ブルボー、ジョン・マギサノ、ボブ・サベジの各氏である。

2) また、この記事のなかでの歴史的文献は主につぎのものからの引用である。
White, W.(2004).The Lessons of Language: White, W.(2004) The Lessons of Language: Historical Perspectives on the Rhetoric of Addiction. In: Tracy s. and Acker, C. Altering American consciousness: Essays on the History of Alcohol and Drug use in the United States, 1800-1997. Amherst, MA: University of Massachusetts Press, page 33-60.

3) この論考は「新しいリカバリーアドボカシー運動」に携わる人びとに向けて書いたものであり、文中の「私たちは」あるいは「私たちの」というのは、この運動のメンバー、すなわち回復者、家族、そして後に私が「回復の友」と定義する人たちをさしている。

4) 社会的ネームのつけ替えは、たとえば、もっとも下品な蔑称が「ニグロ」、つぎに「ブラック」、そして「アフリカ系アメリカ人」、さらに最近ではより包括的な「有色人種」に道を譲ったように、こうした運動の過程で進化する。新しい回復擁護運動の用語も同様の進化をしていくだろう。

5) Lender, M.(1973). Drunkenness as an Offense in Early New England: A Study of 'Puritan' Attitudes. Quarterly Journal of Studies on Alcohol, p 353.

6) Renaud, J.(1989). Substance Abuse is Language Abuse. The Counselor, July/August 7(4) : 26-27. Others who have argued against the application of "Aabuse" to severe and persistent alcohol and other drug problems include James Royce, Mel Schulstad, Neil Scott, and the Society of Americans for Recovery.

7) Miller, W. and Kurtz, E. (1994). Models of alcoholism used in treatment: Contrasting AA and other perspectives with which it is often confused. Journal of Studies on Alcohol, pp.159-166(March).

8) この概念を紹介してくれたロン・ロイツェン（Ron Roizen）に感謝する。

9) Mann, M. (1944). Formation of a National Committee for Education on Alcoholism. Quarterly Journal of Studies on Alcohol, 5(2): 354.

10) White, W.(In Press). Addiction disease concept: Advocates and critics. Counselor.

11) 「病気」への言及は、AAの文化よりも依存症治療の文化を反映している可能性が高い（注13のKurtz, 2000を参照）。

12)『アルコホーリクス・アノニマス』xxxiii (33)(2000)，NPO法人AA日本ゼネ

ラルサービス（JSO）

13）Kurtz, E. (in press) Alcoholics Anonymous and the disease concept of alcoholism. Alcoholism Treatment Quarterly.

14）Quoted in Kurtz, 2000.

15）Sontag, S. (1989) AIDS and Its Metaphors. New York: Farrar, Straus, and Giroux.

16）See White, W. (2001), A disease concept for the 21st century. Counselor, 2 (2): 44-52.

17）Kurtz, E. (1999). The Collected Ernie Kurtz. Wheeling, WV: The Bishop of Books.

18）Blume, S. (1977). Role of the recovered alcoholic in the treatment of alcoholism. In: The Biology of Alcoholism, Vol. 5, Treatment and Rehabilitation of the Chronic Alcoholic, Ch. 12, p 546, Eds. Kissin, B. and Beglieter, H. New York: Plenum Press.

19）Royce, J. (1986). Recovered vs. recovering: What's the difference? The U.S. Journal March, p.7.

20）Harrison, D. (1860). A Voice From the Washingtonian Home. Boston: Redding & Company.

21）Arthur Frank (1995). The Wounded Storyteller: Body, Illness and Ethics. Chicago: University of Chicago Press.

22）White, W. (2001). Pre-A.A. Alcoholic Mutual Aid Societies. Alcoholism Treatment Quarterly. In Press.

23）『12のステップと12の伝統』（2001）. NPO法人AA日本ゼネラルサービス（JSO）

24）Ibid.

25）Ibid.

26）Goffman, E. (1963). Stigma: Notes on the Management of Spoiled Identity. New York: Simon and Shuster, Inc.

27）同上、102ページ。

28）Hughes, H. (1994-1995) Coming out of the Closet to Fight Abuse. SOAR USA Bulletin Fall/Winter. Posted at http://www.aaw.com/library/soar1.html

29）Milam, J. and Ketcham, K. (1989). Under the Influence: A Guide to the Myths and Realities of Alcoholism. New York: Bantam Books.

30）この考え方は、行動変化モデルや経験則にもとづく回復の発展モデルの研究成果と完全に一致するものである。

31）Personal Communication, December, 2000.

32) NIAAAによる州や地域の支援組織のNCA資金や、CASTの現在の回復コ
ミュニティ支援プログラムまで、歴史的な前例が実際に存在する。

33) Else, J.D. (1999). Recovering Recovery. Journal of Ministry in Addiction &
Recovery, 6 (2): 11-23.

34) AADAC: 20 Years of Leadership. (1992). The Counselor,10 (3): 15-27.

35) この議論の精緻化については、White, W. (2002). A lost vision: Addiction
counseling as community organization. Alcoholism Treatment Quarterly 19 (4):
1-32.

36) この潜在的な危険について、最初に注意して考えるように促してくれたシカ
ゴのリカバリーコミュニティ連合のDon Malecに謝意を表したい。

37) See Borkman, T. (1997. Is recovery planning any different from treatment
planning. Journal of Substance Abuse Treatment,15 (1): 37-42.

38) See Eisler, R. (1987). The Chalice and the Blade. San Francisco: Harper Collins
Publishers.

39) Broyard, A. (1992). Intoxicated by My Illness. New York: Fawcett Columbine.

40) White, W. (1996). Pathways from the Culture of Addiction to the Culture of
Recovery. Center City, Minnesota: Hazelden.

41) このような記述は論争や反発を起こしかねないので、少し補足したい。私は、
相互支援グループへの持続的な参加によって断酒を継続している人が多数いる
ことや、それらのグループは精神的充足と社会的交わりに大いに役立つ社会的
な枠組みであることも認めている。また、相互支援グループの存続のためには、
リーダーやオールドタイマーが必要であるとも考えている。とはいえ、重篤で
持続的なアルコール・薬物問題を抱える人びとのなかには、相互支援グループ
に生涯参加することなく、長期間の回復を実際に達成している人がいることも
事実である。ということは、アメリカにおけるアルコール・薬物問題にたいす
る AA と NAの影響は、その時々のメンバー数以上に大きいという私の信念
を裏づけていると思われるのである。

42) Goffman, I. (1963). Stigma: Notes on the Management of a Spoiled Identity.
New York: Simon and Schuster, p. 114.〔訳注。邦訳『スティグマの社会学―烙
印を押されたアイデンティティ―』2001、せりか書房、191ページ参照。本書
では原文を直接意訳した〕

43) このような損害には、とくに高い道徳性を必要とする職業（聖職者、教師、
政治家など）や安全保障上のクリアランスにおける雇用、昇進、解雇にかんす
る就職差別や、顧客を失うことによる経済的損害、離婚、子どもの親権、養子
縁組の審理における差別、健康保険や生命保険の利用機会の減少や費用の増加、
家族が感じる恥ずかしさや社会からつまはじきにされる疎外感、などが含まれ
る可能性がある。

44) Quoted in: Bill Wilson's New York Times Obituary. http: //www.aahistory. com/aa/Bills_obit. gif

45) Frank. A. (1995) The Wounded Storyteller: Body, Illness and Ethics. Chicago: University of Chicago Press, p. xii.

46) この点に注意を促してくれたジョン・マジサノに謝意を表したい。

47) 私が自発的な奉仕活動を強調するのは、裁判所の命令によってこの運動のメンバーとなり社会奉仕活動に参加してくる動きを封じたいためである。

48) Goffman, 1963.

49) Blumberg, L. and Pittman, W. (1991). Beware the First Drink! Seattle: WA: Glen Abbey Books.

第3章 リカバリーアドボカシーの歴史
——これまでのコラムから——

　地域のリカバリーアドボカシー運動が発展し、2001年になると、各組織の支援者（アドボケート）同士のネットワークが拡大して、洗練されたとり組みがはじまっていた。そこではアドボカシー・ニュースレターやインターネットサイトも増え、私にも執筆の依頼が多数来るようになり、私はアメリカの回復の歴史にかんするエッセイや、新しく生まれつつあるアドボカシー運動についての教訓などを書いた。これらの記事はFaVoR（Faces & Voices of Recovery）の季刊ニュースレター「リカバリー・マガジン」と「ライジング」のコラム欄やウェブサイトに掲載されたので、本章では、そのなかから私自身が気に入っている3つの記事を紹介したい。まず最初は、個人の回復こそがリカバリーアドボカシー運動の基礎であることを書いたものであり、2番目の記事では、人びとを回復させる偉大な旅は、自分たちの回復の成果をほかの人びとにもしっかり伝えて家に帰るまでは終わらないことを述べた。そして3番目の記事で、私たちの贈り物とは、どのような意味をもっているのかを明らかにした。

リカバリーアドボカシーは個人の回復プログラムではない（2001）

　最近、私はリカバリーアドボカシーの活動家の一人が薬物の再使用で死亡したという悲しいニュースを聞いた。そこで、あらためて確認したのは、アルコール・薬物問題の教育、アドボカシー運動、カウンセリング活動などで、もっとも大切な基礎となるものは、やはり個人の回復と努力であるということであった。

これは、べつにめずらしい話ではない。これまでにも、つぎのような逸話があった。たとえば1840年のはじめに、ワシントニアン運動のなかで飲酒をやめたジョン・ゴフは、その後、米国でもっともカリスマ的な禁酒法の改革者として長いキャリアを積むようになるが、それまでに3度も再発しているのである。また、禁酒の講義をするために町から町へと旅をしていた弁護士・エドワード・ユニアックの話もある。彼は旅行そのものよりも一息入れる休息時間にアルコールの誘惑を受けやすいといっていたのだが、けっきょく彼自身が1869年、マサチューセッツ州で禁酒法の講義中に再発し、ウィスキーとアヘンの過剰摂取で死亡してしまった。もう一人、ルーサー・ベンソンは、自分自身のアルコールとの闘いを全米での講演に活かそうとしていたが、その講演のあいまにも再発を続けていたという話が、彼がインディアナ州の精神病院に入院したときに書いた自伝『地獄の15年』（1896年）のなかに出てくる。はじめは禁酒の仕事に身を投じることでアルコールへの欲求を抑えることができると信じていたベンソンだったが、自分自身をふり返って、つきのように述べている。

　「私は、これが最悪の事態であると悟るのが遅すぎたのです。すでに壊れてしまっている自分のなかのシステムを、なんとか修復できるのではないかと、ずっと無駄なエネルギーをつかっていたのですから」

　このように禁酒講座をおこなうことによって自分自身を癒そうとしていたのは、上記のゴフ、ユニアック、ベンソンだけではなかったが、これはけっして19世紀の禁酒運動や治療機関のなかに回復者がいなかったということではない。私たちは、この19世紀の回復運動から重要な教訓をくみとらなければならない。それは、サービス活動だけでは飲酒をやめ続ける確実なプログラムにはならないという事実であり、おなじ教訓は20世紀の歴史のなかでも、とくにアディクションカウンセラー運動においても再確認されている。

　アメリカで新しい回復擁護運動（リカバリーアドボカシームーブメント）が広がるなかで、新しい草の根

運動のグループや回復者たち、そして新世代の家族が真剣に模索していたのは、まだ苦しんでいる人びとに希望のメッセージを伝えるための「方法」についてだったが、この新しい世代に必要と思われるのは、新しい自分自身を準備するために、昔の自分のストーリーを見直してみることであろう。たしかに、すべての永続的なメッセージは自分自身の物語のなかにあるのだが、自分がアディクションの教育者やアドボケートあるいはカウンセラーとして働くときには、その仕事は自分が個人的にとり組んでいる回復プログラムとはまったく違うことに注意しなければならない。この教訓を忘れる者は、最終的には自分自身と自分が忠誠を誓った活動そのものにダメージをあたえることになってしまう。だからこそ、私たちは個人の回復の重要性を忘れてはならないのである。

英雄の旅としての回復（2001）
<small>Heronic Journey</small>

　ジョーゼフ・キャンベルの作品に『千の顔をもつ英雄』という古典的名著がある。世界のいたるところに散在する神話を集め、その類型について説明したものとして有名な本だが、このなかでキャンベルは英雄が冒険をする神話には共通点があると述べている。つまり世界には数え切れないほどの神話があるが、どの英雄の話も、かならず英雄の旅立ちからはじまり、大きな試練を経験したあとに、英雄は変容を遂げ、そして帰還をはたすというお決まりの筋書きがあるという。キャンベルのこの言葉は、アディクションをもつ人の変化や回復は、ただ美しい物語ではなく、その回復のプロセスの最後のステージにこそ、深く考えなければならない問題があることを私たちに気づかせてくれる。

　英雄物語のはじまりは、いつも何者かによる冒険への誘いからはじまる。そして、このとき英雄はまだ英雄ではなく、すこしも目立たないか、あるいはコミュニティから締め出されるようなキャラクターであることが多い。そんな彼（または彼女）の物語は、自分の住む狭い世界の、その外側から呼びかけられる声に気づくところからはじまる。そして、その声に答え、「宝物と危険」のある世界に飛び込んでいくためには、そのコミュニティに背を向けなければならない。

つまり、冒険への誘いに応じるということは、家族や社会との別れを意味する。

　そして、英雄は別離と引きかえに冒険を手に入れ、未知の世界へと旅立っていく。その途中で、いくつもの試練や困難に出会い、自分の資質を試される。そのうちに、ついに最大の試練の時がやってきて、英雄は「未知なるものに飲み込まれ、死んでしまった」ような状態になるが、彼（彼女）は助言者のたすけを得て、たとえば迷宮や怪物の腹の中から逃げだす方法を見つけるのである。
　ここで英雄が経験する死というのは、肉体の死ではなく、生きながらの自我の死にほかならない。ここが、まさに英雄が新しい力と知恵に気づき、それを受け入れ、世界との新たな関係を結ぶ場面となる。新しい知恵の獲得が英雄物語における最大のテーマだが、それはなにかとてつもなく新しいものの発見、または再発見である。キャンベルは、「危険な目に遭いながらも一所懸命に探し求め、やっとの思いで得た力は、じつは英雄の心の中にずっと以前から、すでに存在していたものだった、ということがここで明らかにされる」と書いている。

　また、キャンベルは、英雄にとって旅の最大の難関は、帰還のときだとも述べている。それは、かつて自ら背を向けたコミュニティに戻り、そこにふたたび参加することであり、英雄が家族やコミュニティと和解するステージでもある。あるいは、彼（彼女）が見つけた、新しい知恵という贈り物をコミュニティに届け、奉仕をはじめるステージでもある。英雄の旅を完全に終えるには、冒険をするために別れを決意した場所へ、奉仕をする人、教えをあたえる人としてふたたび戻っていかなければならない。完全なる帰還は、あまりにもむずかしいことなので、この最後のステージは全うできない英雄も少なくないとキャンベルは述べている。

　この英雄物語のストーリーは、アディクションからの回復プロセスと展開にひじょうに似ており、自分自身の回復の物語と重ね合わせる人

も多いだろう。この類似性について、私がもっとも興味を引かれるのは、英雄の帰還が回復のプロセスの最終課題として位置づけられている点である。これはいったい何を意味しているのだろうか。私はここで、いくつかの疑問をキャンベルの論考に投げかけてみたい。ひとつは、英雄がコミュニティに戻ったほんとうの理由は、冒険の褒美（知恵という贈り物）を分けあたえるためだったのかどうか。そして、どのような状態になれば、帰還は完了したとみなされるのか。最後に、コミュニティにとって救いとなる恩恵とはどのようなものであるのか。さあ、考えてみよう。

　かつてのコミュニティに戻るということは、たんなる物理的なことでも、あるいは社会制度のなかにふたたび組み込まれるということでもないだろう。コミュニティに戻るには、自分が改心したことを示し（コミュニティに負わせた苦痛をとり除いたり、コミュニティが自分にしてきたことを許したりして）コミュニティに価値のある何かを捧げることが求められる。そして英雄が旅を完全に終え、再度そのコミュニティで市民権を得るためには、これまでの罪をつぐない、また人びとの恩義にこたえなければならない。そうでなければ、英雄は最終的な達成感を得られないだろうし、コミュニティの側も、自分たちがさらに幸福な人間になるための経験とレジリエンシー〔適応力〕を得る機会をのがすことになってしまう。

　英雄が旅によって得る恩恵とは、希望というメッセージを、ほかのだれかに届けることである。それは旅のなかで得た、自分の「物語」の分かちあいや先を行く人たちの経験知（日々の生活のなかで生かされている回復のための知恵）を学ぶことによって一人一人にもたらされる。すると、こんどはつぎのような疑問が出てくるだろう。はたして回復者たちは、回復を遂げた者として完全にコミュニティのなかに戻っているのだろうか。それともコミュニティのなかで身を隠して生活しているのだろうか。また、居心地がよく安全なソブラエティは、回復者たちが互いに心を通わせる場所として必要なのか、それとも、たんに逃避する場所と

して必要とされているのだろうか？　と。

　アディクションにたいするスティグマ。それは、しらふを長いあいだ続けている人たちでさえ、人生のごく一部をありのままにさらけ出したとたんに押される烙印である。それを恐れて多くの回復者は、自分自身の回復のストーリーを隠ぺいしてしまう。そしてコミュニティの人びとに絶対にバレないように、ごく「普通の人」として素知らぬ顔をして生きることを選んでしまうのである。あるいは回復のプロセスにかかわった、ごく限られた人としか交際をもたず、まるで隠者のような生活をしている人もいる。これでは社会のなかに戻ったことにはならないし、和解の機会をもつことができるとも思えない。
　他者と交わらず、このように社会的に孤立した状態でいることは、コミュニティの人たちに何かを伝え、奉仕する自分の責任をも放棄したことにならないだろうか。

　この疑問に答えるのは、じつは、かんたんなことではない。なぜなら、回復者も回復の姿も、それぞれの生き方も、ひじょうに多様だからだ。もちろん、キャンベルのいう再参加や和解、奉仕といった回復の最終ステージの課題を、みごとに達成した回復者もいる。

　しかし、回復者として完全にコミュニティに戻れていない状態に不全感をもつのは、なにも回復者その人だけの話ではなく、じつは社会そのものだ。というのも、回復者をコミュニティに戻りにくくさせているものは、スティグマ（偏見と差別）にほかならないからである。自分の回復について、だれかに話せば、必然的にスティグマ（烙印）を引き受けなければならなくなる。だから、回復者が自分たちのコミュニティに戻れるようにその扉を開くためには、アディクションや回復者にべったりと貼りつけられる不名誉な社会的レッテルをなくさなければならない。それが新しい回復擁護運動であるといえるだろう。回復というものを、ともに探し求めた仲間と分かちあうだけでなく、コミュニティの人たち

のみんなで共有する、かけがえのない宝物にする。そんな時代が来ているのである。

　いま、まさに、アメリカ国内のいたるところで、新しい回復擁護運動が盛んになっている。それは、回復者とコミュニティの結びつきが、より深く、より広くなるように、回復者たちが草の根組織を結成して回復擁護と教育、回復に必要な資源を充実させ、回復を支援していくというものである。もちろん、新しい回復擁護運動を推し進めている人たちにはコミュニティからの批判的な声も届いていることだろう。だが、回復している人たちは、この運動に実際に参加するなかで、自分のコミュニティへ帰る方法とコミュニティに奉仕する道すじに気づき、自分たちの旅の終わりを見つけ出している。

　もしもあなたが、回復の旅を完全に終わらせたいと思うのなら、あるいはコミュニティに戻り、そこで十分に根を下ろした生活をしたいと願っているのなら、ぜひ自分の住む地域にある回復擁護組織に連絡をとってみてほしい。そういう組織が地元になかったら、その組織を自分でつくるにはどうしたらいいのかを、おなじように回復したいと思っている仲間と相談してみてほしい。いま回復者たちは、かつて自分がいた場所に、ひとりで、あるいは集団で帰ろうとしている。そんな時代がはじまっているのである。

　回復のプロセスのなかで、かつては不幸の元凶と思っていたアディクションというものが、じつは、逆に自分の人生にはかりしれない贈り物をあたえてくれるものとなっていることに気づく。そんな日がかならず訪れる。この変化を経験する人は、けっして少なくないのである。これがキャンベルのいう旅の終わりであり、回復者がその贈り物の価値を悟り、それをほかの人たちにも分けあたえることが英雄の旅を完全に終えるときではないだろうか。

回復の恩恵（2001）

　「英雄の旅としての回復」で、私は有名な神話学者、ジョーセフ・キャンベルの英雄神話を紹介し、その英雄の旅とアディクションからの回復プロセスを照らし合わせた。キャンベルによると、英雄の神話には３つのステージがあり、それは、①家族やコミュニティとの別れ、②大変な困難と苦しみを経たのちの変容という体験、③帰還、という各段階である。英雄の旅のストーリーは、かならずこの３つのステージをもって展開されているというのだが、このなかで私が一番考えてみたいのは最後のステージである。

　キャンベルは、冒険の賜物（知恵という贈り物）を届けるためにコミュニティへの完全な帰還をはたすまでは、英雄の冒険は未完であることを強調している。しかし回復者たちは、ほんとうに回復者としてコミュニティのなかに戻っているのだろうか、ひょっとすると、コミュニティのなかで身をひそめて生活しているのではないか？──キャンベルの主張は私にこんな疑問を抱かせるのだが、ここで考えてみなければならないのは、コミュニティに回復の恩恵を届けるためにはどうすればよいのかということであろう。その方法は回復者自身が探し求めるべきだが、ひとつの提案として、私は、英雄の旅を終わらせる手段として新しい回復擁護運動に参加することを薦めたい。そこで、つぎに回復の恩恵をテーマにして、その本質について考えてみよう。

　回復者たちがコミュニティの人びとにあたえることのできる知恵という贈り物のなかで、もっともわかりやすいものは何だろうか。それは、回復者のアディクションにまつわる生々しい体験ではないだろうか。そのうえで回復は現実のものであり、ちゃんと回復できるのだという希望を感じてもらうことである。その回復はいかにしてはじまったか、そしてどのように継続できたのかという知恵を伝えることができれば、回復者の経験談は立派に贈り物に値するものになるだろう。さらに回復の知恵として、つぎの５つのことが十分に理解され、全米のコミュニティに浸透していくことが望まれる。

1. アディクションからの回復は実際にある。
2. 回復への道はさまざまである。
3. コミュニティのなかで支援を受けることにより、回復はさらに促進される。
4. 回復は自発的なプロセスである。
5. 回復途上にいる人や回復を続けている人たちは、アディクション問題の解決にとり組む主体者であり、アディクションが奪いとったものをとり戻してくれるのが回復である。

　これらは、まさに価値のある贈り物である。このような知恵が回復者によってコミュニティにあたえられることを回復擁護運動は期待しているのだが、じつはもっと世界中のコミュニティに利益をもたらすような、もっともっと大きな贈り物があるのではないだろうか。はっきりとしたかたちがあるわけではないが、たしかに贈り物として価値のある何かがある。それはもう、アディクションからの回復方法うんぬんというレベルのものではなく、もっと偉大なものであり、人生そのものや生き方そのものに深くかかわるものであろう。事実、回復者からの贈り物は、けっして狭い部分的な世界に贈られるものではなく、もっと広い世界に向けられた、とんでもなく大きな贈り物なのである。

　回復のプロセスにおいて、これまで不幸の元凶と思われていたものが、じつは大きな幸福をもたらしてくれるものへと変化し、神からのプレゼントにも似たものと感じるようになる。ときには親しくしている人たちから、アディクトになるほど罪深かった者が、回復によって恵みを手にするなんてとんでもない話だ、といわれることがあるかもしれない。だが、それはアディクションからの問題を狭い枠組みでとらえているにすぎない。そんな足元の目的など、はるかに超える大きな価値が、本物の回復プログラムには秘められているのである。

ここ数年、私は、しらふで長いあいだ生活している回復者たちへのインタビューのなかで、自分の回復体験で一番価値があるものは何かについて質問を続けてきた。そのなかで大変驚かされたのは、しらふでの生活によってもたらされた、いわば副産物のようなものに価値を見いだしている人が多かったことである。ただ飲まずにしらふで生き続けることを自分のゴールや手柄と考えている人は、ほとんどいなかった。つまり、これからわかることは、どうすれば断酒・断薬を継続できるかということよりも、いかに生きるかにウエイトが置かれているということである。また、肉体と魂の死に直面した体験から、生きることのはかなさを知り、また同時にかけがえのない人生であることを身をもって知ったこと。その結果、一瞬一瞬の生が自分にあたえられた貴重な贈り物であり、それを愛おしみ、悔いのないように精いっぱい生きることがどんなに大切なことか。それを理解できるようになったという声が多い。

　このことは、いわゆる終末期にある人たちを想起させ、死に直面したときの思いと共通しているようにも感じられるが、回復のプロセスにある人は生にたいして積極的である。たとえば、ラザルスソサイエティやフェニックスソサイエティ〔安心安全な社会をめざしてヒーリングによる改革をおこなっている団体〕の人たちなどもそうである。一時は完全に自分を見失うような出来事に遭遇しながらも、そこを生き抜いただけでなく、みごとに再生を果たし、その後は何十年もの長い年月にわたり奉仕活動に携わっている人たちもいる。そこで何かを伝えたり教えたりする生き方をずっと続けているという点がユニークなのである。これらのメンバーが、人生において重要だと考える経験や価値観には大きな意味がある。そして、その重要性に気づくことができたのはアディクションと回復という体験があったからこそだと、彼らは、過去をふり返って語っているのである。

- いま、この瞬間を生きること（受容）
- 注意を払うこと（配慮）
- 聴くこと（共感、目上の者にたいする敬意）

- 他者とのかかわりのなかで自己に気づくこと（一体感、人びととの調和）
- かかわりを持つこと（人とのつながり）
- コミュニティをつくること（参加、所属）
- 自分自身の限界と不完全さを知ること（自己認識、謙虚さ）
- 信じること（信念、希望）
- 集中すること（広い視野、中心性）
- 時間には限りがあることを受け入れること（我慢、忍耐）
- 借りは返すこと（埋め合わせ）
- 「ごめんなさい」ということ（許し）
- 「ありがとう」ということ（感謝）
- 真実を語ること（正直さ）
- 自分の話をすること（証言）
- プライバシーを守ること（思慮分別）
- 約束を守ること（信義）
- 笑うこと（ユーモア）
- 祝うこと（喜び）
- 混乱や動揺を避けること（シンプルさ）
- 義務をはたすこと（責任）
- あたえ、助けること（奉仕）
- 違いを認めること（寛容さ）

　また、回復者の話のなかで多く聞かれたのは、自分たちが心酔していたもの、たとえば自己欺瞞やうぬぼれ、自己中心性、嫉妬、意地っぱり、恨み、怒り、貪欲、強欲、冷淡さなどは人の心を毒するものだったという反省であった。

　このことは、じつに興味深い。なぜならば、ここには、降伏と自己主張、内向性と外向性、自分自身を立て直すことなどが入り混じっており、おそらく先の話になるのだろうが、コミュニティでの今後の自己再建も含まれているからである。また、回復のメッセージには個人の責任につ

いての行動原理も織りこまれており、受容することも降伏することもできるとはっきりと主張されている。と同時に、人生における重大なことは、けっして自分一人でどうにかなるものではないことが自覚されている。それは他者との関係のなかではじめて成立するものであり、このことが自分の行動を起こす力になっているのである。これは一見矛盾しているように聞こえるかもしれないが、このようなパラドックスを理解できるようになったことも、回復の恩恵のひとつといえるだろう。

　回復者たちは自分のコミュニティに帰り、回復の恩恵を手渡していくべきだと新しい回復擁護運動では主張しているが、そのためには、社会のなかに回復について伝える教育の場と、回復する権利を支援する運動がなければならない。回復者たちが、自分自身の回復を通して学んだことをより広いコミュニティに届けることができるようになれば、そのぶん、コミュニティが受ける恩恵もより大きなものになる。そしてまた、そんな日がやってくれば、多くの回復者もかつての居場所（故郷）に帰りやすくなるだろう。つまり、その日が現実のものになるとき、回復者は、キャンベルのいう英雄の旅の完全なる終わりのときを迎えることができるのである。

第4章 回復擁護サミット 2001

The 2001 Recovery Advocacy Summit

　リカバリーアドボカシー運動（回復擁護運動）がスタートしてから、1999 年から 2000 年にかけて全米で月を追うごとに活動は勢いを増していった。1999 年の初頭には、リカバリーアライアンスがジョンソン・インスティテュート財団からの助成金を得て設立され、各地では NCADD の全国理事会をはじめ主要な地域加盟団体が、リカバリーアドボカシー活動の原点をさらに追求しながら活動にとり組みはじめた。そして物質乱用治療センター（Center for Substance Abuse Treatment）のリカバリーコミュティサポートプログラム（RCSO）が、各地にあるリカバリーアドボカシー団体への資金提供を開始するようになり、法的措置センターにおいても回復者が直面するスティグマや差別問題への関心が高まりはじめていた。

　2001 年になると、リカバリーアライアンスのジェフ・ブロジェットは、新しく誕生したばかりのリカバリーアドボカシーグループのリーダーたちに、ミネソタ州でリカバリーアドボカシー・サミットを開催することを提案した。このサミットは、各地の新しいリカバリーアドボカシー団体が全国的なスティグマ対策キャンペーンを実現できるようにと、その資源を集中するためのフォーラムとして開催され、当日は（2001 年 10 月 4 日から 6 日にかけて）200 人以上の地域のリカバリーアドボケートたちがセントポールにやってきた。そこでは、だれがリーダーになるのか？ あるいは、どの団体がこの運動の全国的なリーダーになるのか？ といったおなじみの妄想もみられたが、そんな舞台裏の駆け引きなどより

も、これだけ多くのアドボケートたちが一堂に会したという感動のほうが、ずっと大きかった。たしかに、この週末の盛況には、言葉ではいい表せないほどの興奮があった。全国からやってきたアドボケートたちのだれもが、確実に成長をはじめた全国的ムーブメント（運動）を支えているのは自分たちなのだと実感していたのである。

　つぎの2つのスピーチは、このサミットでの私の発言である。ひとつは閉会にあたっての基調講演であり、もうひとつは各地のリカバリーアドボケートのために用意したもので、だれでもこれを利用して地域の委員会で発表できるように工夫した。この数日間、多くの人から質問を受け、今回のスピーチも「私には夢がある」という内容ですか？と聞かれたので、私は「いいえ。でも、みなさんが語り継げるようなスピーチにするつもりですよ」と答えた。その内容は本章の後半に掲載した「A Day is Coming（その日がやってきた）」である。私はこのサミットでミネソタ州セントポールに全米から参集したリカバリーアドボケートに向けて話したのだが、その前月の9月14日、イリノイ州シカゴで開催されたリカバリーコミュニティ・ユナイテッドの年次総会の参加者にもおなじ話を聞いてもらっていた。

ここからどこに向かうのか？

　この3日間の会議の締めくくりとして、閉会のあいさつを述べるように依頼されたことを光栄に思います。私がスピーチをすると知った人から質問があり『私には夢がある "I Have a Dream"』のような話をするのですか、と聞かれましたが、今日はそういう話ではなく、みなさんがそれぞれ地域に戻ったときに夢のあるスピーチができるように準備をしてきました。 先ほどお配りした『その日はやって来る』がそれです。これを、みなさんが地元で応用するときには「私には夢がある」という話として、各コミュニティでも紹介していただければ嬉しく思いま

す。この原稿は、新しい回復擁護運動の主要なテーマをまとめたもので、リカバリーコミュニティに参加する人たちの動機づけになるようにと考えて作成しました。ぜひ、ご自身やコミュニティのみなさんで利用してみてください。

　ところでいま、私たちのこの状況は、どういう意味をもっているでしょうか。正直なところ、私は、この状況について驚きを隠せないでいます。私はウイリアム・コープ・モイヤーズ氏に出会い、このやりがいのある活動に携わる前に、彼の父、ビル・モイヤーズ氏からインタビューを受けたことがありました。それは1997年春のことでしたが、後日そのときの話はPBSシリーズの "Close to Home: Addiction in America"（「身近にある問題——アメリカのアディクション」）という記事になりました。そのインタビューのなかに、アメリカのアディクションにたいする人びとの反応は「歴史的にみると絶望と希望が周期的にくり返されているようだが、それについてはどのように考えているのか?」という質問がありました。

　そこで私は、「そんな歴史は、これまでにもあったのですから、私自身は楽観的に考えていますよ」と答えました。なぜなら、これまでどんな最悪の状況があろうと、回復者やその家族、先見の明をもった専門家たちは、そのつど絶望の灰のなかから立ち上がってきました。そして新しい治療や回復をめざして、必要な資源を求めながら、ゆっくりではあるけれど確実に前進してきたからです。そのことを私は彼に話しました。そして、これまで汚名を着せられ、医療も受けられず、なんども罪を問われたアディクトにとっての暗黒の時代は、もう過去の話となり、すでに21世紀のはじめには「新しい回復運動」がはじまっているのです。ですから私たちは、そのことに注目しようではありませんか、とインタビューを締めくくりました。

　それからわずか4年半のあいだに、全米で回復擁護組織が新しく生まれたり、再編成されたりして、今日ここには、じつに36もの州から200人をかぞえる回復運動家（recovery activists）が集まりました。こう

して、みなさんと一緒にアディクション問題にたいする国民の誤解・偏見に満ちた考えを必ず変えていこうと約束できる日がくるなんて、そのときには予想もできず、そこまで望むべくもありませんでした。しかし今日、これからスピーチをはじめるにあたり、この3日間で私たちが共に成し遂げたことが、歴史的にどれくらい重要なことかについて、まず最初に話をさせてください。

この場にいるみなさんは、とても幸運だと思います。というのは、かつて私は、実際にその日がくるまでは、あたかもそんな動きが起こっているかのようにふるまわなければならないと述べたことがあります（そのときは子どものころに読んだ『ちびっこ機関車だいじょうぶ "Little Engine Who Could"』を心のなかに思い浮かべていました）。しかし、いまでは新しい回復擁護運動が、こんなにも盛んになって、国じゅうに広がっているのです。この事実にはとても大きな意味があります。私たちはもう「ふりをする」必要はないのです。それはもう現実に起こっているのですから。また、核心となる私たちの考えや戦略が、この運動のなかで注目されていることも嬉しいことです。

でも、いちばん大切なことは、この運動は社会的インクルージョンをめざす性格をもつ活動である点かもしれません。それは色とりどりの布を縫い合わせたパッチワークで出来たコート、それがこの新しい回復擁護運動の姿です。ここには、それぞれの多種多様なバックグラウンド（背景）をもつ回復の姿を見ることができます。また私は、このなかにメサドン治療〔鎮痛薬を用いる治療〕を擁護する人たちもいることを本当にうれしく思っています。みなさんは社会のなかで、また回復者のコミュニティのなかで、なんども不名誉な烙印（レッテル）を押されてきた人たちのシンボルです。みなさんがこの運動の仲間として活躍してくれることを心から願い、回復における薬物療法の有効性と持続力について、私たちみんなに教えてほしいと思っています。

みなさん、それぞれの回復コミュニティからここに集まってこられて、3日間の会議を終え、私たちの関心はライバル視や懐疑心から、支援の

ありかたやインクルージョンへと変わってきました。私たちは、もはや
コミュニティのなかでの見えない存在ではありません。はっきりと目に
見える存在として、私たちの声は政治の場にも届きはじめているのです。
ここで私たちがおこなったことは、この3日間の会議をサポートしてく
れた、さまざまな財団や個人の篤志家の期待に応えるものでした。ここ
で自分たちがなし遂げたことに、私たちはもっと誇りをもってよいと思
います。

　これまでの私たちの運動は闘いでした。この先ももう少しだけ、きび
しい状況は続くかもしれません。しかし、この場をお借りして、この回
復擁護運動がもっともっと大きくなるように、ネットワークをさらに広
げていくことをみなさんにお願いしたいのです。そのうえで、みなさん
に聞いてほしいことがあります。それは、私たちの運動を脅かすかもし
れない問題についてです。少しばかり大きな問題なのですが、これから
私が話すことに、どうか耳を傾けてみてください。

　私たちの運動には「バウンダリー」という課題があります。私たちの
運動がだんだん人びとの注目を集めるようになるにつれ、我こそが主役
だと目立ちたいと考える人たちが出てくるかもしれません。そこで気を
つけなければならないのが自分たちのバウンダリーです。それは自分と
他者との立場の違い〔境界線〕を明確にすることだと私は考えています。
私たちがとり組まなければならないことは何なのか。また、いますぐ問
題とするべきことなのかどうか、それを見極めなければなりません。そ
のためにも、私たちが回復という体験を通して学んだことから、それぞ
れの境界線を引く方法を見つけなければならないのです。バウンダリー
にかんする議論は、私たちの運動のいたるところで必要になると思いま
す。そして、この回復擁護運動において歴史的に重要になると思われる
決定をする場合にも、この議論を抜きにして成立させることはできない
だろうと思っています。

私たちがどのような集団で、どんな人たちの集まりであるのかということについては、これまでにもさまざまな議論を呼び、争いにもなるテーマでした。それは今後も変わらないでしょう。私自身、この点については、いまのところ、とやかくいおうとは思いませんし、この運動を続けるうえで新しい組織のありかたが必要だとも考えていません。ただ、私たちの運動をより良く統合していくためには、またお互いにコミュニケーションを図り、支えあうためには、なにか新しい枠組みが必要だろうと考えてはいます。私としては、わが国ですでにつくられている相互支援組織〔いわゆる自助グループ〕とおなじようなものをイメージしているのですが、とにかく肝心なのは、たとえ草の根の運動レベルであっても、この運動を推進するために必要な資源とリーダーシップの発揮できる人材を最大限に確保し続けなければならないということです。

　また、この新しい回復擁護運動における「家族」の役割についても明確にしなければならない時期がきています。私たちの運動の発足当時から、家族の人たちはつねに私たちと共にあり、組織のなかでリーダーシップを発揮してくれることもこれまでにずいぶんありました。しかし、家族の人たちがそのような役割をはたすことを、私たちは正式に受け入れていたわけではありませんでした。だからこそ、私たちの仲間・パートナーとして、家族のみなさんにも、ぜひ、この運動に正式に加わっていただき、私たちのそばでリーダーシップをとってもらいたいと私はお願いしたいのです。

　もうひとつ。役割といえば、専門職や治療施設の人たちにも役割があります。専門職のなかには、早くからこの回復擁護運動に賛同し、私たちと一緒に活動をしてくれた人たちもいますが、専門職や治療施設の人たちも、家族のみなさんとおなじように、この運動に加わっていただきたいと思っています。ただし、この運動はあくまでも回復に焦点をあてたものです。私たちにとって医療は産業ではありません。ですから、経済的利益を追求するビジネスの対象として考えることは一切お断りする、

というスタンスに変わりはありません。治療と回復は違います。私たちは治療施設の人たちにたいして、治療をうける人たちの良くなりたいと思う気持ちを、もっと大きくするような支援を願っています。収益を増やすことに一番の関心を向けてもらうのでは困ります。

　では、この運動における「お金」の役割についてはどうでしょうか。この数週間、私たちはリカバリーサービスプログラム（RCSP）への支援を求めた助成金について、顧客満足度調査（CSAT）の結果をふまえたうえでの審査はどうなったのかを心配しながら、その交付決定の発表をみんなで待ちまじた。たしかに助成金のことは、私たちにとって大きな問題です。

　お金については、多すぎても、少なすぎてもだめだし、タイミングが悪くてもだめ、不正なお金もだめだと私は考えています。そんなお金を使ってしまったら、この運動の息の根が止まってしまうかもしれません。しかし、州の資金への依存は大きくなり続けているのです。その事実に気づいているのに、気づかないふりをすることは私にはできません。

　1940 年代にはじまった回復擁護運動は、1950 年代、1960 年代まで続きましたが、当時の運動がもたらしたのは、結果的には 1970 年代以降の医療の産業化でした。そのプロセスで、回復にかんする教育や権利擁護の視点を失っていったことはいうまでもありません。だからこそ現在の私たちは、専門家にとり込まれたり、商業化されるような落とし穴にはまることなく、この運動を絶対に続けていかなければならないのです。

　たとえば、ポートランドのリカバリーアソシエーション・プロジェクトのみなさんは、CSAT の助成金を継続的にもらい続ける道は選びませんでした。このように外部に頼らなくてもやっていける、そんな組織から私たちが学べるのは、なにも外部からの資金に大きく依存しなくても、また資金をもらい続けなくても、草の根の運動を続け、回復擁護をアピールし続ける方法があるという信念です。

　ここで私が話していることは、回復擁護運動のごく一部です。大切だ

と思われることをかいつまんで話しているにすぎないのですが、やはり私はウイリアム・コープ・モイヤーズ氏のことや、ジェフ・ブロジェット氏、また彼らが代表を務めている組織についてふれないわけにはいきません。彼らは、これまで回復擁護運動のなかで重要な役割を担ってくれました。とくにジェフの功績、活動のすべてにたいして私は心から敬意を表するとともに、今年は彼にべつの重要な任務をお願いしたいと考えています。もちろん、そのために、この運動から降りてもらうという話ではありません。さらに、たくさんの支援者と基金にも感謝の言葉を送りたいと思います。なかでもロバート・ウッド・ジョンソン基金のおかげて、この会議を開催することができました。心から感謝します。

　さて、この運動を広げるための種まきの準備はできました。あとは、みなさんにこの種を持って帰ってもらい、それを植えて育ててほしいと思います。

　でも、それぞれのコミュニティに帰って、だれかにこの運動の仲間になってくれないかと声をかけたとき、ある人には「もう若くない、年だから」という理由で断られるかもしれません。そんなときは、あのハンサム・レイクのことを話してあげてください。レイクが運動にとり組みはじめたのは1799年、そのときの彼はすでに65歳でした。レイクは6つの部族からなるイロコイ連邦のなかで、酒を飲まずにしらふで生きる生活を基本とする再活性化運動にとり組み、怠惰と慢性的な飲酒によって失われた部族文化の再生にとり組みました。けっして若くないレイクが回復を続け、それを励みに何千人というネイティブ・アメリカンがしらふの生活を手に入れたのです。もう若くないから、と尻込みをする人たちには、ぜひこの話を聞かせてあげてください。

　これとは反対に、まだ若いことを理由に参加できないという人もいることでしょう。そんな人には、レバレンド・アルビン・フォルツの話をしてみてください。フォルツは10代で回復をはじめ、「救われた、もと酔っぱらい少年」として知られるようになりました。そしてフォルツは、

19世紀に禁酒団体がつくられていくなかで、もっとも雄弁で心に残る活動家の一人となったのです。みなさん、思い出してみてください。わが国で公民権運動がはじまったときに、運動を引っぱったのは若き牧師でした。年老いた牧師ではありませんでしたよ。そう、若きキング牧師の呼びかけがあったからこそ、あの運動が国を変えることができたのです。

　また、女性だから、女性にはたくさんの仕事があるから、という理由で、そんな運動に支援する余裕はないと拒否する人がいるかもしれません。そういう人には、これまでの社会運動の歴史のなかでは、女性がきわめて重要な役割をはたしてきたことを伝えてみてください。マーティン・ルーサー・キング・ジュニアという名前は、ローザ・パークス＊という、たった一人で抗議運動をはじめた女性の存在がなければ、これほど世に知られることはなかったでしょう。そのことを思い出してほしいのです。

　〔＊訳者注。ローザ・パークスは公民権運動の母と呼ばれる。1955年、白人と黒人で区別のある不公平な市バスの座席制度に異議を唱え、不服従によって逮捕された。この事件は若きキング牧師らが抗議運動に立ち上がる契機となり1964年、公民権法が成立した〕

　このほかにも、レズビアン、ゲイ、バイセクシャル、トランスジェンダーの人たちからは「自分たち自身のスティグマ問題と闘うことで精一杯で、回復擁護運動に参加するどころではありません」といわれるかもしれません。そんなときは、1944年という昔に、アルコール依存やアルコール依存症者にたいする人びとの視線を変えることを夢みていた注目すべき一人の人間、マーティ・マンのことを思い出してもらってください（彼女はレズビアンでした）。マンがいかにして組織をつくり、それがついに治療へと続く扉を開き、何百人、何千人もの命を救ったということを話してみてほしいのです。そして彼女から受け継いできたものが、今日では、その存続が危ぶまれているということも……。

　そのほかにも、自分には犯罪者という過去があるからという人がいる

かもしれません。こういう人たちには、ジェリー・マコーリーもマルコムXもそうだったという話を思い出してほしいのです。彼らが改悛してアディクションからの回復がはじまったのも、また彼らが自分の思想をもつことができたのも、じつは刑務所の独房からでした。彼らとは生きた時代は違いますが、２人とも、しらふをめざす人たちに、尊厳をもって生きることの大切さを教えてくれたのです。

　また、回復者としてふさわしい顔や言葉をもっていないから、という人がいるかもしれません。でも、社会運動を引き起こし、支えている人たちは完璧な人間ではありません。むしろ、そうではない人たちが活動に火をつけ、いまの大きな運動にまで引っぱってきたのです。そのことを想像してもらってください。そして現在の自分があることへの深い感謝の思いを表現する幾千もの人びとの大合唱のなかに、自分の顔と声も参加している風景を想像してみてほしいのです。

　そしてまた、表舞台に出ることで、自分自身が傷ついたり、自分の家族に迷惑をかけるのではないかと心配している人もいるでしょう。それはスティグマの問題をめぐって現実に起こってくる大きな課題です。私たちは、いま一度、そのことを考えてみなければなりません。私はなにも回復者全員に、表舞台に上がって何か役割を担ってほしいと考えているわけではありません。そういう参加の仕方だけでなく、この運動にかかわるには、たとえ外側の写真に映らないところにいても、役に立つ方法は無数にあることを忘れないでほしいのです。

　この３年間、私はいろんな地方に行って、いろんなコミュニティでたくさんの人びとにお会いすることができました。そこでのとり組みを知ることができて、とても幸せに思っています。ただ私たちは、この運動に携わってくださっている方々や、その家族の全員が、首尾よく成功を収めることを第一に考えているわけではありません。それよりも先導者として、この運動に深くかかわってもらうことのほうが重要だと考えています。みなさんはすでに、これまで先導者としてがんばってこられま

した。その情熱と辛抱強さは十分に私にも伝わっています。

　さて、この会議もまもなく終了となります。みなさんがそれぞれのコミュニティに帰る時間が近づいてきました。わが国で、回復とその未来を創りだすのは私たちです。

　公民権運動には、その場にいた人たちの体験が語り継がれており、これまでに伝えられてきた話がたくさんあります。そのうちのひとつ、はじめて聞いたのは1967年だったでしょうか、私のとても好きな話を最後にご紹介したいと思います。

　それは南部の町のある日の出来事でした。何百人という人びとが、裁判所の命令を無視して行進を続けていました。そして丘の上にたどり着いたとき、そこで目にしたのは、一面にひしめき合う警棒をもった警官たちの姿でした。しかも、いまにも吠えかかろうとしている警察犬も連れています。

　いままで行進をしてきた人たちは一瞬のうちに恐怖に飲み込まれ、これから起こる光景を思い浮かべて不安でいっぱいになりました。と、そのときです。行進をしてきた人びとのなかから、カサカサに乾いた、でも、どこか落ち着きのある声が響きました。その声の主は年老いた一人の男性で、はっきりとした言葉でこういったのです。

　Let's go make some history.（みんな、歴史をつくろうじゃないか!!）と。

　この3日間の会議のほんとうの意味は、いま、ここにいるみなさんがこれからこの国のいたるところのコミュニティで、この運動を続けていくことにこそあるのです。だから最後に、私もこの言葉をみなさんに送ります。

　「歴史をつくろうではありませんか！」

その日がやってきた（A Day is Coming）
──新しい回復擁護運動への展望──

　アメリカの回復擁護運動への思いを読者の方々と共有できるのは名誉

なことです。私は、この運動が生まれたバックボーンであり現在の活動の中心を担っている多くの草の根組織のみなさんと、ともに活動できる貴重な経験を重ねています。そして、依存症と回復にたいするわが国の人びとの意識を変えるために、回復者とその家族、友人、専門職の方々との協力体制が、ふたたび構築されようとしています。アメリカの回復コミュニティにとって、まさに、刺激的な時代が到来しているのです。

あのころの時代には

まず、私たちの過去について、ふり返ってみましょう。コメディアンのリリー・トムリンは、歴史からは多くのことを学ぶことができ、私たちが耳を傾けさえすれば、歴史はくり返される必要がないと述べています。いつしか私は、この言葉のなかに含まれている深い意味を考えるようになりました。

19世紀後半のアメリカには、回復支援グループと依存症治療施設によってしっかりとつくられたネットワークが点在していました。ネイティブアメリカンの回復サークルやワシントニアン運動、禁酒友愛会、改革クラブなどです。回復のための酔っぱらいの家、医療機関が運営する酔っぱらい保護施設、営利目的の依存症治療施設、宗教志向をもつ酔っぱらいのための共同体などがありました。

そのころ、アメリカ飲酒症治療協会の医師たちは、依存症は遺伝性または後天性の病気のひとつであり、完全に回復できる病気であると世界中に宣言していましたが、回復活動家たちが活動をはじめたのは、ちょうどこのころでした。単独または組織化されたグループが運動を起こし、自分自身を依存症からの回復が可能であることを示す生きた証拠として、活動を展開しはじめたのです。

しかし、このような時代も、20世紀になると、いったん終焉を迎えます。悲観的な見方が蔓延しはじめ、依存症治療施設は閉鎖され、回復グループも沈黙せざるをえなくなりました。

このように、アメリカでは、せっかく組織的治療施設や回復支援グルー

プができたのに、終了せざるをえなくなったという歴史があります。このことは、たとえ現在は活動していても、それが永続する保証など、どこにもないということをはっきりと私たちに教えてくれています。

19世紀のアメリカの制度や各種団体による支援体制が崩壊すると、ふたたび暗い時代が訪れました。それは100年近くにもわたり、依存症者が何年も農村の流刑地などに幽閉されるのが目撃された時代です。

当時のアメリカ人は、アルコール依存症者やその他さまざまな依存症者は、社会や人類の未来を脅かす「悪い種」と信じ、強制的にその種を断つことを執行する法律を可決したのです。

当時、回復できない人びとは、大都市にある病院のいわゆる「ひどい病室」の「ひどいベッド」を使っていましたが、入院できる彼らはまだ運のよいほうで、ほとんどの病院がアルコール患者の入院を拒否する時代だったのです。

アルコール依存症者たちは、街の酔っぱらいの吹き溜まりのなかで、ほとんど絶望的な時間を過ごしていました。やがて回復できない人びとは、野垂れ死にをし、通りに捨てられたゴミとおなじように処理されていきました。また、たとえ入院できたとしても、依存症者たちは老朽化した州の精神病院の劣悪な環境のなかで衰弱していきました。この時代のアルコール依存症者は、効き目があるという説明を信用させられて、脳外科手術（ロボトミー手術）やショック療法を施され、さまざまな薬物による被害まで受けていたのです。

この当時、何千という家族の人たちは、依存症になった配偶者、親、兄弟・姉妹、子どもたちのために必死に助けを求めましたが、なすすべもなく、悲惨な死を見届けるしかありませんでした。そこでの専門職のの見下した態度や、大衆からうけていた軽蔑のまなざしも、それほど遠い昔の話ではないのです。

私が依存症治療や回復の世界に入ったのは、まだ、この暗い時代の名残りがある時期でした。1960年代、私はアルコール依存症者たちが、とても寒く、冷淡な施設で苦しんでいたのを目撃しています。あの感触と匂い。あらん限りの方法で「あなたは人間ではない」と伝えられ、生

きていることさえ非難され、すべての希望が奪い去られた場所です。私は、そのときに見たことを正確な言葉で伝えることができません。

　また、私は、ある地域の病院が、急性トラウマ治療を求めて来院したアルコール依存症者の受け入れを拒否したことを鮮明に覚えています。当時は、依存症の人たちが、「本当の病人」が使うベッドで治療をうけるなんて道徳的に許されない、と考えられていました。

　私はアウトリーチ〔手を差し伸べ危機から救おうとする活動〕として刑務所を訪れたとき、その独房で、ぼろぼろのシートに包まれて吊るされていた、依存症者の遺体を目撃しました。まさに悪夢のような経験でしたが、そのときの私は、長いあいだそこへの訪問を恐れていた家族に連絡をとらねばならず、なんとか必要な言葉を見つけようと必死になっていたのです。

　このような暴力的な治療（ショック療法、薬漬け治療、長期間の隔離）は、けっして古代の物語などではありません。最近、私は1971年に急性アルコール中毒で入院した女性にインタビューをし、彼女と家族が説明を受けた2つの治療方法についての話を聞きました。ひとつは州立精神病院への1年間の収容であり、もうひとつは脳外科手術（ロボトミー）です。アルコールへの渇望はそれらの方法によって解消できるという説明を受けた彼女は、手術をするほうが1年も収容されるよりはマシかもしれないと考えていました。

　しかし、そのとき、彼女の父親と回復中の男性との偶然の出会いがありました。そしてアルコホーリクス・アノニマスの一人の女性メンバーが彼女のベッドを訪ねることになり、そのときから彼女には30年以上も正気と冷静さがあたえられ、その後、彼女自身にもサービス活動をおこなう力がもたらされたのです。

　この女性の話のように、あの悪名高い時代から現在の私たちが生きている時代まで、まだ一世代足らずの時間しか経っていません。しかし現在の私たちは、彼女の話のなかで、なにが回復の扉を開いたのかを知っています。そのことは十分に理解できる時代になったのです。

その日の終りは

　あの暗黒の時代は終わりを迎えました。しかし、それは偶然に終わったわけではありません。国じゅうのコミュニティのなかの数少ないボランティアたちが、酔っぱらいを収容する留置所の廃止と、非人間的な対応を改めるように求め、「もう、やめてくれ！」と実際に声を上げたからです。

　それだけではありません。かつては絶望の淵に立っていた一人の証券マンが同じように絶望していた一人の医師と出会い、おたがいの話をすることによって回復をはじめ、彼らが世界中に影響をあたえることになるアルコール依存症者たちの集まり〔AA〕を実際に開始したからです。

　あるいはまた、1944 年にマーティ・マンが、アルコール依存症やその他の依存症者にたいする国民の見方を変えることを夢見て、実際にそのビジョンを世の中に示したからです。

　さらにまた、一人の回復者である上院議員が、全市民が利用できる地域のアルコール依存症者のための教育・治療センターの創設を提案し、それを実際に国にはたらきかけたからです。

　これらの注目すべき人たちは、勝算は少なかったにもかかわらず、世界じゅうの仲間のために、人生をかけて、依存症の治療と回復の世界を築きあげることにとり組みました。

　自分自身の回復というレベルを超え、さらに他の人のニーズを擁護する活動へとステップを進めたのです。その男性たち女性たちのおかげで、アメリカの依存症者にとって、もっとも厳しかった日々が、ようやく過去のものになりました。実際に、こういう人たちの活動のおかげで、汚い病棟や薬漬けの治療、脳外科手術なども、新しい治療と新しい回復資源の導入へと変革することができたのです。

　では、それらの活動は、彼ら自身の人生にたいしては一体何をもたらしたのでしょうか？　つぎにそのことを考えてみましょう。

　AA の共同創始者であるドクター・ロバート・スミス〔ボブ〕とビル・

ウィルソン〔ビル〕が、その人生を終えるとき、彼らは自分たちの仕事をふり返って、どれほどの充実感に満たされていたことでしょう。それを想像してみてほしいのです。

　また、シスター・イグナシアの場合はどうだったのでしょう。シスター・イグナシアは、ドクター・ボブと協力して初期のＡＡメンバーの回復をサポートした人です。その後、彼女は1960年のＡＡ25周年記念大会でスピーチを引き受けます。このか弱く控え目な女性が起立したとき、会場に集まった1万7000人のしらふのアルコホーリクたちは、あふれんばかりの感謝とともに、そこで何を感じていたのでしょうか。そのことを、ぜひ想像してみてほしいのです。

　それからまたマーティ・マンのこともそうです。彼女の努力の結果、何十年も認められなかったアルコール依存症者への治療プログラムが、ついに全国に普及されたことを知ったときの、彼女の喜びを想像してみてください。そのおかげで、回復以前には、なすすべもなく自殺未遂をくり返していた女性が人生の喜びを手に入れた光景を、さらにその後、数えきれない人びとと深く触れ合うことになった彼女の人生の充実感を、ぜひ想像してみてほしいのです。

　このように、何百人もの無名の男性たち女性たちが、障害や障害に苦しむ人たちにたいする国民の視線を変えることに人生を捧げ、その活動によって、自分たちの恥多き日々も、希望の日々に変わったのです。

　彼らの仕事の成果には、じつに驚くべきものがあります。彼らが生みだした回復の資源によって、いまや数十万もの人たちが、実際に死の淵から生還し、新しい人生を送れるようになったのです。彼らの努力と成果は、その後、予防および治療プログラムとして全国ネットワークとして広がり、刑事司法制度のプログラムや、職場・学校での早期介入プログラムにも応用されています。

　このように1980年代の初頭には、これらの先駆者の夢が、完全に実現されるように見えました。しかし、その背後には、またべつの力が潜んでいたのです。

後戻りは恥ずかしくないか?

　今日、彼らが創りだした世界は解体されつつあり、危機が訪れています。そこには3つの不吉な変化があり、その進歩を脅かしているのです。

　まず第一に、米国では、人びとがふたたびアルコールや薬物問題をもつ人たちを見下すようになったことです。

　回復にたいする一般的な見方が変わりつつあります。これまで長期的な回復過程（たとえばファーストレディーのベティ・フォード）にたいして好意的だった人びとのイメージが、いまでは甘やかされた有名人が思慮に欠けた自分の行動への非難をかわすために「リハビリ」をしている、というようなイメージに変わってしまい、治療も回復も、このような悪いイメージの影響を受けて、その質が低下してきているのです。

　また、依存症は、息子や娘、母親や父親、兄弟・姉妹が患う医学的障害であるという描写は、1980年代〜1990年代になると、犯罪、暴力、狂気と結びつける最悪の人種的ステレオタイプにとって代わられました。この病気をもつ者は、同情や援助を受けるに値する人たちではなく、怖いやつら、処罰が必要な連中になってしまったのです。

　いまでは大勢の有名人も回復の記念日を祝っていますが、同時に、ヘロイン所持で逮捕されている人もいます。世間の人たちが今晩のテレビで観るのは、はたしてどちらの話でしょうか?

　第二に、私たちはアルコール・薬物の問題については、医療と公衆衛生の分野であつかってほしいと何十年もはたらきかけてきましたが、現在では、これらのカテゴリーから除外されるという変化が起きており、依存症治療にたいしては医療保険が適用される範囲が縮小されているのです。また、すべてとはいえませんが、多くの病院で治療室も閉鎖されています。そして依存症への対応は、医療以外の分野に移行しつつあり、その関心は、個人の回復よりも、依存症と依存症に関連する費用の問題にウエイトが置かれるようになっているのです。

第三に、かつてないほどアルコールをはじめとするたくさんの依存症者たちが法廷に引きだされ、刑務所に送られるようになりました。米国では現在、薬物関連の逮捕者は年間150万人を越えていますが、100万人を越えたのは1980年[1]からです。州の矯正施設における薬物犯罪者の数は、1985年の38,900人から1997年には227,000人[2]と増えており、連邦刑務所における薬物犯罪者の数も、1985年の9,482人から1996年[3]には55,000人と増加しています。

　それから、この数字のなかに埋もれて見えなくなっている問題として、この数字のなかに潜む人種間の格差についても注目しなければなりません。アフリカ系アメリカ人は違法薬物使用者の15%にすぎませんが、薬物違反で逮捕された人の割合では37%を占めており、連邦刑務所[4]の薬物犯罪者のうちの42%、州刑務所の重罪薬物犯罪者のうちの60%を占めています。ただし、最近発表されたヒューマン・ライツ・ウォッチの報告書[5]によると、たとえばイリノイ州では、若いアフリカ系アメリカ人男性が薬物犯罪で刑務所に入る割合は、おなじ犯罪で逮捕された白人男性にくらべて50倍以上になるとのことです。

　こういう状況について、依存症に関連したスティグマの拡大や、アルコール・その他の依存症者に対応する機関が治療施設から矯正施設へと変化していることなどを考え合わせてみると、ジェンダー、社会階級、人種の問題が深く絡みあっていることが見えてきます。依存症者たちの動向を正確に理解するためには、これらの問題も直視していく必要があります。

その日がやって来た!

　いま、私たちはどこに立っているのでしょうか？　回復している人たち、影響を受けた家族の人たち、回復の友人たちは、このきびしい状況のなかで何をすべきでしょうか。また、この問題について心配し、関心を寄せている善良な市民は何をすべきなのでしょうか？　彼らは、まさにアメリカらしい、挑戦すべき状況に直面しているのです。そして、ここでとり組まなければならないのは、そのための運動を組織し、状況を

変革していくことです！ そして、それはまさに、いま、起こっていることなのです。

　私たちは、アメリカの回復の歴史のなかで、大変重要な節目にたどり着こうとしています。私たちはいま、何十万もの個人や家族、何千ものコミュニティの運命を左右する岐路に立っているのです。そして回復している人たちは、「夜明け前が一番暗い」ということわざが意味する深い真実を知っています。

　現在のアメリカは、まだ暗い地平線を見ていますが、そこには夜明けが待っています。夜明けのなかに姿を現すのは、政府機関や治療の専門家ではなく、かつて傷を負った新世代の救世主でしょう。回復者たちとその家族、友人たちも、ふたたび動きだしています。相互支援のためだけでなく、教育やアドボカシーを通じて、回復への入り口を広げるために、ふたたび共に動きだそうとしているのです。

　この国で新しい回復擁護運動が生まれつつあります。いま、アメリカの依存症にたいする再差別化、脱医療化、再犯罪化の動きに反対する人びとが、ウォールストリートからバーボンストリート、サウスカロライナからサウスセントラル、インディアンカントリーからバリオ（ヒスパニックの地区）、さらにもっとも裕福な郊外にも集まりはじめています。

　彼らは団結して、依存症からは回復することができるという希望を公けにして、人びとに再認識をうながしているのです。

　1976 年、全米アルコール依存症評議会の後援による「仕組みの理解（Operation Understanding）」というイベントが注目を集め、52 人の著名なアメリカ人が、自分もアルコール依存症からの回復者であることを公の場で宣言しました。それが、いまや公言する人の数は 5 千人に増え、さらに 5 万人、50 万人に膨れ上がろうとしています。まさに回復の変革を起こす力があることを証明しているのです。

　私たちは州都や首都にも集まり、あらゆるところで回復者たちを見ることのできる日が近づいています。彼らは、回復とはたんなる可能性で

はなく、まちがいなく現実のものであること〔回復は実際にあること〕を、自分自身を「生きた証拠」として示しているのです。

　その日、苦労して1ヶ月間のソーバーを達成したばかりの若者が、ソーバー50年の男女の隣で一緒に行進します。その日、家族は、家族として生き延びたことを喜び、自分自身の回復を祝うために歩きます。その日、愛する人をこの病気で失った人も他の人がおなじ思いをしないようにと願って歩きます。その日、ＡＡメンバーとＮＡメンバーも、ＳＯＳメンバーとＷＦＳメンバーの隣で一緒に歩き、支援を受けた回復者も1人で依存をやめている人も一緒に歩きます。そしてまた、治療コミュニティの人びとはメサドンで回復中の人びとと一緒に歩きます。その日、私たちは自分たちの各々の違いなどは脇におき、回復のための地域社会の多角的なネットワークとなり、腕を組んで行進するのです。

　1893年、「司法当局は、酔っぱらい問題は、処罰という方法では解決しないという事実を認めるべきだ」というスローガンのもと、依存症の相互支援組織がつくられました。
　その抗議から100年以上が経過していますが、彼らとおなじメーセージを宣言するために、私は監獄や刑務所を訪問しました。いま、刑務所に収監されている依存症者たちが、独自の回復支援団体（リカバリーアドボカシー・オーガニゼーション）を組織する日が近づいています。回復という祝福を手に入れた彼らは、やがてストライキに突入するでしょう。そのとき彼らは、それまで刑務所の経営を支える1つの歯車にすぎなかった自分たちの肉体と魂から、自由になって生まれ変わるのです。
　依存症からの回復は、これまでは覆いをして見えなくし、隠すべきもの、呪われたものと見られていました。しかし、これからは祝福されるもの、世界で分かち合う贈り物として理解される日が近づいています。この国の歴史のなかで、回復者たちが一堂に会し、得られるべくして得た確かな自分自身の回復の姿を、生きた証拠として捧げる日が近づいているのです。私たちは、周囲の人たちの寛容と許しに感謝を表すととも

に、まだ苦しんでいる人びとに、つぎのように宣言します。

　　いまのあなたは、かつての私たちの姿です。私たちは、あなたの
　未来の姿を示しています。これまで、あなたは問題の一部でしたが、
　これからは、あなたの声を私たちに加えることで、こんどは解決の
　一部になるのです。

その日の前に

　私たちには、その日がくる前に、やるべきことがあります。過去に、
もっとも劇的で永続的な社会的変化をもたらした運動は、個人の意識変
革からはじまりました。過去の運動が教えてくれるメッセージは、世界
を変える前に、まず自分自身を変えなければならない、ということです。

　私たちのなかでスティグマはどのようにはたらいているのか、そして
私たちと世界との関係はどうなっているのか。それを知らずに、公の場
でスティグマに立ち向かうことはできません。ですから私たちは、自分
の外部に存在するスティグマの原因に立ち向かう価値ある行動をはじめ
る前に、まず、自分たちの内部で悪影響をあたえているスティグマから
自由にならなければならないのです。

　私たちは、自分自身を癒すという段階からさらに進み、ほんらい回復
できるはずの人たちが死んでいくことにたいして憤慨し、怒り、その痛
みや悲しみを感じるところまで、たどり着きました。私たちは、さらに
その先へと向かっていきます。

　そのために私たちは、時間とともに薄れていく過去の痛みと、絶望の
日々の記憶をとり戻す必要があります。その日の前に私たちは、自己満
足に留まろうとする自分自身を叱咤しなければなりません。そして、ま
だ苦しんでいる人びとの叫び声を聞く活動に挑戦していくのです。

　そのためには私たちを導いてくれるリーダーが必要です。スティグマ
は実際に存在しているのに、それにたいして私たちが沈黙することは、
スティグマの継続に手を貸すことになります。

　その現実に立ち向かうために、ここでハロルド・ヒューズ上院議員の

言葉に耳を傾けてみましょう。彼は死を前にして、こう宣言しています。

　　私たちは、これまで自分の回復を隠すことで「依存症に希望はない」という、もっとも有害な神話を支えてきました。もし現実に回復した人たちの事例を知らなければ、国民は、依存症という病気にかかった人は、みんな道徳的な退廃者であり、回復する人は道徳的に啓発された、ごく例外的なケースだと考えてしまうでしょう。しかし、私たちは幸運にも良くなることができました。ですから私たちには、まだ苦しんでいる人びとのために、議論の前提となってきた悪しき内容を変えていく責任があるのです。

　現在の文化のなかには、回復している人たちのことを見聞きする機会がありません。そんな状態で、依存症の人たちはどうすれば希望をもてるのでしょうか。また、依存症から永続的に回復できるという証拠はどこにあるのでしょうか？　まだ薬物から抜け出せないでいる人たちに向けて、自由になれるという明確なメッセージを送るためには、回復している先駆者の存在が、ぜひとも必要です。私たちはその「生きている証拠」として自ら進んで公衆の前に立つ先駆者を必要としているのです。

　その日が来る前に、私たちは、さまざまな背景をもっている回復者たちを回復コミュニティに結びつける方法を見つけなければなりません。それは AA や Al-Anon の運動でもないし、NA でも WFS でも、依存症を担当する官庁の運動でもありません。これは「回復」の運動です。さまざまな回復グループや個人は、それぞれ素晴らしい回復経験をもっています。それをこれまで「私たち」という視点で認識できなかったのは大変残念なことです。そのことが、新しい回復擁護運動のもつ潜在的な力をフルに発揮できなかった最大の障害でした。
　私たちは、AA や Al-Anon、NA、SOS のメンバーとしてだけでなく、それぞれが独自にもっている多様性と活力で貢献する回復共同体のメンバーとして、お互いを知る必要があります。私たちの個人的な体験を新

しい回復擁護運動の活力に変えることは、自分自身のアイデンティティを回復者という枠でとらえ、私たちを分け隔てているカテゴリーを超越することによってのみ可能となるのです。

　回復のコミュニティがそうであったように、私たちは、たくさんのさまざまな色のコートを着ていることを喜ぶときがきたのです。私たちは、たった一人の声で話をするのではありません。私たちの目標は、一つの課題に向けて何千もの人たちと一緒に声を出すことです。それが持続的な回復を実現する力のハーモニーとなり、そこで回復のアイデンティティを共有するのです。

　その日が来る前に、私たちはスティグマを生みだす根本的な原因を見つけだす必要があります。また、依存症の人たちが、専門家や地域の経済活動の道具として利用されている事実にも立ち向かっていかなければなりません。これらの組織のなかには、依存症者を助けるどころか、自分たちの影響力を維持・拡大するために運営しているところさえ見られるでしょう。

　スティグマは、それらの制度と経済システムを持続させ、正当化するためのイデオロギーの源にもなっています。私たちは、そのような組織を変革していかなければなりません（管理と利益追求ではなく、ケアと回復を目的とする組織に変えていかなければならないのです）。

　それができないのなら、もう閉鎖も考慮すべきでしょう。これらの組織的な力に立ち向かうためには、彼らにたいする態度を変えるだけでなく、パワーと影響力を行使していかなければならないのです。

　私たちはまた、スティグマの個人的なルーツについても追求する必要があります。一部の専門家のなかには、回復に失敗した人だけを見てきたせいか、回復にたいしてひじょうに悲観的な見方をする人もいます。しかし成功事例というのは、えてして専門家の日々の仕事からは見えないところにある場合が多いのです。

　生まれ変わった新しい自分を、私たちがあらためて見せたい人たちは、これまでに私たちを逮捕してくれた警察官であり、起訴をしてくれた検

察官であり、弁護をしてくれた司法関係者、弁護士です。また、私たちを裁いてくれた判事や、監視をしてくれた保護観察官、私たちの世話を焼いてくれた医師や看護師、そして子どもたちの面倒をみてくれた教師やソーシャルワーカー、それから私たちを解雇すると脅してくれた上司などの人たちにたいして、私たちは、回復した自分の顔をあらためて見てもらいに行く必要があります。

　それは、どんなにタイミングが悪くても、情報が乏しく、適切でなかったとしても、私たちを助けてくれた彼らの努力にたいして、私たちは感謝の気持ちを表す方法を見つけていかなければなりません。

　私たちは、いまは正気であり、しらふであり、自分自身の人生に責任をもって歩んでいます。そのことを、彼ら全員に伝えていく方法を見つけなければなりません。私たちは、彼らに希望があることを、「回復して生きていること」を、ぜひとも伝えていかなければならないのです。

　これまでアメリカ人は毎日のように依存症による悲惨な光景を目にしてきました。しかし、ついに回復の再生力を目撃するときがきたのです。

　私たちは自分自身のニーズのために団結し、主張するだけでは十分ではありません。それぞれ回復の異なる段階にいる人たちの各々のニーズにスポットをあてることが大切です。この運動は、まだ苦しんでいる人びとが、回復の入り口となるドアを開けることができる方法を見つけなければならないのです。

　さらに、その先のことを考えると、このドアを開けるだけでは十分ではありません。そこには、さらに良いコミュニティと、より良い世界を創造するという、もっと大きな課題があります。すなわち、この活動は、回復のなかで学んだことが、一般市民のコミュニティのなかにも、とり入れられていく段階にまでつながっているのです。そしてアメリカにたいして、私たちは、つぎのように呼びかけようではありませんか。

　　あなたは私たちを助けることができますが、私たちもあなたを助けることができます。私たちは墓を求めていましたが、そうはいきませんでした。そして、もっとも暗黒だった時間のなかで、私たちは、

私たち自身を通して、再発見とも呼べる価値あるものを発見したの
です。

　みなさんのなかには、まだ気づいていない人もいるかもしれませんが、
みなさんは、この運動のなかで自分の役割をはたすために、この時代に
生まれてきたのです。

　回復して長い時間が経っているみなさん、私たちはみなさんの知恵と
安定、そして苦労して身につけた穏やかさを必要としています。

　回復期に入ったばかりのみなさん、私たちはみなさんの、まだ記憶に
新しい痛みの経験や、熱い情熱を必要としています。

　また依存症をめぐる惨状のなかで、一緒にいて、回復を要求してきた
経験をもつ家族のみなさん、私たちはあなたの愛と忍耐を必要としてい
ます。あなたたちを対等なパートナーとして、この運動にリーダーシッ
プを発揮する人としてお迎えしたいのです。

　そして親の依存症の影響を受け、その影のなかで生きてきた経験をも
つ子どもたちのみなさん、私たちは、この問題が世代間に伝播するのを
断ち切ったみなさんの勇気を必要としています。

　そしてまた依存症で親しい人を亡くしたみなさん、失われた人のぶん
まで、その人生の意味を自分の物語のなかに包みこみ、他の人にも伝え
てあげてほしいのです。

　最後に、専門家の支援者のみなさん、またそのほかの回復の友人のみ
なさん、いま私たちは全国の地域社会で回復をめざすケアシステムを構
築しようとしています。その実現のために、ぜひ、あなた方も参加し挑
戦してほしいのです。

　みなさんのなかには、この任務は自分には不向きだと思う人がいるか
もしれません。この運動に参加する資格はないと思われるような欠点や、
不十分なところが自分にはたくさんあると思うかもしれません。しかし、
回復の歴史を含め、これまでの歴史が私たちに教えてくれるのは「もっ
とも完璧なメッセージは、もっとも不完全なメッセンジャーによって伝
えられてきた」という事実です。

私たちは、自分たちが新しい自由を手に入れた経験をもっています。ですから、こんどは隣人や地域社会を解放する番です。私たちが学ぶべきことは、まだまだたくさんありますが、私たちは一人の人間として、それぞれが発信することで得られる自由があることを知りました。

　そして、私たちが自分たちの物語を通してアピールする真実によって、こんどは、アメリカそのものを自由にする日が近づいているのです。

　その日は、いつやってくるのか。その日の夜明けは、まさにここにあります。いま、私たちがそれを創りだすときなのです。みなさんの時間、才能、資金をつかって、地域にある回復擁護グループ^{リカバリーアドボカシー}を応援してください。そして、みなさん自身が、この新しい回復擁護運動に参加してみることをお勧めしたいのです。そこで、依存症や回復についてほとんど知らない人たちに、あなたの話をするチャンスを見つけてほしいのです。そして、みなさんには、みなさんの力をあらゆる場所で発揮し、回復支援政策を支持する活動家になっていただきたいのです。

　ヒューズ上院議員が教えてくれたように、個人や家族として私たち自身が救われた経験そのものによって、その後のサービス活動に携わる責務と奉仕の機会があたえられます。回復者とその家族の人たちが、先駆者として歩みを進め、自分たちの借りを返すとともに、この活動にとり組む任務を引き受けるとき、新しい日（new day）がやってくるのです。

注

1) 司法省調査局、1998年の薬物関連の逮捕者は160万人。1980年以降毎年100万人以上増加している。
2) 1997年、司法省調査局。
3) 1996年、司法省調査局。
4) NIDA薬物乱用世帯調査（1998年）アメリカ司法省・統計局、犯罪司法統計資料より。左記URLならびにhttp://www.csdp.org/factbook/racepris.htm参照。
5) 処罰と偏見にかんする重要勧告:薬物戦争における人種差別。ワシントンD.C.ヒューマンライツ・ウォッチ、2000年。

第5章　回復に向けて
——未来のフロンティア——

　21世紀がはじまったばかりのころ、私はテキサス州ダラスに招かれ、アメリカの依存症治療と回復の歴史について話すように依頼を受けた。私はその貴重な機会を生かすために、プレゼンテーションの時間よりもかなり早めに現地入りして、過去の刑務所や治療施設、相互支援団体のことを知っている人たちにインタビューをしようと考えた。そして幸運なことに、しらふの期間が数十年もあるたくさんの人びとに会うことができ、南西部における当時のＡＡと治療施設のことを知っている多くの人たちから話を聞くことができた。

　クラブハウスでの数時間のインタビューの休憩中に、グループの年長者であるサーシー・Ｗさんから「ビル、研究テーマは?」と質問を受けたので、私は自分が依存症研究機関に勤めており、治療効果を科学的に評価するための追跡調査をしていると説明した。そして私は、さらに誇らしげに治療後5年間の追跡調査をした研究がいくつかあることも話した。すると、彼はすこし間をおいてから「5年ですか。それはすごいですね」といい（昔からの仲間を手招きするしぐさをしながら）さらにたずねてきた。「それで、あなたの調査から私たちのことについて一体、何がわかるのでしょうか?」

　それは私にとって衝撃的な質問だった。科学的な見地からみて、私たちは長期的な回復については、ほとんど知らなかったからである。私はダラスでの講演とインタビューを終えたあとも、サーシーの本質的な

質問について考えていた。ちょうどそのころ、私の頭の中にあったのは、この分野で自分が貢献できることは何だろうかということであり、それを整理しているときに質問されたのである。私は考え続けた。そして翌年、サーシーが亡くなったときに、私は自分に残されている時間のなかで、かならず彼の質問への答えを出そうと決心した。そして自分の研究課題は、長期的な回復のパターンと回復への道すじ、そのスタイルをテーマにすることに決めた。この研究が、アディクション問題への介入から生きた解決に向けて何かのお役に立てば幸いである。なお本章の論考は2004年『カウンセラー』誌に発表したものであり（第5巻第1号18〜21ページ。許可を得て転載）、おもに私の新しい研究課題の展開について記したものである。

　依存症分野の歴史は、進化するパラダイムの歴史といってもよい。それは進化する中核技術の歴史でもあり、さらに、この分野から影響を受ける社会・文化が、依存症にたいする認識を変えていく歴史のプロセスでもあった。本章ではそのパラダイムの進化について、①問題の所在、②介入にかかわる段階、③新たなソリューション〔解決手段〕という3つ視点から考察していきたい。これらの視点は、それぞれ重なり合う部分もあるが、それは、つぎの研究テーマへと続く課題でもある。

病理学のパラダイム
　まず第一段階は、のちにレヴァイン（1978年）が「依存症の発見」と名づけた出来事からはじまる。この18世紀後半の発見は、慢性的な酩酊状態について理解し対応するために、これまでの道徳的・宗教的な枠組みを外して考えてみようという試みだった。そして、そこで定義されたのは、AOD（アルコールとその他の薬物）の強迫的・破壊的な使用は身体と意志の病気が原因であるという説であった。この定義は、その後200年以上も続き、精神作用をもつ薬物の研究や、その急性的・慢性的な影響についての研究、またAOD問題にたいする個人の脆弱性と進展にかんする研究などで、その前提となっている考えかたであった。

AOD 問題の精神薬理学や疫学の研究にかんしては、膨大な文献があり、それは現在も続けられている。そのなかには、薬物にたいする個人の態度、信念、行動の変化を測定し、精巧なデータを収集するためのシステムがあり、また、薬物を消費するパターンや、個人的・社会的コストにのみ焦点をあてて研究する産業まで存在している。このように、私たちの社会には向精神薬や薬物依存症についての専門分野があり、その知識の蓄積があり、AOD 問題の研究への投資にも、この病理学のパラダイムが反映されている。つまり、問題の原因を知れば、最終的な解決につながるという考えにもとづくパラダイムによって得られた知識は、大きな利益をもたらし、現在も AOD 問題にたいする政策、教育、臨床の基礎となっているのである。

介入のパラダイム

　アメリカには、AOD 問題を、個人的・社会的に解決しようと試みてきた長い歴史がある。これらの試みは、AOD 関連の社会政策、教育および予防努力、早期介入プログラムや依存症治療にまで及び、これらの問題に、いつ・どのように介入するかに焦点をあてた膨大な知識と研究成果（この論文を含む）がある。そして、この文章を読んでいる読者は、すでにこの国における AOD 問題にたいする前例のない活動の一部に参加しているのである。つまり一部の読者は、治療というものが民間療法から高度に専門化され、さらに商業化され、ひとつの産業へと変わってしまった事態を目撃している世代である。私たちは、現代の治療が、依存症に囚われた人生にどのようにかかわっていくのかを学んでおり、その関与と解毒、安定化と回復のスタートについても多くのことを知っている。また、治療を受ける前の人びとの姿や、治療中の人びとの姿も知っているし、その治療後の数ヶ月のあいだに人びとがどのように良くなるのかも知っているのである。

　この介入パラダイムによって得られた知識は、この分野を発展さ

せ、何十万という人たちが回復を開始し、維持することを可能にした。持続的な回復を達成する薬物依存症者の大多数は、治療を受けたあとに回復しているという事実がある（その割合は物質によって異なり、大麻43%、コカイン61%、アルコール81%、ヘロイン92%という統計もある。Cunninghametal. 1999、2000）。しかし、その知識は同時に、私たちの現在の治療システムの限界をも明らかにした。それは重篤なAOD問題を抱えている人の場合、安定的・持続的な回復を実現するには、発症後8年間の生活のなかで、じつに3〜4回の急性治療が必要になるケースもめずらしくないという統計も出ているのである（デニス、スコット、ファンクとフォスの論評を参照）。これらの調査は、簡易治療、短期間のアフターケアだけでなく、退院して数ヶ月の人から直近の人の状態まで追跡調査するという新しい方法にも挑戦している。そしてその成果は、これまでの調査方法のもつ欠点を克服し、介入による治療成果の持続をモデルとするのではなく、回復を重視する研究と評価活動への道を開いた。ようするに、これまでの病理学と介入のパラダイムから、ようやく回復パラダイムへの移行に向けて、人びとの関心が高まってきたのである。

変化へのアジテーション

　人によっては、自分のプログラムも現代の依存症分野も、回復志向をもつものだと考える読者がいるかもしれない。だが、こういう人たちには、ぜひ一度、現代の依存症治療の生みの親である1950〜60年代の回復アドボケート（回復擁護者）の目を通して、この問題を考えてみてほしい。その回復アドボケートたちは、この回復パラダイムを必要とし、その重要性を強く呼びかけていた運動の支持者たちである。当時、地元のアルコール依存症および薬物乱用協議会のアドボカシーをリードする人たちは、拡大を続ける回復コミュニティのビジョンに触発されていった。彼らも、はじめは依存症から自力で回復できなかった多くの人びとのために、そのコミュニティへの特別な入り口となる専門的な治療の誕生を支持していた。しかし、その数十年後、アドボケートたち（擁護者たち）は、治療産業がほんとうの回復志向を軽視し、それを後づけのもの、

あるいは補助的な考えとしか見なさない治療産業の成長を目にすることになった。この視点は、カウンセラーとして働いている読者のみなさんにはきびしく感じられるかもしれないが、私たちは、一度は彼らの目を通して治療の世界を考えてみる必要があるだろう。

　おそらくカウンセラーのみなさんは、大学で「依存症研究」のカリキュラムを受けたことはあっても「回復研究」のカリキュラムは経験したことがないはずである。アルコールやその他の薬物への興味を反映した科学雑誌（たとえば「アルコール研究学術誌」「向精神薬学術誌」「依存症」「現代の薬物問題」等）や、AOD 問題への専門的介入をあつかう出版物（たとえば「薬物乱用治療の学術誌」「季刊・アルコール依存症治療」等）も出ているが、彼らは、依存症からの「回復」に焦点をあてた科学的研究や学術誌に載った論評は見たことがないに違いない。

　彼らは、どのような人が、どんな向精神薬を使用し、どういう結果になったかについては詳細に記述された無数の研究を読んでいるだろう。しかし「回復」の研究については、ほんの少ししか目にしていないはずである。彼らは、一生の問題となる物質依存をもつ人びとのうち、最終的には58％の人が持続的な回復を達成しているという疫学的研究をかんたんには認めようとしない一方で、依存症はなかなか回復しないという世間の根強い認識にも直面しているのである（Kessler、1994；Dawson、1996 も参照；Robins & Regier、1991）。

　また、彼らがよく知っているのは「アルコール乱用・アルコール依存症」と「薬物乱用」を専門とする国立研究所や、「薬物乱用防止」と「薬物乱用治療」の国内センターであり、「国立研究所／依存症回復センター」についてはよく知らないのである。おなじように彼らは「依存症技術移転センター（addiction technology transfer centers）」は知っていても、「回復技術移転センター（recovery technology transfer centers）」はよく知らないのではないか。つまり彼らは、依存症や治療についてはよく知っているが、長期的な回復の目標とプロセスには関心が薄いと感じざるをえないのである。

　だが、いまや、回復の擁護者や先見の明のある政策指導者、治療の専

門家、そして依存症研究者との協力は不可欠である。その協力のために
は、問題の本質（依存症は病気）の究明と、有効な介入方法（治療法）
の研究が必要である。と同時に、AOD 問題の継続的な解決策を導くた
めに、生きている証拠を活用する方向へとシフトしていくことも必要不
可欠になっている（回復は実際にある）。

　以上をまとめると、これらを要求する声は、これまで依存症の問題に
たいして治療の研究が築いてきた基盤の上に、さらに回復パラダイムを
構築すべきときがきたことを告げているのである。

回復パラダイム

　回復パラダイムへの前向きな動きはすでにはじまっている。その証拠
に、草の根コミュニティでは、つぎのような変化が起きている。

- アメリカの回復コミュニティの成長と多様な発展（ホワイトによる
  報道）。
- 数多く誕生し、枝分かれしていく新しい回復擁護運動の出現（ホワ
  イト、2001）。
- ネイティブアメリカン居住地域でのウェルブラエティ運動の急激
  な広がり（www.whitebison.org を参照）。
- とくに有色人種のコミュニティ内での信仰にもとづく回復支援組
  織の拡大（Sanders、2002 参照）。
- 元犯罪者を相互支援ネットワークで回復させる組織（たとえばシカ
  ゴの Winners Circle など）。
- 自己管理型の回復住宅（http://www.oxfordhouse.org 参照）および
  回復スクールの増加（たとえばリカバリースクール協会など）。
- 回復雇用協同組合の広がり（たとえば Recovery at Work in Atlanta
  など）。

　このような回復パラダイムへの移行は、つぎのことからも明らかで
ある。それは、ブッシュ大統領の回復へのとり組みや、長期回復の研
究をおこなっているアメリカ国立薬物乱用研究所（NIDA）と国立アル

コール乱用・依存症研究所（NIAAA）への支援の増加。また、薬物乱用治療センター（CSAT）の回復コミュニティ支援プログラムと回復月間にたいする連邦レベルの協力。そして「回復志向のケアシステム」に向けて治療を推進している州のとり組み（http://www.dmhas.state.ct.us/policies/policy83.htm を参照）。さらには依存症治療を、現在のたび重なる急性期介入から持続的な「回復管理」モデルへの転換をめざす研究コミュニティの呼びかけ、などである（McLellan, Lewis, O'Brien, & Kleber, 2000g；White, Boyle, & Loveland, 2002, 2003）。

　さらに、ピア〔おなじ病気・障害の経験者〕をベースにした回復支援モデル、また回復にスポットをあてた新しいサービスの役割（回復コーチ、回復支援スペシャリスト）、さらには従来の「アフターケア」サービスから「積極的な継続的ケア」モデルへの移行が、すでに実施されている。（White & Godley, 2003；Dennis, Scott & Funk, 2003）

回復管理（リカバリーマネジメント）

　未来に向けた回復志向への変化は、過去の考えかたとどう違うのか。AOD 問題をかかえる人びとのために、急性期介入に重点をおく考えかたから回復を重視するマネジメントへの転換は、ケア〔回復への支援〕の実施にあたって、3 つのポイントで変化が見られることになる。

　第一は、治療前の回復支援サービスを強化してエンゲージメント〔取り決め・約束〕プロセスを強化し、自己を変化させる動機づけを強める方法である。そして回復への環境的な障害をとり除き、専門的な介入がなくても、個人や家族が回復をスタートし維持できるかどうかを判断する（この場合、それほど問題が深刻ではなく、自宅の近くで回復支援を受けられる人は回復の可能性が高い）。

　第二に、回復を重視するマネジメントは（治療中も回復に焦点をあて続けることにより）治療中から回復支援サービスを強化し、そのことによって治療効果も維持され、高められる。この局面で、これまでの伝統的な治療方法には大きな変化が求められると思われる。たとえば、これまで単一機関のみによる介入だった支援は、複数の機関による介入へと変化

し、患者にたいする個別評価だけでなく支援状況全体への評価が求められるようになる。また、これまで施設での支援を基本にしていた生活は、近隣および家庭をベースにしたサービス提供へと変化する。このように、ここでもっとも重要なことは、サービス関係の性質と期間についての変化であろう。

　第三は、回復マネジメントの目標が、急性期の安定から長期的な回復維持への支援・治療へとシフトしていくことである。専門家による回復管理（マネジメント）は、他の慢性的な健康障害の場合のマネジメントと同様に、そのケアのポイントを、入院、治療、退院のどれに置くかということではなく、持続的・継続的な健康管理のパートナーシップに変えていくのである。この方法は、これまでの退院プロセスを大きく変化させる。たとえば、これからの退院後の受診は、安定したあとのモニタリング（回復のための診察）となり、その回復を確実なものにする教育・指導のステップアップの実施となる。そして回復コミュニティとの積極的な連携や、回復コミュニティ資源の育成などが、これまでの早期介入に代わる重要な回復手段になっていくことを意味している。

　これまでのように、自己完結型の急性期治療・診療をくり返すよりも、回復を重視するマネジメントは、より低コストとシンプルな方法であり、はるかに長期にわたって幅広い回復支援サービスを提供できるのである。

新しい言葉

　新しい回復パラダイムは、知覚、思考、および話し方についても新しい方法が要求される。このパラダイムをより深く理解するには、新しいコンセプトと新しい言葉をつくりだす必要がある。そのために私たちは、より良い言葉と考えかたを必要としているのである。

- 回復についての概念と境界線の輪郭を描く。
- 回復の種類を把握する。（たとえば、全体的な回復、部分的な回復、連続的な回復、単独回復、援助をともなう回復、薬物療法による回復など）
- 回復の利点を評価する（1999 年のグランフィールドとクラウドの「回

復の資本」のコンセプトなどを参照）

- 回復のルートを示す 。(非宗教的、スピリチュアル、宗教的など)
- 回復開始のスタイルを分類する 。(たとえば、ますます増加する変化
  と変革等について)
- 自己認識を再構築するときの相違を明確にする 。(ポジティブな回
  復とニュートラルな回復のそれぞれにおける自己認識の違いなど)
- 回復のバリエーションの違いを説明する。(他の回復している人びと
  との比較、文化のありかた、2つの文化の併存状況、さらに文化的なス
  タイルも)

　私たちは、みんなで回復にたいする理解を深めていく必要がある。そ
して言葉は（比喩も）アメリカにおける回復の経験の多様性を反映し、
広がっていくのである。

新しい未来像
　このコラムを開始した目的は、依存症の専門家たちにアメリカでの治
療と回復の歴史について理解を深めてもらうためであった。この論考は、
現に私たちの目の前に広がっている生活史がテーマである。それは、回
復の擁護者や政策リーダー、治療の専門家・研究者たちと、アメリカ
の依存症治療と回復の歴史の未来を描くパートナーシップを築くためで
ある。そして、その運命は、これを読んでくれた何人かの呼びかけが強
い味方となって、未来を切り開く飛躍へとつながっていくだろう。私は、
あなたとクライアントにたいして、私たちの目の前にある回復の未来へ
のプロセスのなかで成功の祝福があることを願っている。

　この論文は「行動・健康・回復管理プロジェクト」として、薬物乱用
にかんする国立研究所およびイリノイ州ヒューマンサービス部門（アル
コール依存症および薬物乱用サービス局）からの助成金によって作成され
たものである。本稿は著者の意見であり、これらの機関の意見や方針と
は関係ありません。

参考文献

Cunningham, J. A . (1999) 依存症精神保健センター主任研究員。『治療の有無にかかわらずアルコール関連の問題を解決する：異なる問題基準の影響』Journal of Studies on Alcohol, 60, 463-466。

Cunningham, J. A . (2000) 『薬物依存からの救済：治療が前提条件ですか？』Drug and Alcohol Dependence, 59, 211-213。

Dennis, M., Scott, C.K & Funk, R. (2003)『慢性物質使用障害者の回復管理検査（RMC）の実験的評価とプログラム計画』26（3）339-352。

Dennis, M.L., Scott, C.K. Funk, R., & Foss, M.A.（レビュー中）『依存症と治療のキャリアの期間と相関』Journal of Substance Abuse Treatment. 28, 551-562.

Dawson, D.A. (1996)『治療された人と未治療の人の過去のアルコール依存度との相関：米国』1992 年。Alcoholism: Clinical and Experimental Research, 20, 771-779.

Granfield, R., & Cloud, W. (1999)『クリーンになる：治療なしで依存症を克服する』New York: New York University Press., Kessler・R（1994）

ケスラー『米国の全国的合併症調査』International Review of Psychiatry 6 : 365-376.

Levine, H. (1978) ハリー・G・レヴァイン『依存症の発見：アメリカにおける習慣的酔いの概念の変化』Journal of Studies on Alcohol.39（2）143-174.

McLellan、A.T.、Lewis、D.C..O' Brien、C.P. & Kleber、H.D（2000）『薬物依存、慢性疾患：治療、保険、および結果の評価への含意』Journal of the American Medical Association、284（13）1689-1695。

"Robins, L.N., & Regier, D.A. (1991)『アメリカの精神障害：疫学的キャッチエリア研究』Free Press: New York."

Sanders, M. (2002)『アルコールやその他の薬物問題に対するアフリカ系アメリカ人のコミュニティの反応』Alcoholism Treatment Quarterly 20 (3/4) 167-174。

White, W. (2001)『新しい回復擁護運動：電話サービス』カウンセラー、2 (6) 64-67。

White, W. (2002)『アデクション回復用語集：アメリカの回復コミュニティの言語』www. facesandvoicesofrecovery. org

White, W. (in press). 『アルコール依存症の社会』J. Blocker & I. Tyrell（Eds）、『近代史におけるアルコールと節制』Santa Barbara, CA: ABC-CLIO.

第6章　治療と回復
——「治療は効果がある！」というスローガンを再考する——

　2000年から2004年にかけて、私は依存症治療の現場で、回復志向に
もとづくケアシステムをつくろうと一所懸命に働いていた。そこで私は
行動学的健康回復管理プロジェクトの同僚と協力しながら、依存症治療
を急性期介入モデルから持続的な回復マネジメントモデルへと発展させ
ようと考え、その主張を学会で報告するために総論的にまとめたコンセ
プトペーパー、本論文、臨床ガイドラインなどの準備にとりかかった。
この転換に向けて2004年までは順調だったのだが、途中から急性期治
療モデルが強く主張されたり、逆に最小限に抑えるべきだという意見も
出てきて両極端になってきたので、このような状況に立ち向かうために、
私はもっとも神聖とされる医療ビジネスの標語である「治療は効果があ
る！（Treatment Works！）」という文言そのものを吟味してみたいと考え
た。
　その反響は大きかった。回復を支援する団体のリーダーたちはこの記
事を気に入ってくれたが、治療団体の指導者たちはこの記事に腹を立て
たようである。その後、主だった治療専門誌への掲載を拒否された本稿は、
回復擁護団体のウェブサイトに掲載され、広く読者を得ることができた。
そして2005年に「Addiction Professional」に掲載されることになったわ
けだが（第3巻第1号、22〜27ページ。許可を得て本書に転載した）、この
記事は、言葉がいかに重要であるかを示す、もうひとつの例を示している。

　私は、依存症治療の成果が誇張されることについては、多くの反発が
あると考えており、その反発は、政策立案者、一般市民、紹介者、家族
だけでなく、このモデル（治療）をたびたび利用し大きな犠牲を払って

きた患者からも反発を招くものと考えている。このような反発によって、治療分野は致命的なダメージを受けるかもしれないが、以下の論考をよくお読みいただき、私の意見に同意できるかどうかを確認していただきたい。

愛するものを守るためには真実を語らなければならないこともある。私は、社会制度として存在する依存症治療の推進と擁護に向けて、大人になってからの全人生を費やしてきた。ここで紹介する記事（要約版）は、上記のような反発を防ぐために、この分野にたいする正当な批判を、その内側から発してきた私の努力の結晶である。

アルコールとその他の薬物（AOD）の問題をあつかう分野では、さまざまなアイデアや感情を伝えるスローガンがあふれており、豊かな歴史をもっている。そして、それらのスローガンは、つぎのような目的で使用されてきた。

- 薬物使用の促進。（「……を手に入れるためならなんでもやるぞ」「……で覚醒しよう」）
- 薬物使用の抑制。（「きっぱり断ろう」「これはあなたの（薬漬けの）脳です」）
- AOD問題の本質と原因を描くもの。（「アルコール依存症は病気です」「資本主義プラス麻薬は大量虐殺と同じだ」など）
- AOD問題を経験する人びとの性格を描くもの。（「アルコール依存症は病人だ」「ユーザーは負け犬だ」など）
- 特定のAOD関連の社会政策を推進するもの。（「ゼロ・トレランス」「治療には効果がある！」など）
- 回復を呼びかける標語になるもの。（「今日一日」「第一のものは第一に」など）

これまでAOD（アルコールとその他の薬物）を消費させる産業も、そ

れに関連する問題をあつかう機関も、すべて自分たちの思想的、財政的、あるいは治療的な利益をあげるためのスローガンをつくり出してきた。このようなスローガンは、いくつかのレベル（個人、家族、職業、組織および文化の各レベル）で、あるレベルでは機能したが他のレベルでは失敗したとか、短期的には大丈夫だが長期的には失敗したというような経過をたどってきた。

「治療は効果がある!」を再考する

　現在、依存症治療の業界で中心的な宣伝文句となっているのが、「治療は効果がある」というスローガンである。

　このスローガンには、いくつかの特徴があるが、まずコンパクトで受けがいいスローガンといえる。それは専門的な治療によって薬物使用障害から回復を達成した何十万もの人びとを称えるものであり、また依存症治療の最前線で働く人びとの献身と能力を賞賛するものでもある。そして歴史的にも、このスローガンのほうが、（市の刑務所の）「酔っぱらったタンク」とか（市の病院の）「汚れた病室」、（老朽化した州立精神病院の）「奥の病室」などという言葉にくらべれば、より優れていることは一目瞭然である。また、このスローガンは文化的にも、治療後の有名人の再発を大きくとりあげる報道姿勢や、依存症治療の正当性を疑ってかかる攻撃にも反撃している標語である。このような明らかなメリットがあるので、このスローガンが広く普及したとしても不思議ではないだろう。

　しかし問題は、スローガンそのものと、スローガンの実現は異質なものであり、ときには意図しない結果に悩まされる原因にもなりうるという点である。依存症治療の推進者であり擁護者でもあった私が、本稿では、あえて「治療は効果がある!」というスローガンについて異議を唱え、とり替えるべきであると主張する理由について、以下、さらに述べていきたい。

　「治療は効果がある!」というスローガンは、「治療」は単一で固定的なものであり、全米で共通しており一貫した性質をもっているという誤っ

た情報を伝えている。

　しかし現実はまったく違う。依存症治療は、多様な設定が必要な哲学や技法のバイキング料理ともいえるものであり、人によってその有効性は大きく異なっているのである（Wilbourne & Miller, 2003）。そして、とくに科学的な裏づけはないが広く利用されている依存症治療法もあれば（Miller & Hester, 1986）、逆に、実質的な科学的証拠に裏づけられた治療法なのに世間や専門家からは悪評の高いものもある（Kreek & Vocci, 2002）。

　また、依存症治療の成果は、クライアントとプログラムの特性によって異なり（Miller, Walters, & Bennett, 2001; Wilbourne & Miller, 2003）、依存症カウンセラーの個性によっても異なっている（McLellan, Woody, Luborsky, & Goehl, 1988）。さらに治療組織の安定感についていえば、依存症治療労働者の高い離職率とも相まって、時間と共に変化してしまう不安定なものである（McLellan, Carise, & Kleber, 2003; Roman, Blum, Johnson, & Neal, 2002）。このような多様性や不安定さには目をつぶって、「治療は効果がある」とだけ宣伝したのでは、依存症治療サービスについて、市民が十分な情報を得て自己決定するという能力を高めていくことは、とてもできないだろう。

　「治療は効果がある」というスローガンは、AOD 問題を解決するさいの、ひとつの回復経路〔道すじ〕の紹介に過ぎず、多くの人にとっては「うまくいかない」（does not "work"）急性期の医療介入モデルを継続させるものである。

　また、「治療は効果がある」というスローガンは、専門家による治療を受けずに AOD の問題を解決することを認めないのと同時に、回復プロセスにおける自己、家族、友人、その他の土着の回復支援の役割を無視するものでもある。さらに、このスローガンは、薬物使用障害者は「壊れて」いるが、専門家が介入すれば、1 回の短い診療で「治す」ことができると暗に思わせている。しかし、この急性期の介入モデルは、アルコール・薬物問題について個人的脆弱性をもっていたり、重篤である

人、問題が深刻すぎる人、慢性度が高い人や、複数の問題をかかえているのに支援をうける人間関係がほとんどない人などにとっては不向きである（McLellan, O'Brien, Lewis & Kleber, 2000；White, Boyle, & Loveland, 2003）。しかし、愛する人が依存のせいで死去したり、刑務所に閉じ込められていたり、どっぷり依存に侵された生活の継続で苦しんでいる家族も大勢いるのである。「治療がうまくいく」というスローガンは、こうした家族の体験とも矛盾している。

「治療は効果がある」というスローガンは、依存症治療の結果はひじょうに多様である点についても誤った表現をしている。

私は「治療は効果がある」というスローガンに反映されている治療への機械論的な見方は否定されるべきものと考えている。なぜなら、このスローガンは、現在アメリカでおこなわれている依存症治療のつぎのような限界について、正確に伝えきれていないからである。

- 集客の失敗／アクセス制限——薬物使用障害の治療を必要とする人のうち、ある年に治療を受けた人はわずか10％であった（Substance Abuse and Mental Health Services Administration, 2003）。多くの地域では治療資源が不足しており、そのようなサービスを待機する人が多いなか、待ちきれずに待機者リストから脱落する人も少なくないので、治療へのアクセスがしにくいという欠陥を指摘しなければならない。（Little Hoover Commission, 2003; Hser, Maglione, Polinsky, & Anglin, 1998; Donovan, Rosengren, Downey, Cox, & Sloan, 2001）

- 治療からの離脱——依存症治療に入院した患者の半数以上は、うまく治療を完了することができない。（24％はスタッフの指導に従わずに退院、18％はさまざまな違反で行政的に退院、9％は他に転院）（SAMHSA、2002）

- 不十分な治療量——依存症治療を成功裏に完了した人の多くは、アメリカ国立薬物乱用研究所が推奨する最適な治療量よりも

少ない治療しか受けていない。(米国国立薬物乱用研究所、1999年、SAMHSA、2002年)

- **継続的ケアの欠如**――退院後の継続的ケアは回復の成果を高めることができるのだが (Johnson & Herringer, 1993; Godley, Godley, & Dennis, 2001; Dennis, Scott, & Funk, 2003)、実際にそうしたケアを受けた患者は5人に1人にすぎなかった。(McKay, 2001)。

- **治療後の再発と再入院**――依存症治療機関に入院した人のうち、60%はすでに1回以上の治療歴があり、24%は3回以上である (Substance Abuse and Mental Health Services Administration, 2001)。また、依存症治療を終えた人たちの大多数は、治療後1年間のうちにAODの使用を再開し (Wilbourne & Miller, 2003)、そのうちの80%は退院後わずか90日以内に使用を再開している (Hubbard, Flynn, Craddock, & Fletcher, 2001)。依存症治療を完了した患者の25〜35%は1年以内に、50%は2〜5年以内に、治療のために再入院していたのである (Hubbard, Marsden, Rachal, Harwood, Cavanaugh, & Ginzburg, 1989; Simpson, Joe, & Broome, 2002)。専門的に物質依存の治療を受けている人で、1年間安定した回復を達成した人のほとんどが、過去の数年間に何回かの治療を受けた経験があり、そのあとに達成している。(Anglin, Hser, & Grella, 1997; Dennis, Scott, & Hristova, 2002)

- **回復初期の不安定さ**――アルコール依存症からの回復の持続性が認められるのは (すなわち今後の生涯にわたる再発危険性が15%以下にまで低下するのは)4〜5年の持続的寛解の期間を過ぎてからである (De Soto, O'Donnel, & De Soto, 1989; Jin, Rourke, Patterson, Taylor, & Grant, 1998)。薬物依存症の治療を受けた人についての長期的な研究では、5年以上の断薬に成功した人の20〜25%が、その後に大麻を使用するようになったことが明らかになっている (Simpson &

Marsh, 1986; Hser, Hoffman, Grella, & Anglin, 2001)。

● 治療後の死亡率——依存症治療を受けた患者の長期にわたる追跡
調査では、中毒による事故、過剰摂取、肝臓疾患、がん、心疾患、
AIDS、自殺、殺人などによる高い死亡率が明らかになっている（Hser,
et al., 2001）。

　しかし、このような厳しい調査結果は、依存症治療にまったく価値
がないことを意味するものではない。治療によって寛解した人（治療後
に物質使用障害の DSM-IV〔米国精神医学会による精神疾患の分類と診断マ
ニュアル〕を満たさなくなった人）の割合は平均して約 3 分の 1。物質使
用は治療後に平均 87％減少し、物質関連の問題は治療後に平均 60％減
少している（Miller、Walters、& Bennett、2001 年）。そして最近の研究
では、依存症治療の成果は、他の慢性的な健康状態（たとえば I 型糖尿
病、高血圧、ぜん息など）の治療成果とおなじ程度であることが確認され
ている（McLellan, O'Brien, Lewis, & Kleber, 2000）。しかし、これらの数
字を「治療は効果がある」というスローガンを掲げた成果として引用す
るのであれば、同時に、治療後に年間再発率が 30 ～ 70％に及んでいる
ことも報告しなければ、一般市民と政策立案者を欺くことになるだろう
（McLellan、ほか, 2000）。

　アメリカ国立薬物乱用研究所の「依存症治療の原則」には、その治
療の成果について科学的な根拠にもとづいた記述がみられる（William.
white papers. com 4）。これらの原則に照らして、一般消費者向けの代替
スローガンを検討することができるが、この原則には、依存症の治療は、
すべての人にたいして有効なものではなく、依存症からの回復には長
い時間と数回の治療が必要になることが強調されている（NIDA、1999）。
多くの人が専門家による治療の支援を受けて持続的な回復を達成してい
るのだが、治療には限界もある。そのことが Treatment Works という
スローガンだけでは十分に伝わらないのである。

「治療は効果がある」というスローガンは、回復の責任は治療を受けている本人から専門家の側に移されているが、治療によって持続的な断薬に至らなかった場合には、患者のほうを非難している。

　「治療は効果がある」というスローガンは、依存症治療の利用者にたいして、回復とは自分自身で達成するものではなく、自分に施されるものだということを伝えている。しかし、このことを逆に解釈すれば、このスローガンは、治療提供者が説明責任から逃れるためのものでもある。もし「治療は効果がある」ことが大前提であるならば、治療後に続く問題は、すべて患者の責任となり、そこに介入する回復プランや介入者の責任は問われないということになる。

　しかし、「治療は効果がある」というスローガンのもとで、もし問題のある介入を患者がうけた場合には、どうするのだろうか。そこでの介入のしかたや手厚さ、期間などの点で、持続的・安定的な回復にいたらなかった場合でも、彼らは「これぞチャンス」といわんばかりに患者にペナルティをあたえることができるのである。ここでペナルティというのは、たとえば失職や保護観察、投獄、親権の喪失などである。また、これとおなじように親密なパートナーや家族、友人たちにも影響があり、重いAOD問題をかかえる人は早々に見捨ててしまうという結果につながるかもしれない。このように「治療は効果がある」というスローガンは、期待を高めると同時に、希望を打ち砕く可能性も秘めているのである。

　19世紀には「酔っぱらいの家」や、精神病院、依存症の治療機関は、自分たちの介入によって回復を達成できると豪語していたが（95〜100％の治癒率を宣伝していた）、しかし多くの国民が、その治療後に再発した人を見るのは時間の問題であった。その後、依存症からの回復の可能性にたいしては悲観論が高まり、アメリカではじめての治療機関の崩壊が起こり、AOD問題をかかえる人びとにたいしてはペナルティと統制を加える組織的な動きがはじまったのである（White, 1998）。このように、依存症の領域で奉仕している人びとを傷つけかねないスローガンをふりかざしたりすると、短期的には組織的な金もうけにつながったと

しても、またおなじ歴史をくり返す危険を孕んでいるのである。

代替スローガン

　本稿の目的は、「治療は効果がある」というスローガンに代わる具体的な代替案を提示することではないのだが、最後にスローガンについて、その本質を少し考えておくことも必要かと思われる。依存症と回復の世界は、たった１つのスローガンで表現するにはあまりにも複雑である。そこで代替案としては、相互に関連するいくつかのメッセージによって表現するのが最善ではないだろうか。理想的には、これらのメッセージとして、つぎのようなものが考えられる。

- 回復に焦点をあてる。（例：回復はどこにでもある）（http://www. recoveryiseverywhere.com）
- *希望を伝える*。（例：アディクションからの回復：私たちは生き証人である！）
- *回復プロセスのなかにある個人の選択、責任、永続的な努力を強調する*。（例：依存症回復は進んでやる仕事。今日からやろう！　回復はタフなプロセス。ふつうにやめられるようになるまで、やめ続けよう）
- *多様な回復経験を支持する*。（例：回復への道はたくさんある。自分に合ったものを見つけよう。ビル・W、1944年）
- *回復プロセスにおける家族やコミュニティの役割について説明する*。（例：依存症は家族全員に影響をあたえる。回復は良い知らせだ。回復には伝染性がある。回復している人を見つけていこう）
- *回復における治療の役割について詳しく述べる*。（例：依存症からの回復は可能であり、専門的な治療はその助けになる）
- *情報通の消費者を育てる*。（例：依存症治療はどれもおなじではありません。賢く選択しよう）
- *回復を開始し定着させるために、幅広いメタファー（暗喩）のメニューをとり入れる*。（例：依存症は人種的な自殺である。抵抗し、回復し、再構築しよう！　あなたの体は神の神殿です。中毒はやめた？）
- 「*傷ついた過去をもつ癒し手*」の伝統に参加するよう、回復（途上）

者に呼びかける。（例：あなたは、依存症からの回復が可能であることの生きた証拠です。そろそろ他の人にも教えてあげませんか？）

まとめ

　依存症治療の産業界において、中心的な宣伝文句である「治療は効果がある」という言葉は、依存症治療の本質とその効果の可能性についての誤った表現であり、その結果にたいする責任をすり替えている。このスローガンは放棄されるべきものであり、介入（治療）よりも、望ましい結果（回復）のほうに重点を移していかなければならない。具体的には、回復プロセスにおける個人の選択と責任の重要性を明らかにし、依存症治療のさまざまな結果を適切に描き、いろいろな回復の経路（道すじ）を祝福する。また、回復のなかで、家族とコミュニティの役割を確認し、専門的治療と回復支援サービスへの参加を求めていきたい。そして、そのスローガンは、医学、宗教、政治、文化などの知識だけでなく、スピリチュアルな知恵からあたえられるメタファーをもとり入れた、数々のメッセージに置き換えられるべきものであろう。

参考文献

　Anglin, M. D., Hser, Y. I., & Grella, C. E. (1997). Drug addiction and treatment careers among clients in the Drug Abuse Treatment Outcome Study (DATOS). Psychology of Addictive Behaviors, 11 (4), 308-323.

　Dennis, M. L., Scott, C. K, & Funk, R. (2003). An experimental evaluation of recovery management checkups (RMC) for people with chronic substance use disorders. Evaluation and Program Planning, 26, 339-352.

　Dennis, M. L., Scott, C. K, & Hristova, L. (2002). The duration and correlates of substance abuse treatment careers among people entering publicly funded treatment in Chicago [Abstract], Drug and Alcohol Dependence, 66 (Suppl. 2), 44.

　De Soto, C. B., O' Donnel, W. E., & De Soto, J. L. (1989). Long-term recovery in alcoholics. Alcoholism: Clinical and Experimental Research, 13, 693-697.

　Donovan, D. M., Rosengren, D. B., Downey, L., Cox, G. B., & Sloan, K. L. (2001). Attrition prevention with individuals awaiting publicly funded drug treatment. Addiction, 96 (8), 1149-1160.

Godley, S. H., Godley, M. D., & Dennis, M. L. (2001). The assertive aftercare protocol for adolescent substance abusers. In E. Wagner & H. Waldron (Eds.), Innovations in adolescent substance abuse interventions (pp. 311-329). New York: Elsevier Science.

Hser, Y., Hoffman, V., Grella, C., & Anglin, D. (2001). A33-year follow-up of narcotics addicts. Archives of General Psychiatry, 58, 503-508.

Hser, Y. I., Maglione, M., Polinsky, L, & Anglin, M. D. (1998). Predicting drug treatment entry among treatmentseeking individuals. Journal of Substance Abuse Treatment, 15 (3), 213-220.

Hubbard, R. L., Flynn, P. M., Craddock, G., & Fletcher, B. (2001). Relapse after drug abuse treatment. In F. Tims, C. Leukfield, & J. Platt (Eds.), Relapse and Recovery in Addictions, (pp. 109-121). New Haven, CT: Yale University Press.

Hubbard, R. L., Marsden, M. E., Rachal, J. V., Harwood, H. J. Cavanaugh, E. R., & Ginzburg, H. M. (1989). Drug abuse treatment: A national study of effectiveness. Chapel Hill: University of North Carolina Press.

Jin, H., Rourke, S. B., Patterson, T. L.,Taylor, M. J., & Grant, I. (1998). Predictors of relapse in long-term abstinent alcoholics. Journal of Studies on Alcohol, 59, 640 -646.

Johnson, E., & Herringer, L. (1993). A note on the utilization of common support activities and relapse following substance abuse treatment. Journal of Psychology, 127, 73-78.

Kreek, M., & Vocci, F. (2002). History and current status of opioid maintenance treatments. Journal of Substance Abuse Treatment, 23, 93-105.

Little Hoover Commission (2003, March). For our Health and Safety: Joining Forces to Defeat Addiction. Retrieved from http://www.adp.cahwnet.gov/report1 69. pdf

McKay, J. R. (2001). Effectiveness of continuing care interventions for substance abusers: Implications for the study of long-term effects. Evaluation Review, 25, 211-232.

McLellan, A.T., Carise, D., & Kleber, H. D. (2003). Can the national addiction treatment infrastructure support the public's demand for quality care? Journal of Substance Abuse Treatment, 25, 117-121.

McLellan, A.T.,O'Brien, C. P., Lewis, D. L., & Kleber, H. D. (2000). Drug addiction as a chronic medical illness: Implications for treatment, insurance, and evaluation. Journal of the American Medical Association, 284, 1689-1695.

McLellan, A. T., Woody, G. E., Luborsky, L., & Goehl, L. (1988). Is the counselor an "active ingredient" in substance abuse rehabilitation? An examination of treatment success among four counselors. Journal of Nervous and Mental Disease,

176 (7), 423-430.

Miller, W. R., & Hester, R. K. (1986). The effectiveness of alcoholism treatment: What research reveals. In W. R. Miller & N. Heather (Eds.), Treating Addictive Behaviors: Process of Change (pp. 121-174). New York: Plenum Press.

Miller,W.R.,Walters, S. T., & Bennett, M. E. (2001). How effective is alcoholism treatment in the United States? Journal of Studies on Alcohol, 62 (2), 211-220.

National Institute on Drug Abuse. (1999). Principles of Drug Addiction Treatment. Rockville, MD: NIDA, NIH Publication No. 00-4180).

Roman,P.M., Blum, T. C., Johnson, J. A., & Neal, M. (2002). National Treatment Center Study Summary Report (No 5). Athens: University of Georgia.

Simpson,D.D., Joe,G.W., & Broome, K. M. (2002). A national 5-year follow-up of treatment outcomes for cocaine dependence. Archives of General Psychiatry, 59, 539-544.

Simpson, D. D., & Marsh, K. L. (1986). Relapse and recovery among opioid addicts 12 years after treatment. In F. Tims & C. Luekefeld (Eds.), Relapse and Recovery in Drug Abuse (NIDA Monograph 72) (pp. 86-103) Rockville, MD: National Institute on Drug Abuse.

Substance Abuse and Mental Health Services Administration, Office of Applied Studies. (2001). Treatment Episode Data Set (TEDS) 1994 -1999: National Admissions to Substance Abuse Treatment Services. Table (4.16.01). DASIS Series S14, DHHS Publication No. (SMA) 01 -3550. Rockville, MD: Substance Abuse and Mental Health Services Administration.

Substance Abuse and Mental Health Services Administration, Office of Applied Studies (2002). Treatment Episode Data Set (TEDS): 1992 -2000. National Admissions to Substance Abuse Treatment Services. DASIS Series: S-17, DHHS Publication No. (SMA) 02-3727. Rockville, MD: Substance Abuse and Mental Health Services Administration.

Substance Abuse and Mental Health Services Administration. (2003). Results from the 2002 National Survey on Drug Use and Health: National Findings (Office of Applied Studies, NHSDA Series H-22, DHHS Publication No. SMA 03-3836). Rockville, MD.

White, W., Boyle, M., & Loveland, D. (2003). Alcoholism/addiction as chronic disease: From rhetoric to clinical application. Alcoholism Treatment Quarterly, 20 (3/4), 107-129.

White, W. (1998). Slaying the Dragon: The History of Addiction Treatment and Recovery in America. Bloomington, IL: Chestnut Health Systems.

Wilbourne, P., & Miller, W. (2003). Treatment of alcoholism: Older and wiser? Alcoholism Treatment Quarterly.

第7章　力強い回復が始まっている
——ラジカルリカバリーとはなにか——

　2004 年夏、私は新しいリカバリーアドボカシー運動が活気を失いつつ
あるのではないかと心配していた。CAST は、ホワイトハウスからの圧
力により、RCSP プログラムの中心的活動をリカバリーアドボカシーから、
リカバリーサポート・サービスに変更した。

　そして「アドボカシー」はまるで「悪い言葉」のようになりつつあ
り、政府主催の会議や論文には使えない用語のリストに挙げられるよう
になってしまった。そのとき、私が恐れていたのは、この運動が自ら運
命を切り開く前に、社会のすみに追いやられてしまうのではないかとい
うことだった。その兆候として、RCSP の助成団体が連邦政府からの資金
提供を受け続けるために、いち早くアドボカシー活動を放棄してしまっ
たという出来事があった。これは、1960 年代の回復支援者が 1970 年代に
なると治療費に目がくらみ、教育やアドボカシー活動を放棄したのとお
なじ事態だった。だが、そのいっぽうで、政府の調査網にかかることなく、
積極的なアドボカシー活動を展開する地域の回復支援グループも増えて
いる。2004 年秋、私は米国のリカバリーアドボカシーとリカバリーアド
ボケイトに敬意を表して、このエッセイを書いた（本章）。本稿は、これ
までアメリカ全土を旅しながら「ラジカルリカバリー」の情熱を肌で感
じてきた私が、その運動の目標を見失わないようにと願って書いたもの
である。

　「……個人と家族、地域社会はバラバラではない。それは一つに繋がっ
ている。一つを傷つけるとすべてが傷つき、一つが癒されるとすべてが
癒されるのである。」（ウェルブラエティへの赤い道、2002 年）

18 世紀のなかば、デラウェアの預言者たちは、アメリカ先住民にたいしてアブスティナンス（断酒・断薬）をベースにした、はじめての宗教的・文化的な活性化運動を開始した。活気にあふれるそのウェルブラエティ運動は、個人の変化をきっかけにして先住民の家族や部族全体の向上につなげていこうとするアメリカ先住民の禁酒活動に発展し、その居住地の全領域に広がっていった。

　1845 年、黒人解放運動家のフレデリック・ダグラスはアブスティナンスの誓約書に署名し、アメリカの奴隷制度廃止運動に着手した。ダグラスは、そこで黒人の自由と完全な市民権を獲得するには、黒人のソブラエティ（断酒・断薬にもとづく精神の健康）が不可欠であると声明することによって「黒人禁酒運動」の重要な役割もはたした。現代になって、依存症からの回復途上にあるアフリカ系アメリカ人とその家族たちは、ふたたび自分自身のための癒しをさらに推し進めて、自分たちのコミュニティ全体のアルコール・薬物問題に立ち向かおうとしている。彼らは自分たちの教会のなかで組織化を進め、一般の草の根の運動として代表を選び、新しい社会活動組織をつくっているのである。

　アメリカの禁酒運動は、その多くが、自分の父や兄弟、夫や息子のアルコール依存によって傷ついた女性たちによって進められてきた。彼女たちを中心とするその活動のおかげで、19 世紀をつうじてアメリカのアルコール問題は減少したが、いまふたたび、アルコール・薬物によってダメージを受けた人びとや家族が、この問題にかんする社会政策の変革をめざして組織をつくりはじめている。

　19 世紀のなかば、ワシントニアン禁酒ソサイエティ（Washintonian Tenperance Society）というグループのメンバーたちが、「倒れた

者たちの家」（Home for the Fallen）をオープンした（彼らは、この
あとボストンとシカゴに生まれるワシントニアンホームの先駆者であり、
この家では全国初の依存症治療プログラムが実施された）。

　今日、回復を実現している人びとによって、かつてないほどの
ソーバーハウスと回復ホームが組織され、回復を望む人びとのために、ふたたび禁酒環境と住まいが提供されている。

　19世紀には、ジョン・ゴーやジョン・ホーキンスなど、カリスマ的なスピーカーたちがいた。彼らは自分自身の依存からの回復を力強く話すことによって、依存症者たちに希望をあたえ続けていた。現代では、彼らとおなじようなカリスマ性をもつスピーカーたちが、こんどは個人の変化だけを目標にするのではなく、さらに社会にたいしても変革を呼びかけている。

アメリカのなかで、なにかが新しく目覚めようとしている。侮辱され、孤立し、あるいは裏社会に深く閉じ込められてしまったような人びとが、いまは光の中に進み出て、自分の傷と、その救済についてのストーリーを語りはじめた。彼らは、自分の時間と才能と自分自身の証言をつかってアルコール・薬物問題を地域社会と国全体に伝えている。彼らは自分自身を個人的に癒すだけでなく、社会に向けて、まさに「ラジカルリカバリー」と呼ぶのにふさわしい自分自身のスタイルをもっている。そして、それをひとつの例として回復を証明する社会活動に参加しているのである。過去5年間にわたり、私は国じゅうの回復活動家たちのすがたを見て、一緒にこの活動にとり組む機会に恵まれた。本稿の目的のひとつは、彼らの独特の回復のありかたを広く紹介することにより敬意を表することでもある。

　「ラジカル」（Radical）と「リカバリー」（Recovery）という2つの用語の組み合わせは、一見、不釣り合いに見える。依存という言葉は、やり過ぎを連想させ、逆に回復は、バランスと調和のとれた状態である。

だから、どのようなものであっても過激にやることは回復よりも依存の症状を思わせるのだが、しかし回復プロセスのある局面では、この過度の傾向が、かえって回復に思わぬ効果をあらわす場合もある。『アルコホーリクス・アノニマス』の初版本には、アルコール依存からの回復に必要な徹底した手段について述べられている（中途半端な手段は何の役にも立たない。AA、1939）。また、女性の禁酒団体では「重大な決意」がひじょうに大切にされており（カークパトリック 1986）、ある非宗教団体でも「禁酒のための優先順位」を重視し、たとえ何があっても飲まないという決意の重要性を強調している（クリストファー、1992）。このように、スピリチュアルであるかどうか、宗教的か非宗教かを問わず、禁酒についての基本は、責任のある約束と、しっかりした個人の意思、そして生活スタイルの改善という点が共通しているのである。

　しかし、これらの団体が考えているほんとうの回復の意味は、人生そのものを変えることであり、そのことを伴わない「たんなるアルコールと薬物の除去」ではないという点である。ここに、ひじょうに大きなポイントがあった。それは、これまで回復を求める人びとが１人では決してなしえなかった成果が、共同のプログラムでは成し遂げることができるという発見である。このことじたいがラジカルで新しい方法といえるであろう。考えてみれば、個人の回復をシンプルに相手に見せることによって成し遂げられるという方法と効果だけを見ても、まさに革新的（ラジカル）である。本稿では、そのような個人の癒しに必要な徹底性ではなく、世界の癒しに必要な徹底性のさまざまな様相について論じる。

　アルコール・薬物問題にたいする解決については、多くの場合、個人レベルで理解されている。そして回復の物語は、依存経験そのものと、依存から回復へと変化する旅路であり、その人の人生の発展・進化について、きわめて個人的な言葉で表現されている。しかし、そこには個人の依存と回復の物語が詰まった、もっと大きな文脈が存在しているのである。つまり、アルコール・薬物問題の原因とその解決法は、ある時代の歴史的、経済的、政治的、文化的文脈のなかにあるといえる。もっと

大きな視野でみれば、それは依存的で凄惨な個人の悲劇にとどまらない。それは個人と個人のあいだで、また個人と家族のあいだで、そして地域共同体とのあいだで、その関係性（縁）が崩壊していく社会システムの機能不全症状としてとらえることができるのである。

　依存および回復の生態について深く理解することが、ラジカルリカバリーの基本である。ラジカルな回復とは、個人の依存を非難することでも、回復に向かう個人の責任放棄でもない。それは依存と回復経験について、広く社会的な文脈も加味しながら熟考を重ねていく思索の旅でもある。

　ラジカルリカバリーとは、自分自身の依存症からの回復体験を、地域のなかでアルコール・薬物問題の解決を代弁するプラットホーム〔土台・環境〕として用いることである。

　「ラジカルリカバリー」という言葉は、著者の発明ではない。ラジカルな回復を要求する背景には、80年代のひじょうに商業的なニューエイジ回復運動があり、その反動として生まれたものである（Rapping, 1993, Morell, 1996）。
　そして、そのルーツはもっと深い。ラジカルな回復をめざす伝統は、すでに18〜19世紀の預言者的な性格をもつリーダーたちによるアメリカ先住民活動にも見られ、それは癒し（healing）をもとめ文化を再活性化する運動として展開されていた（Coyhis and White, 2002, 2003；Breave Heart, 2003）。また、アメリカの禁酒運動のなかでは「改革された改革者（reformed reformers）」（White, 1998）という表現が見られるし、ドラッグを植民地化に対抗する武器と考えたアフリカ系アメリカ人の活動家たち（Tabor, 1970）もいる。そのほかにも「共依存」という概念にたいして「女性への文化的な圧迫なのに、それを個人的な病理とみなしてレッテルを貼る考えかたには異議あり」と告発したフェミニストたち（Travis, 1992, Kasl, 1992 および Helmer, 1975, Morgan, 1983）もおり、多

岐に渡っている。今日、ラジカルリカバリーは、新しい回復擁護運動の最前線に立っている男女の生きかたのなかにも見られ、さらに一般の人びとによる草の根的な新しい回復擁護運動にも反映されている。その主要な目標とゴールは以下のとおりである。

- アルコール・薬物依存症を、回復に向けて実行可能な解決策がいくつもある問題として表現する。
- 回復に向け多様な解決策を提示する。それらの解決策の多様性を表現するロールモデルを提供する。
- アルコール問題をもつ者を危険視する非人間的な対応に異議を申し入れる。
- 地方や地域における治療と回復支援サービスの質を豊かにし、利用しやすいものにする。
- AOD（アルコールとその他の薬物）問題を減らしていくために、法律の改正や社会政策などによって回復の妨げとなる環境的な障壁をとり除き、この問題で苦しむ人びとの回復を支援する（White、2000）。

　ラジカルリカバリーには、個人の変化と世界の変革とが連動していく効果がある。そこには永続性があり、家族、地域社会、世界に向けて広範囲にその影響が及んでいく。それは、ひとつのさざ波を起こすことによってはじまる。そして、自分自身が水面にさざ波を起こす小石となることを決断し、そのさざ波をさらに大きくしたいと願う志をもつ人たちが回復のコミュニティに集まってくるのである。つまりラジカルリカバリーとは、回復している人びとが自分たち自身をコミュニティ共同体と定義し、その回復のなかで、個人のみの領域を越えて自分たちの共通体験から感じてきた問題提起へと発展させ、それを社会的行動にまで高めて前進する活動にとり組むことである。そして、まだ依存に苦しんでいる人びとのニーズをくみ上げ、回復の質を向上させるために、回復の入り口を広げていくための目標と計画をつくりだすことでもある。さらに

ラジカルリカバリーとは、このような社会的行動を通じて埋め合わせを実行し、感謝を表明することでもある。その行動によって回復の共同体は、他のコミュニティと協働しながら、互いに前進するための良き関係を築きあげていくことができる。このことが、アメリカにおける依存と回復のシステムを再構築するさいの、いわば生態学的な理想像となるのである。

さらにいえるのは、ラジカルリカバリーは家族志向をもっており、家族の回復の延長線上にあるということである。

依存症があたえてしまう家族への影響が広範囲だということは、回復の影響もまた広範囲であり、このことはひとつの福音をもたらすだろう。つまりラジカルリカバリーは、家族内にもたらした回復の癒しの力を、こんどは外側へと向け、世界にたいする貢献へとその行動を変えていく。そうなれば、家族の人たちも「回復の友人たち」も、専門家たちも一緒である。これ以上、アルコール・薬物問題で苦しむことのない回復した人びとが、新しい社会変革運動に向けて大きな力を発揮していくのである。

ラジカルリカバリーは、可視的であり、主張がある（回復は実際にあることの生き証人として自分自身がある）。

そのような目に見えるかたちをもつ可視性は、もちろん自己陶酔や（エゴの発露となる）自己を誇示するためではない。ここをまちがってはいけないのだが、ラジカルリカバリーは、最善の回復スタイルを意味しているのではない。それは、たくさんある回復スタイルのなかの一つのかたちであり、それをはたす人にとっては気質的にマッチする行動だということである。この役割は、自分の人生をすべてさらけだしてもかまわないというメンバーや、そのことによって傷つく人も侮辱される人もいないというメンバーに向いている。場合によっては、彼らの回復の話は衝動的で無分別に感じられることもあるかもしれないが、それは決して、たんなる暴露話ではない。あくまで依存と回復についての、その人

の人生の文脈のなかにある現実の話である。その人に適したかたちで持続的な回復に到達した、あるいはその途上にある個人の回復についての報告なのである。

　それは、またいっぽうで、広範囲の政策的論争にも役立つ個人・家族・地域の物語でもある。言葉をかえていえば、回復の顔と声を表に出すことに同意し、他の回復している人びとの集まりに自分の顔と声を加えることへの意欲でもある。
　このようにラジカルリカバリーは、アルコール・薬物問題をもつ人にたいして汚名を着せ続ける社会ではリスクを伴うこともあり、そのことを理解した人たちによって活動は推進されなければならない。たとえば、この活動の先導者（リーダー）を求めるときにも注意が必要である。これから世界中の何百万人もの人たちに向けて、「回復は現実である」というテーマのもとに、生きた証人として顔を見せ、声を出していくのである。だから、このことが可能な回復者、または回復途上にある人びとにリーダーを求めなければならない。そして彼らには一足先に回復した者として、個人、家族、共同体に希望を伝えるために、自分自身を提供してもらうのである。そこには、回復は個人を超越した役割と責任をともなう贈り物である、という共通認識があるはずだが、実際には、回復にはさまざまな方法があるのと同様に、ラジカルリカバリーにも矛盾はある。
　つまり、発言をするということは、意見をいうのと同時に（重要な内省をうながす）質問に答えることでもあって、その発言は、自己のふり返りと相手の傾聴という２つの行動のなかで成り立っている。そして自分のなかの思考が音声となって相手の耳に届いてはじめて力をもちうるのだが、その発言が力をもつ可能性があるのは、奉仕という気持ちがある場合だけであり、自画自賛の場合ではない。つまり、回復の証言者として立ち上がることは自分への祝福ではなく、サービス活動として行動するときにのみ力が発揮されるのである。

　ラジカルリカバリーは、12 ステップを用いるアルコホーリクス・ア

ノニマス、ナルコティクス・アノニマスなどがもつ匿名（アノニマス）の伝統に違反させるものでは決してない。個人や家族の人たちが、公に出版・報道のレベルで自らの回復状態について発言する場合、それまでの 12 ステップによる回復や、そのほかの方法で回復したことにふれる必要はない（たとえば AA や NA など、特定の団体への参加について明言する必要はない）。つまり、この活動では、その人が参加している AA、NA、CA、WFS、SOS、LSR などの回復グループにおいて独自のアイデンティティをもつその人の一面とは別に、リカバリーコミュニティのなかで、独自に回復メッセージを伝える伝達者になってほしいと私たちは願っているのである。

　ラジカルリカバリーには明確な目標がある。それは相互支援〔自助グループ〕がもっている単一の目的を、依存と回復をテーマにしつつも、同時に社会的行動の領域へと拡大していくことである。
　ここで重要なことは、ラジカルリカバリーはあちらこちらに関心を向けてはならないということである。今日、サービス産業には統合の波が押し寄せているが、ラジカルリカバリーの目的はひとつ。依存に苦しむ者と、回復途上にある者の要請にこたえる代弁者として一つの声を届けることである。ラジカルリカバリーはメッセージであり続け、解決に向けて集中しなければならない。これは批評家としてではなく、前向きで積極的な活動家であること、そして地域共同体やさらに広い文化のなかで創造的な活動を展開していくことである。私たちは、個人、家族、共同体の「回復」を抜きにして、個人、家族、共同体の「病理」を語ることはできないし、なおかつ私たちの関心は、問題の詳細などではなく、具体的な解決策のほうに向かっているのである。

　ラジカルリカバリーには緊急の課題がある。
　回復の喜びを知らず、回復への入り口を見つけられずに自堕落な生活を送る人がいる。また、心の煉獄あるいは現実の牢獄でみじめな思いをしながら、死なずにすむのに死んでいく人がいるという現実がある。そ

ういう人たちは回復の喜びを半分も知らないだろう。ところがラジカル
リカバリーは、個人の変化も共同体の変化も、それなりの時間と継続す
る努力が必要であることを知っているので我慢強い。また、ラジカルリ
カバリーには大胆な面もあるが、その大胆さは無謀さとはちがう。それ
は誠実さからあふれ出てくるものであり、じつは、静寂、内省、自問と
傾聴にもとづく力が、その源泉になっているのである。

　ラジカルリカバリーは、アルコール・薬物問題が社会にはびこる状況や、
それにかかわる制度にたいして厳しい姿勢で向き合う。
　そして私たちは、その依存を見えなくし、回復を妨げている社会的偏
見と対決していく。そこで新しい回復擁護運動がもつ鋭い批判のひとつ
は、アルコール・薬物問題の原因と解決についての理解のしかたである。
これまでは、その原因を個人の弱さに求めたり、回復も個人の範囲内
だけで考えようとしていたので、蔓延する問題の環境的要因や予防策・
解決策の可能性については、ほとんど無視されてきた現実がある。また
サービス活動についてもそうである。いまも苦しんでいる仲間への個人
的なサービス活動は、アメリカの回復社会で長く続いてきた良き伝統な
のだが、残念ながら政治的・社会的問題にたいしては、回復者や回復途
上にある人たちが集団行動をとることは、ほとんどなかった。しかし
現在では、回復中の人びとが、その回復プロセスの一部としてコミュニ
ティ活動に参加する動きが増えている（Kurtz & Fisher, 2003）。このよう
に、今後の新しい回復擁護運動には、アルコール・薬物問題についての
政治的代理人としても期待が寄せられており、多くの人たちが、この運
動に注目しているのである（White、2000）。

　ラジカルリカバリーは政治的である。
　社会変革に向かう力を集め、それを戦略的に利用することは、回復の
役に立つばかりでなく、独立心を養う効果もある。回復そのものが、個
人の癒しと償いだけでなく、その戦略的な意味を自ら認識しているとい
う点で、政治的な行動なのである。またそれは、依存と回復の問題にた

いする集団的行動に参加することへの同意でもある。たとえば、一人ひとりが個人的には民主党員とか共和党員、独立党員であることは一向にかまわない。しかし、ことアルコール・薬物問題にたいしては、その対策の遅れがこの国の健康を蝕んでいるという共通理解が必要である。そして、それにもとづいて団結し、行動を起こすときには党利党略などは超えていなければならない。

ラジカルリカバリーは、政策・制度にたいして関心が強く、敏感である。
ラジカルリカバリーは、アルコール・薬物問題について社会的、政治的、経済的な影響をうける政策・制度にたいして継続的な関心をもって問いかけを続けていく。ラジカルリカバリーはまた、依存性のある商品によって暴利をむさぼる産業とその利益についても追及する（Jean Kilbourne 博士の著作を参照）。

アルコール・薬物問題が、かつてないほどに増大しつつある現在、それによって収監され牢に入れられた者は、ラジカルリカバリーの視点から自問自答するにちがいない。「いったい、この状況で儲けている個人や組織はだれなのだ？」と。そして企業というものは、利益を追求するためなら公衆衛生（社会の健康）など、かんたんに犠牲にするという答えに突きあたり、そこでようやく若い黒人や一部の貧しい白人たちは気づくことになる。自分たちは、さまざまな制度（牢獄）や金もうけの道具にされているのだ、と。

アルコール・薬物問題をかかえる人びとを、穀物を刈り取るのとおなじように見る治療専門家や治療機関にたいして、ラジカルリカバリーには対決する用意がある。また、治療者の顔をした詐欺師を告発する用意もある。事実、国立アルコール・薬物依存協議会のもとで何世代にもわたって活動をしている地域ボランティアたちは、現代社会における依存症治療の方針と、そこで適用される法律の一覧表を作成し、治療機関がこの一覧表を守り、個人、家族、地方共同体に説明責任をはたすように議会にはたらきかけているのである。

ラジカルリカバリーは、専門家による援助の重要性は尊重するが、その回復の開始と継続する力は、自然で（専門性にもとづくものではない）、相互的で（階層的ではない）、永続性をもつ（一過性ではない）関係となることを強く要求する。

　もちろん、ラジカルリカバリーは依存症治療施設が無数に増え続けることをめざして議会への陳情活動をするのではない。その目的は、専門家だけに治療の指導を受けなくてもすむように、民間の草の根の回復支援活動を、私たちの回復資源として開発し、育てていくためである。

ラジカルリカバリーは包括的（inclusive）である。

　私たちの活動は、さまざまな回復方法や回復体験をすべて受け入れ、そのどれにたいしても祝福するという点において包括的であり、それぞれの回復共同体の伝統や習俗にたいして敬意を払うものである。

　ラジカルリカバリーが包括的であるというのは、多様な回復への道すじと無数の回復経験を祝福する寛容さがあるためであり、敬意を表するのは回復をもたらすさまざまなコミュニティの伝統や習俗にたいしてである。また、ラジカルリカバリーは回復へ向かう人びとにたいして、たった1つの答えしか許さないという偏屈な考えから解放し、依存の泥沼から脱出するための多様な道すじを共に喜び、祝福する。これは他者にたいして自分を防衛するための批判からするのではなく、他人の自由にたいして真に喜ぶ気持ちから、そのような違いを受け入れるのである。ラジカルリカバリーは自らの経験以外には、何の主張もせず、異なる経験によって脅かされることもない。それは回復における選択の自由を確認し、その選択の多様性を祝うことである。

　かんたんにいえば、そのモットーは「必要な手段による回復」ということもできるが、ただし、そこには、苦痛と贖罪は回復コミュニティの基礎であるという共通した考えかたがある。そして、その苦痛と再生にかんしては、ジェンダーや人種、社会階級、年齢、性的指向、宗教的信条、政治的所属などによる境界線は存在していない。私たちは、こうい

う特色をもつ回復共同体（コミュニティ）の力を世界に広げていこうとしているのである。

　ラジカルリカバリーにはメタファーがあり、歴史的に無力化されてきた人びとを個人的にも集団的にも解放をめざすためのメタファーを促進する。
　メタファーとは比喩の力ともいうべきものであり、アルコール・薬物問題の原因究明や解決策を考えるときに、その比喩による表現方法はひじょうに効果的である。ラジカルリカバリーは、歴史的、文化的背景をもつ特定の地域社会のなかで依存に苦しむ人びとの物語を集め、そのなかからメタファー（暗喩）を引きだすことによって、その地域社会における独自の比喩的表現を生みだすことができる。たとえば、ある文化的な文脈のなかでは「病気」「降伏」「引受け」といった言葉が用いられ、またべつの文化的な文脈では「大量虐殺」「解放された」「復活」といった比喩の言葉がある。ラジカルリカバリーは、これらのメタファーを尊重する。ラジカルリカバリーの目標は、こうした回復の材料となるものを駆使しながら、家族、近隣、地域を再建し、活性化することである。それは、さらに大きな希望をもって励まし合う回復コミュニティが共有している経験であり、そこには、まちがいなく共同体の治癒力が存在しているのである。

　ラジカルリカバリーは共同で活動する。
　ラジカルリカバリーは共通した目標と、共通の利害・願望をもつ人びとの連合であるが、その運動には、人種、宗教、社会階級、職業的背景にほとんど共通点のない、さまざまな人たちが集まっている。

ラジカルリカバリーの落とし穴
　ラジカルな回復スタイルには、危険な落とし穴がないわけではない。歴史は、個人の回復と社会変革への参加について、多くの重要な教訓を残している。

ラジカルリカバリーは社会行動の哲学であり、個人の回復プログラム
ではない。

　回復の歴史には、世界を変えれば、しらふになれると考えた人たちの
多くの失敗が散りばめられている。ラジカルリカバリーは個人の回復
を達成したり維持するための目的や手段ではないが、回復はそのような
活動のひとつの成果として考えることができる。社会変革への参加は、
もっと大きなサービス活動なので、コミュニティ共同体での活動と個人
的な回復プログラムの優先順位を曖昧にしてはならない。また、その活
動は、個人の回復を支え豊かにしている日常生活から逸脱するものに
なってもいけないのである。

　社会変革に集団的にとり組む共同体は、依存症からの回復をおもなミッ
ションとする相互支援団体ではなく、社会変革という共通の目的をもつ
組織と連携しておこなうべきであろう。

　多くの相互支援組織においては、外部の政治的・宗教的問題とかかわ
るようになったときに自分たちの使命を見失ってしまった。こうした失
敗はAA以前の回復共済組合の崩壊にも見られたし、それは結果的に
アルコーリクス・アノニマスの12の伝統を生みだすことにもなった。
このように相互支援組織とアドボカシー組織のあいだには、尊敬と同時
に万全のファイアーウォール（セキュリティ）をもって、それぞれの活
動を保護していかなければならないのである。

　社会システムや社会政策に強い関心をいだくラジカルリカバリーは、
個人や家族の苦しみにたいして、鈍感になってしまうおそれがある。

　社会政策の改革にとり組むアドボカシーの代弁者は、まだ依存に苦し
んでいる人びとへの対面サービスの手もゆるめないように注意しなけれ
ばならない。さまざまな問題にとり組んでいくうちに、つい薬物の力を
忘れてしまい、誘惑に負けてしまうケースも出てくるからである。人び
とを依存に陥れる薬物からの回復は、それをストップするところが開始

点となり、その後に、自分に悪影響を及ぼした病因的なものから自由になることによって元に戻ることができる。このように治療グループと相互支援グループは、どちらも個人レベルで支援するものであるが、アドボカシー団体のほうは、依存のはびこる状況にたいしてとり組む活動によって回復が行き渡ることが目的となる。つまり両者は、どちらかが、もう一方にとって代わるという関係ではないのである。

ラジカルリカバリーは、回復のためのコミュニティ共同体に奉仕するという名のもとに、意図するわけではないが、それらの団体の内部に亀裂を生じさせ、コミュニティ共同体同士の分裂をまねく可能性がある。

回復アドボカシー組織では「回復する人びとのニーズと願望に対応して、だれが代表者になるのか」という議論が起こることもある。また、さまざまなコミュニティ共同体と個人のあいだでは、目標や戦略についてどのようにして合意することができ、意見の相違はどのようにして解決できるのか。また、その社会活動は、成長しつつある回復共同体にどのような亀裂を生じさせる危険があるのか。社会行動の場で起こる対立は、相互支援〔自助グループ〕の場で成立している関係や連携を損なうおそれがあり、対立するイデオロギー陣営によって、せっかくの回復コミュニティが二分されてしまうおそれもある。

社会変革運動は、時として行き過ぎを生み、反対勢力を刺激した結果、せっかく達成した実績を台無しにしてしまうことがある。

たとえば、1980年代におけるアディクション治療の産業化と商業化は、財政的にもイデオロギー的にも反発を招き、米国におけるアディクション治療のイメージを悪化させた。そして利用状況は急激に低下し、その回復の見通しについては悲観的であった。このようにラジカルリカバリーもそのタイプによっては、発案される考えかたやアイデア、方法に危険が潜んでいる場合もあるので、その選択には細心の注意が必要である。

社会変革運動は、ある段階を経て、それじたい燃え尽きてしまう場合

もある。

　この活動は、ある人にとっては人生の一時期だけ打ち込む活動となり、べつの人にとってはマラソンのように人生のなかで生涯続くライフワークとなる場合もあるだろう。大切なのは、成功する社会運動には、その両方のスタイルが必要だということである。

リカバリーの増加

　アメリカでは、ラジカルリカバリー運動が勢いを増している。この運動は、依存とその影響をうけている子どもたちはいたるところで見られるのに、依存からの「回復」は隠れていて見えないという状況から出発した。しかしAOD問題（アルコール・薬物問題）にともなう侮辱と汚名のラベリングは、ここ数十年、増加しており、非医療化と再犯罪化が進行している。

　アルコール・薬物問題にたいしては、これまで「非寛容ゼロ」をめざす運動だったのが、いまでは「アルコール・薬物問題をもつ人びとへの（社会の）寛容ゼロ」に急速に変わってしまったのである。しかし、この後退的な状況のなかで、ひとつの回復のスタイルが生まれつつある。それがラジカルリカバリーである。

　この運動では、回復の対象も広範囲であり、個人の変化だけでなく環境の変革にも焦点があてられている。また、インクルーシブ（包括的）な方針は、おおらかな許容性（さまざまな回復の道すじを認め、それぞれの回復スタイルをすべて祝福する方針）をもっているが、それは、社会的責任と個人への信頼、説明責任などをすべて統合して考えるという点で画期的である。ここで、回復期にある人びとは、自分自身の個人的なアディクションとその回復経験を超えて、アルコール・薬物問題の現象面だけでなく、さらに広く社会的なことがらへと目を向けている。

　また、回復の先陣を切った人びとは、自分自身の変化・変容を、社会変革の中心的なエネルギーとして活用しており、かつてガンジーが訴えた希望——「世界がこうあってほしいと望む変化そのものに（自分自身が）なる」ということに身をもって挑戦しているのである。

いま、アメリカじゅうの回復コミュニティから予言の声が聞こえてくる。かつては絶望的だった人びとが、いまではコミュニティ共同体のなかで癒しの存在となり、再生と回復の手段になりつつある、と。

　もし、あなたが、さらに広い世界からの呼びかけに答えようと思うのなら、また自分の話が、ほかの人にもきっと良い影響をあたえると信じるのならば、ぜひ、私たちと一緒にこの運動に参加してほしい。

　＊この報告書の作成にあたり、Ben Bass、Alex Brumbaugh、Don Coyhis、Mark Sanders、Bob Savage、Jason Schwartz、Richard Simonelli、Pat Taylor、Phil Valentine、Pam Woll の各氏から、激励とともに貴重な意見と提案をいただいたことに心から感謝します。

参考文献

　Alcoholics Anonymous: The Story of How More than One Hundred Men Have Recovered from Alcoholism. (1939). NY: Works Publishing Company.

　Brave Heart, M. Y. (2003). The historical trauma response among natives and its relationship with substance abuse: a Lakota illustration. Journal of Psychoactive Drugs, 35 (1), 7–13.

　Christopher, J. (1992). SOS Sobriety: The Proven Alternative to 12-step Programs. Buffalo, NY: Prometheus.

　Coyhis, D., & White, W. (2002). Addiction and recovery in Native America: Lost history, enduring lessons. Counselor, 3 (5), 16–20.

　Coyhis, D., & White, W. (2003) Alcohol problems in Native America: Changing paradigms and clinical practices. Alcoholism Treatment Quarterly, 3/4, 157–165.

　Helmer, J. (1975). Drugs and Minority Oppression. New York: Seabury.

　Kirkpatrick, J. (1986). Goodbye Hangovers, Hello Life. New York: Ballantine.

　Kurtz, L. F., & Fisher, M. (2003). Participation in community life by AA and NA members. Contemporary Drug Problems, 30, 875–904.

　Morell, C. (1996). Radicalizing recovery: Addiction, spirituality, and politics. Social Work, 41 (3) 306–312.

　Morgan, P. (1983). Alcohol, disinhibition, and domination: A conceptual analysis. In Room, R., & Collins G. (Eds.), Alcohol and Disinhibition: Nature and Meaning of the Link (pp. 405 - 436). Rockville, MD: National Institute on Alcohol Abuse and

Alcoholism.

Rapping, E. (1993, January). Needed: A radical recovery. Progressive, pp. 32-34.

The Red Road to Wellbriety. (2002). Colorado Springs, CO: White Bison.

Tabor, M. (1970). Capitalism Plus Dope Equals Genocide. Black Panther Party, U.S.A.

Tarvis, C. (1992). The Mismeasure of Women. NY: Simon & Schuster.

White, W. (1998). Slaying the Dragon: The History of Addiction Treatment and Recovery in America. Bloomington, IL: Chestnut Health Systems/Lighthouse Institute.

White, W. (2000). Toward a new recovery movement: Historical reflections on recovery, treatment and advocacy. Paper presented at the Recovery Community Support Program (RCSP) Conference, Washington, D.C. Posted at www.bhrm.org and www.facesandvoicesofrecovery.org.

第8章 回復と経験の多様性について
──援助者および回復擁護運動の活動家のための基礎論──

　新しい回復擁護運動の高まりのなか、「回復には複数の道すじがある」
という考えかたがひとつの重要なテーマとなった。この主張は、人びと
をつなぐ「魔法の呪文」の役割をはたし、12 ステップのフェローシップや、
無宗教的な回復グループ、宗教的信仰にもとづく回復グループ、文化刷
新運動など各々固有の経験に関係なく、すべての人の間に「回復の途上
にある人」という共通のアイデンティティを醸成していった。事実として、
回復への道すじは多様で、そのどれもが正しく、その道すじのなかには、
さらに多数の回復のスタイルがある。このことは、回復擁護運動のなか
でも個人の物語がさまざまに語られているということからもわかる。だが、
2004 年ごろには、その多様な回復の道すじやスタイルについての整理・
定式化を求める要望もあった。そこで私は、2005 年にアーニー・カーツ
（ハーバード大学で学んだ歴史家でアメリカでの回復の歴史的研究にかかわっ
てきた長年のリーダー）とともに、回復の道すじと回復のスタイルについて
の研究にとり組みはじめた。

　本稿は、グレートレイク・アディクション技術開発センター（Great
Lake Addiction Technology Transfer Center）の支援を受けてアーニーと協
働して完成させた論考であり、これまでアディクションからの回復がど
のようにとらえられていたのかについて、科学的、歴史的に考察し明ら
かにしたものである。

はじめに
　アルコールおよびその他の薬物についての研究史には、３つの段階が

あった。それは、①アルコール・薬物問題について社会および個人の病理についての研究、②アルコール・薬物問題の解決を目的とした個人および社会次元への介入手段の開発、③アルコール・薬物問題からの長期的回復のパーセンテージとパターンについての検討、である。本章では、嗜癖とその治療というパラダイムから回復パラダイムへの転換に光をあて、深刻で持続するアルコール・薬物問題にとり組むためにどのような道すじや方法があるのか、その多様なありかたを探求する。この目的のため、学術的な文献および当事者間の支援活動等にかんするさまざまな文献を、以下のような視点から検討した。

- 回復の範囲（メインの物質からの離脱と健康回復、サブの物質からの離脱と健康回復、総体的健康）
- 回復の深さ（部分的、全体的、拡充的）
- 回復の種類（断酒・断薬、使用調節、薬物補助療法）
- 回復開始の状況（単独での回復、当事者間支援による回復、医療による回復）
- 回復開始のフレームワーク（宗教的、スピリチュアリティ、無宗教的）
- 回復開始の経過（飛躍的変容、緩やかな変化、ゆれ動きの状態）
- 回復のアイデンティティ（肯定的、消極的、その中間的なもの）
- 回復文化との関係（回復文化とのつながりをもたない、回復文化と一般的な市民生活の両方を行き来する、回復文化が生活の中心、バーチャル・リカバリー）
- 回復の安定性・耐久性（現在の緩解状態は将来の緩解をどの程度予測できるか？）
- 回復の終結（回復に完了はあるのだろうか？）

まずはじめに、12 ステップのフェローシップやその他の相互支援組織〔自助グループ〕における多彩な回復スタイルとその経験について検討する。そして、それらに見られる幅の広さと多様性から、現在の依存症治療への示唆を得る。

本章におけるキーワードは、以下のとおりである。依存症からの回復、自然寛解による回復、飛躍的変容、変化の段階、バーチャル・リカバリー、宗教、スピリチュアリティ、無宗教。

アディクション・治療・回復のパラダイム

　アルコール・薬物に関連した諸問題は、これまでアメリカをはじめ世界の歴史のなかでも重大な公衆衛生問題であった（Lender & Martin, 1982；Musto, 1999；Courtwright, 2001）。過去2世紀にわたるこの問題へのとり組みをみると、そこには、およそ3つのパラダイムが見てとれる。

　まず、18世紀後半から禁酒法の時代にかけては、病理学的な思考（病気の原因とメカニズムを明らかにする研究や考えかた）がそのフレームワークとなっており、宗教および医学がその観点からアルコール・薬物問題の解明にとり組んでいた。病理学のパラダイムは、アルコール依存症は罪なのか、それとも病気なのかという議論を加熱させ、アルコール依存症の発症率や有病率、個人的・社会的損失についての研究を盛んにした。そして、アルコール・薬物問題にたいする絶えまない病因論的追求に火をつけた。

　この病理学モデルが根拠にしていたのは、病原体を分離し、それを攻撃する方法を見つけることが感染症の根絶や制圧に結びついたのとおなじように、アルコール・薬物問題でも原因や経過・予後についての知識が得られれば、解決方法も見つかるのではないかと期待されたからである。残念ながら、その最終的な医学的解消法は今日にいたるまで発見されていない。ただし、この病理学モデルによる探求は、依存症のはじまりからその持続状態にいたるまでの多元的かつ相互関連的なプロセスについて、私たちの理解を大きく深め、前進させた。

　アルコール・薬物問題の根底に単一の病因が見つからなかったことは、社会と個人の両方にたいするさまざまな介入戦略や介入技術の追求につながっていった。介入に焦点を置く考えかた（介入モデル）は今日でも薬物使用の予防、薬物供給の規制、薬物事犯者の処罰、さらには重度のア

ルコール・物質使用障害の治療をあつかうドル箱産業の基盤となっている。

　介入モデルには、つぎのような前提と目的がある。アルコール・薬物問題についての政策や生物・心理・社会的介入を科学的に評価検証すれば、最適な予防策・介入方法・コントロール戦略が明らかになり、さらに、どのような特徴をもった集団や人びとにどの方法が効果をもたらすか、人口学的形態や臨床的特徴も把握できるという考えかたである。介入モデルは、臨床研究から臨床実践へのギャップを埋めるべきであるという理解を人びとにもたらした。研究と実践の橋渡しを求める議論はいまも、熱心に続けられている。

　いっぽう社会的レベルでのアルコール・薬物問題の解決に向けたとり組みは、過去をふり返ってみても困難が続いており、その結果、病理学モデルや介入パラダイムへの失望が起こり、近年では、レジリエンスやリカバリーといった考えかたが注目されるようになってきた（Morgan, 1995a；Elise, 1999；White, 2000, 2004a）。1984年ころまでには、エドワーズが「回復の自然経過」を提唱し、つぎに「回復志向の心理療法」（Zweben,1986）と「回復に配慮したカウンセリング」（Morgan, 1995b）がそれに続いた。この回復パラダイムが着目したのは、アルコール・薬物問題の重篤化を回避できた個人・家族・コミュニティや、深刻なアルコール・薬物問題に直面しながら、それを解決あるいは解消しつつある個人・家族・コミュニティの生きかたであった。回復モデルの提唱者は、アルコール・薬物問題を解消した人たちの生きた経験を精査することにより、幅広く効果のある社会政策や介入方法の発見につながることを主張している（Morgan, 1995a；White, 2005）。

　現在、アルコール・薬物問題についての知識はかなり蓄積されているのだが、科学的見地から、この問題の長期的な解決については、それほど多くのことがわかっているわけではない。最近の疫学的研究によれば、過去に一度はアルコール依存の診断基準に合致した経験のある人のうち、63〜75％の人が調査時点においてアルコール依存の基準から外

れており、このことが事実上の長期的回復率として示されている（Helzer, Burman, & McEvoy, 1991；Dawson, Grant, Stinson, Chou, Huang, & Ruan, 2005）。また、「薬物乱用自助組織にかんする作業部会（The Workgroup on Substance Abuse Self-Help Organizations）」（2003）によると、アメリカにおける相互支援組織〔自助グループ等〕のメンバー数は160万人以上であり、毎年600万人以上の成人がそれらのグループに何らかのかかわりをもっていると報告している。

　しかし、このようにアメリカでは回復の経験についての情報もかなり蓄積されているにもかかわらず、アディクション関連の分野では、この蓄積を重要な情報源とはしていないのである。今日、アディクションの専門家たちは、回復には複数の道すじがあることをあたりまえのように肯定はするのだが、それらの道すじについての科学的な理解と研究は進んでいない。そして、アディクションの治療的介入の期間はどんどん短縮されており、治療専門家たちによる長期的な回復プロセスについての知識もかかわりも少なくなっていくいっぽうなのである。

　アルコール・薬物問題は、きわめて多様な個人的・家族的・文化的背景のもとで生じ、多彩なパターンと軌跡をもって展開しており、この多様性をもたらす力が回復経験にも多様性を生みだしている。そこで本稿では、つぎの目標のもとに考察を進めていきたい。①アルコール・薬物問題を解決する多様なパターンとスタイルの概念見取り図を描く。②これらの多様性を表現する用語・語彙を整理する。③専門家がアルコール・薬物問題への介入方法を画策したり実践するさいに役立つように、回復経験の多様性を検討する。

　解決のパターンとスタイルの概念図は、主として地域や臨床でのアルコール・薬物問題の経過をあつかった科学的研究の知見にもとづくものであるが、その他、さまざまな相互支援組織の発行する文書や資料、回復の経験をまとめた人物伝・自伝なども参考にする。本稿で試論として提示する回復の概念図が、今後のアルコール・薬物問題からの長期的回復の実現と、そのパターン、回復の諸段階、回復のスタイル等の科学的

研究の発展によりいっそうの拍車をかけることを願っている。

リカバリー（回復）の定義

　回復とは、深刻なアルコール・薬物問題（ここでは DSM-IV による物質乱用および依存の診断基準に従う）が、身体的、情緒的、存在論的（スピリチュアリティ、人生の意味の発見）、対人的、職場関係的等の各面における健康を相互に改善・発展させながら、解決されていくプロセスをさす。

　さらにまた、アルコール・薬物問題からの回復において、たどる道すじは一様ではない。たとえば、アルコール・薬物によるひとつのエピソード〔病状〕にともなう副作用、あるいは数ヶ月〜数年にわたる諸問題や、その人自身の人生のなかで長期間つづく課題まで、ひとつひとつが違っており、これらの問題は、その深刻さ・総合的な重篤度においても異なっている。たとえば、以下のような諸問題がある。

- 依存症に準ずる諸問題（DSM - IV の基準を満たさない一過性のアルコール・薬物問題）
- DSM - IV において物質乱用の基準を満たすアルコール・薬物問題（過去 12 ヶ月において以下の１つあるいは２つにあてはまる機能障害。①物質の反復使用の結果、重要な役割義務の遂行ができなくなった。②身体的危険のある状況で物質を反復使用する。③反復的に引き起こされる物質関連の法律問題。④アルコール・薬物関連問題によって有害な結果が起こっているにもかかわらず物質使用を継続している）。
- DSM - IV において物質依存の基準を満たすアルコール・薬物の問題（過去 12 ヶ月において以下の３つ以上にあてはまる臨床的に顕著な障害。①耐性、離脱症状、②コントロールの喪失 [使用量・使用時間をコントロールする意思の衰え]、③使用を中止あるいは使用量を低減しようと試みるが失敗する。④薬物の入手、薬物使用、使用薬物の影響からもどるのに長い時間を必要とする。⑤社会的、職業的、娯楽的な活動が、薬物使用にとって代わられる、あるいは衰退する。⑥物質使用によって

身体的・心理学的に有害な問題が生じているにもかかわらず使用を継続する）。(American Psychiatric Association, 1994)

「回復」(recovery)という言葉は、その医学的な意味合いからも、重度かつ持続性のアルコール・薬物問題の解消に向けてのプロセスを言い表すのにふさわしいと思われる。他方、停止 (quitting)、休止 (cessation)、解決 (resolution)などの言葉は、一過性で、それほど重くない問題を解消するプロセスにあてはまる言葉ということになる。つまり、回復という言葉には、高度に衰弱した状態から元にもどろうとすることや、問題解決に真剣かつ忍耐深くとり組むプロセスといった意味が言外に含まれているのである（White & Scott, 未公開資料）。このように回復の経験は多様であるという点について、さらに重篤なアルコール・薬物問題に的を絞りながら検討してみよう。

「家族の回復」という用語は、重篤で持続性をもつアルコール・薬物問題から影響を受けた家族が、個別に、あるいは、まとまって健康をとり戻していくプロセスという意味をもっている。そして家族の回復は、つぎの３つの次元における健全さの向上にかかわっている。①一人ひとりの家族成員、②家族のサブシステム（成人間の親密な関係、親子関係、同胞間関係）、③家族システム（家族内の役割・ルール・家族のならわしや習慣を再定義する、家族外の人・組織とのバウンダリーを引き直して、回復が促されるようにする）(White, 1996)。ここで、もし専門家や社会のサポートを得られない場合、その家族の回復は、家族関係が不安定になったり、その持続がおびやかされることになる。ステファニー・ブラウンとヴァージニア・ルイス (1999)は、このことについて「リカバリー・トラウマ」と命名している (Rouhbakhash, Lewis, & Allen-Byrd, 2004、参照)。

回復の発生率

アルコール・薬物の使用や、使用がもたらす影響については、小さな変化をもとらえて評価できる精巧なシステムがあるのだが、その回復

の発生や普及度を測定するための同様のシステムは存在していない。それでも個別の研究者レベルでは、過去25年ほどのあいだに、治療後の長期的な追跡研究やコミュニティ調査を実施しており、それらの研究によって顕著な回復率が報告されている。41%（Ojesjo, 1981）、63%（Helzer, Burnam & McEvoy, 1991）、72%（Dawson, 1996）、30%（Schutte, Nichols, Brennan, & Moos, 2001）、59%（Vaillant, 2003）、48%（Dawson, Grant, Stinson, Chou, Huang, & Ruan, 2005）。各研究によって回復率が違うのは、それぞれの研究が設定している研究参加者の属性や臨床的特性の違い、また研究で用いる「回復」の定義の違いなどによるものと考えられる。

回復の範囲と深さ

　アディクションからの回復は、範囲（測定することのできる変化の範囲）と深さ（測定される各側面における変化の度合い）という点で、さまざまな違いがある。ある特定の、または複数薬物との破壊的な関係を断ち切ることがアディクションからの回復の核となるのはおなじであるが、回復の経験としてみた場合には、それまでと変わらない生活のなかでアルコール・薬物の使用を完全に止めることから、個人のアイデンティティや対人関係を完全に変えることまで、さまざまなものがある。

　また、物質使用障害からの回復を求めている人たちが使用しているメインの薬物と、サブにつかう薬物との関連も、ひじょうに多様である。あるひとつの薬物依存のパターンが見られなくなっても、べつのパターンはそのまま継続されるということが起こりうる。たとえば、大人でも青少年でも、アルコール、アヘン類、コカイン、カナビスの依存を治療する前後には、ニコチンへの高い依存割合が見られるのである（Maddux & Desmond, 1986 ; Myers & Brown, 1990 ; Hughes, 1995, 1996 ; Bien & Barge, 1990 ; Hoffman & Slade, 1993）。

　2つ目のパターンは、メインの薬物使用の停止とともに、サブの薬物

使用が増えていくというケースである。たとえば、ヘロインの使用をやめるのと引き換えにアルコールやコカインの使用が増える、といったように。このドラッグの置き換えは、治療を受けている大人や青少年にはよく見られる問題であり、とくに多種類のドラッグを使用していた人に多く見られる（Vaillant, 1979；Edwards, Duckitt, Oppenheimer, Sheehan, & Taylor, 1993；Toneatto, Sobell, Soell, & Rubel, 1999；Maddux & Desmond, 1980, 1981, 1992；Anglin, Almong, Fisher & Peters, 1989；Simpson & Sells, 1990；Carmelli & Swan, 1993）。

　３つ目のパターンは、回復の開始期に、急性期・ポスト急性期の退薬症状をしのぎやすくしたり、心理的ストレスを軽減するために、サブの薬物を治療的に用いるというものである。たとえば、ヘロイン使用者が、アヘン類の再使用を避けるためにカナビスを使用するなどである（Willie, 1987；Waldorf, 1983；Biernacki, 1986；Copeland, 1988）。このパターンでは、サブの薬物使用は、回復の開始後２年以内に停止するか使用頻度が少なくなっている（Waldorf, 1983；Vaillant, 1979；Copeland, 1988；Bacchus, Strang, & Watson, 2000）。

　では、ドラッグの置き換えが、初期の回復期をうまく乗り切るための期間限定の方法となるのはどういうケースなのだろうか（たとえドラッグの置き換えを認めない専門家であっても、このことを理解しておくことは必要であろう）。また、ドラッグの置き換えなどは、それまでの問題の変形でしかないと判断できるのはどのような場合だろうか（予防や早期介入、その問題に特化した治療の必要性などの観点から）。これらの問題は研究上の重要なテーマである。
　さらに、つぎのような人たちはサブの薬物使用のほうが、より厄介な問題になりやすいという指摘もある。それは家族にアルコール・薬物問題をもつ人がいる場合、また、若年齢でアルコール・薬物問題がはじまった人や、メインの薬物でアディクトとなる以前からサブの薬物での問題もかかえていた人などである（Simpson & Sells, 1990；Maddix & Desond,

1992)。さらに、ほかにも追究しなければならない課題がある。薬物の移行・乗り換えの連続は、どのように解決できるのか。また、クロスアディクションとして用いられている物質や、サブの薬物の使用が停止するときの要因は、メインの物質が停止するときの要因とは異なる可能性があるのではないか（Downey, Rosengren, & Donovan, 2000）。

　回復の範囲は、メインの薬物およびサブの薬物使用の状況が変わるだけにとどまらず、さらにその先がある。というのは、これまでの回復のとらえかたは、ある人の人生から何がとり除かれたか（アルコール・薬物の使用、犯罪行為による逮捕、入院など）が中心に考えられてきたが、近年では、何がとり除かれたかではなく、何が加わったのかが注目されるようになったのである（健康や幸福の獲得）。

　この変化は、「精神のソブラエティ」（Mental Sobriety, 1946）や「感情のソブラエティ」という言葉などにも反映されている（後者はAAの共同創始者であるビル・ウィルソンが、お酒を飲まないことの、ずっとはるか向こう側にある感情の健康をさす言葉として創出した表現）。ウィルソンは「感情のソブラエティ」を「真の成熟…　自分自身との、われわれの仲間との、神との関係において」と定義している（Wilson, 1958）。

　また、回復をより広くとらえる考えかたは、ウェルブラエティ（Wellbriety）という言葉のなかにもみられる。この言葉は現在、ネイティブ・アメリカンの回復擁護運動のなかで、身体的・情緒的・知的・関係的・スピリチュアルな健康として、つまり総合的な健康（whole health）を表す言葉として用いられている（Coyhis, 1999；Red Road to Wellbriety, 2002）。ネイティブ・アメリカンのいうウェルブラエティは、回復を形づくるコア・ヴァリュー——正直さ、希望、信仰、勇気、誠実、意欲、謙虚、赦し、正義、忍耐、スピリチュアルな覚醒、そして奉仕——についての最近の考えかたにもつながるものである（Coyhes, 2000）。

　アルコール・薬物問題は、生活機能の広範囲にわたって影響をうけるため、そこからの回復は、以下のような複数の回復ゾーン（または領域）

によって測定されなければならない。①乱用・依存物質（DSM-IV の基準による）との関係、②サブの薬物の使用があるかどうか、サブの薬物の使用頻度、使用量、強度、使用によってもたらされる個人的・社会的な結果、③身体的健康、④心理的・感情的・存在論的健康、⑤家族や対人関係上の健康、⑥生活習慣の健康、職業生活および余暇活動において、適切な段階を踏んだ、向社会性のあるスタイルが築けているか（White, 1996）。これらを総合すると、回復のゴールは総体的健康（global health）であるということができよう。

　他の重症化・慢性化のリスクがある疾病と同じように、物質使用障害においても、回復のレベルを、つぎの2つからとらえることができる。つまり、完全回復（アルコール・薬物関連問題が完全かつ永続的に停止し、グローバルヘルスに向かっている状態）なのか、あるいは部分的な回復（Jorquez, 1983）なのかという区別である。
　ここで「部分的回復」という用語は、つぎの2つの異なる状態をさして用いられる。①アルコール・薬物使用の頻度・期間・依存度が低下し、個人的・社会的な問題が減少すること。②断酒・断薬あるいは安定した使用調節は見られるものの、まだ身体的・情緒的・存在論的・対人関係的・職業生活的な局面での健康は得られていない状態、である。この部分的回復には、このまま固定してこの状態が続く場合、完全回復に先だつ段階となる場合、以前のようなあるいは、よりひどい状態への逆もどりをする前の小休止期間である場合、がある。

　適量使用、問題使用、断酒・断薬というサイクルをくり返す人は、非回復と完全回復を行き来する振り子のような状態である（Hser, Hoffman, Grella, & Anglin, 2001）。近年のアルコール依存症治療の成果にかんする研究のレビューでは、以下3つの主要な結論が導き出された。①治療による寛解（治療後、DSM-IV による物質使用障害の診断基準には、もはやあてはまらなくなった状態）は、平均して治療を受けた人の3分の1でみられた。②物質使用（使用した日数および使用量で測定）は治療後、平均し

て87%の減少がみられた。③物質使用に関連した問題は、治療後、平均60%減少していた（Miller, Walters, & Bennett, 2001）。このように生活史のある時点で、持続的なソブラエティを得ることができない人たちでも「部分的回復」を得ることは可能である。そして、部分的回復の状態によって、アルコール・薬物問題の著しい減少と同時に、健康および社会機能の水準も改善し、さらには地域や社会にあたえる損失や脅威も著しく減少しているのである（Zweben 1996）。

　部分的回復は、受診、回復の開始、リラプス（再発）のエピソードを度々くり返す人に多く見られる（Scott, Foss & Dennis, 2005；Dennis, Scott, Funk & Foss, 2005）。このようなくり返しがあるということは、その人の回復が十分に安定していない証拠でもあるが、同時に、くり返し人生のなかで援助要請を続けているということは、もはやアディクションも堅固ではないことを示している。回復への出入りを（回数や依存量、その期間を減少させながら）くり返すのは、もうすぐ安定した回復状態にいたる前段階の場合とも考えられる。

　部分的回復は、アルコール・薬物等の使用を停止あるいは使用が減ったあとにも残る機能障害をさす場合もある。ほとんどの回復途上にあるアルコホーリクたちは、ノンアルコホーリクの人たちとくらべても劣ることのない水準で個人的・家族的機能をもっている（Moos, Finney, & Cronkite, 1990；Chapman, 1987）のだが、回復初期の特徴である低水準の適応、つまり抑うつ、不安、自分自身にたいする評価の低下、罪悪感、不十分な社会機能などの状態が認められる（Kurtines, Ball, & Wood, 1978；Polich, Armor, & Braiker, 1980；Gerard & Saenger, 1962；Behar, Winokur, & Berg, 1984）。

　いっぽう、デ・ソトら（1985）は、アルコホーリクス・アノニマスのメンバー312人を対象とした研究のなかで、回復の状態をその長さで区分している。その研究によると、①アルコール依存症からの回復に入ってまもない期間には、感情機能および社会機能の不安定さが継続するとい

う特徴がある。②このような症状は、回復に入って最初の10年をかけて改善され、あるいは寛解に向かう。③回復が長期に及んでも、認知的機能の低下を示す残余症状が残ることがある。この点、アルコールに関連した認知機能低下は部分的にしか改善しえないことが、長期間の飲酒から回復に入ったアルコホーリクスに頻繁にみられる（Goldman, 1983；Schutte, 1994, 2001）。しかし、総体的健康とその機能については、回復が早期に起こることと、ソブラエティを長く続けることによって改善されうるという原則が、コカイン依存症からの回復にとり組む人たちを対象にした追跡調査によっても確認されている（Selby, Quiroga, Ireland, Malow, & Azrin, 1995）。

さらに、回復によって得られる変化を、もっと深いレベルで経験する人もいる。彼らは、アディクションとそこからの回復の経験について、アディクションに陥る前の人生よりも、はるかに勝る経験と深い意味を教えてくれた「贈り物」としてとらえるようになる。こうした人たちは豊かな「回復状態」を達成している。このゆたかな回復状態は、これまでの回復経験者の話によっても明らかである。

　　壁は崩れ落ちていた。——そして、光が差し込んでいた。私は囚われていなかった。私は無力ではなかった。私は自由だった。そして私は、「彼らに見せるために」酒を飲む必要はなかった。これは「宗教」ではない。これは自由だ！　怒りや恐れからの自由、幸せや愛とは何かを知るための自由。
　　（Alcoholics Anonymous, 1976, p.228 ＝ The 4th Edition, 2001, p.206）

　　私が手にしたすべての恩恵を紙に書き出すなんて不可能です……身体面、精神面、家庭、スピリチュアルな面、そして、金銭面でも。これは冗談ではないのです。これは事実なのです。
　　（Alcoholics Anonymous, 1976, p.481）

私の人生はバランスがとれていて、私はどんどん気持ちのいい自分になっています。かつて、クスリを使わなければこうなっていたはずだと思い込んでいたような、神経質で退屈な人間ではなく。……クリーンで、嘘をつかず、気分よく暮らすのが普通になりました。私はすべてを手にしています。(Narcotics Anonymous, 1988, p.262)

　長い長いあいだの戦いでした。でも、その一瞬、一瞬が価値ある時間でした。私は、生きていて本当に幸せです。そして、たった今も、人生は本当に素晴らしく、驚きに満ちています。

(Women for Sobriety member, Kirkpatrick, 1986, p.258)

　1970年当時、私は、自分の体を痛めつけ過ぎて死にそうになっていました。……世界の創造者は私になにかを学ばせようとしていたに違いありません。まず、最初に、私は創造者とは何者であるかを知る必要がありました。そしてつぎに、私自身は何者かを知る必要が。私はエルダー(Elder、年長者)たちを訪ねるようになりました。……私は、自分自身を、一人のインディアン(＝ネイティブ・アメリカン、Indian、原文ママ)として、世間から打ち捨てられた人間として、だれからも愛されない人間として理解するに至りました。世界の創造者はわたしたち一人一人への愛を持っています。しかし、私たちはそのことを知る土台を持たねばならないのです。

(Red Road to Wellbriety, 2002, p.187)

　最後に、回復の範囲と深度という軸について説明しておこう。これは、2つ以上の状態・状況からの回復プロセスが同時並行する(concurrent recovery)、あるいは逐次進行する回復(sequential recovery)のプロセスである。たとえば、発達性トラウマ障害や、精神疾患、エイズなどを併せもつ人の場合である。また、アディクションからの回復と他の身体的、行動的あるいは感情的障害からの回復プロセスが重なりあう場合には、連続的回復(serial recovery)と呼ぶこともできるだろう。

問題の重さと回復の資本

　回復は、その人がもっている問題の進行状況によって異なる段階で起こりうる。アルコール・薬物問題で、まだそれほど深刻なダメージを受けていない人たちのなかには「底の浅い回復」によるパターンがある。また逆に、「底の深い回復」のパターンもある。これは、かなり深刻な個人的・社会的難境や苦痛を経験した人が達成する回復である（High Bottom, 1949）。

　問題の重さに加え、その人がもつ回復のための資本が回復の予後に影響する。「回復の資本」とは、回復の開始と維持にさいして個人が稼働できる内的・外的資源の量と質をさしている（Granfield 6 Cloud, 1999）。その人がもつ問題の重さと回復の資本との相互関係は、回復の見通しにもかかわるものであり、その資源の豊かさは回復の開始に役立つとともに、その後の回復を維持する期間にも良い影響をあたえてくれる。

回復の道すじとスタイル

　回復の道すじという表現は、回復の開始にたどりつくまでのプロセスをさす。この表現は、人びとがアルコール・薬物問題をうまく解決する方法は、人それぞれであることを表している。回復のフレームワークにかんする、この道すじと選択という考えかたの起源は、AA の共同創立者＝ビル・ウィルソンによるもので 1944 年にまでさかのぼる。ビル・ウィルソンは「回復への道すじは多数ある」と述べている（Wilson, 1944）。そして「回復の道すじの文化・社会的土壌」とは、その人が所属する社会や下位集団に根づいている、アルコール・薬物問題とその解決についての考えかたや方法のことをさす。アルコール・薬物問題の解決を求める個人は、回復の文化・社会的土壌があらかじめ用意している大枠（「回復の大通り」）のなかから回復を模索する。回復の大通りは、つぎのような要素により成り立っている。

- 発達・成長による問題意識化（たとえば、成熟した大人の役割・責任にふさわしく、問題を解決する）
- 医学的理由による問題意識化（たとえばアルコール関連の健康問題に対応して）
- 宗教による問題意識化（たとえば禁酒を教義のうちにもつ信仰組織への改宗や入信）
- 政治的理由による問題意識化（たとえばアルコールを「大量殺人の道具」とみなして拒否する）

　回復のスタイルという表現は、「回復の道すじ」のそれぞれに見られる独自の信念や、回復支援の固有の方法のバリエーションをさす。たとえば、12 ステップ・プログラムは、アディクションからの回復へと至る主要な道すじの一つであるが、12 ステップグループを詳細にくらべてみると、「プログラムのとり組みかた」の形式には広く多様性がみとめられる。たとえば、ミーティングへの出席のしかたや「ステップワーク」へのとり組みかた、さらに「ハイヤーパワー」の解釈や、スポンサーシップの活用方法などにバリエーションがある。

断酒・断薬による回復、使用調節による回復、治療補助薬を用いる回復

　物質使用障害からの回復における一つのバリエーションとして、向精神薬とのかかわりかたの変化およびその変化に至る方法がある。
　アルコール・薬物問題についての科学的文献には 3 つの異なる方法が記録されている。まず「断酒・断薬による回復」であり、これは深刻なアルコール・薬物問題に対応するアプローチとして文化的・社会的土壌に根づいているものである。そしてこのアプローチは、今日のアメリカにおけるメインストリームのアディクション治療を牽引してきた。断酒・断薬による回復では、メインの薬物およびその他のすべての向精神薬を、医学的な治療での使用を除いて、完全かつ持続的に使用停止することが求められる（ただしニコチンとコーヒーは伝統的に除外されてきた）。

いっぽう、過去数十年のあいだに、アルコール・薬物の使用調節についての科学的研究が蓄積されている。「使用調節による回復」（アルコール・薬物の使用が治療を要さないレベルにまで減少し、それが維持できている状態、物質使用は続いているが、DSM-IV の基準を満たさない状態）は、アメリカ国内で大きな議論を巻き起こすことになった。それは 1976 年のランド・レポート（注1）にはじまり、マーク・ソーベルとリンダ・ソーベルによるパットン・ステート・ホスピタル研究（注2）によって、さらに論争が拡大し、その後は使用調節マネジメントや使用調節をめざす相互支援グループの是非についても論争が発展していった（Kishline, 1994）。

（注1）ランド・レポートは、当初、新たな知見としてつぎのように記されていた。「……アルコール依存症者のなかには、正常な飲みかたに戻ることができる人もいるように見受けられる。彼らは断酒を選んだ人とくらべ、再発する見込みは大きいとはいえそうにない……」（White, 1998で引用）。このレポートをめぐる論争により、第2レポートでは、研究結果について、当初のレポートの表現を和らげて記述することになった。

（注2）マーク・ソーベル、リンダ・ソーベル両博士は、飲酒コントロールを達成したアルコール依存症者について複数の科学的報告を刊行した（Sobell & Sobell, 1973, 1976, 1978）。これらに続いて、ペンドリー、マツマンとウェスト（Pendry, Matsuman, & West, 1982）がソーベル＆ソーベルの研究結果を検証し、彼らの専門家としての公正さを問うた。後日、2つの独立した科学委員会によってソーベル両博士の不正行為疑惑は晴らされたが、彼らはその人格と専門性について厳しい攻撃を受けることになった（Dickens, Doob, Warwick, & Winegard, 1982；Trachtenberg, 1984）。

「治療補助薬を用いる回復」には近年、注目が集まっている（アディクションからの回復をサポートする目的で、医療監督下で用いられる薬剤を補助的に使用する方法）。たとえば、解毒剤、状態を安定させる薬物、抗酒剤、拮抗剤、渇望抑制剤、アディクションに並行して生じている身体および精神障害の治療を目的に処方される精神薬などを補助剤として用いる。

これらのアプローチについての議論は、物質使用による問題は重症度に関係なくどの段階でも見られる、また重症度は問題解決の道すじ

にも影響を及ぼすという知見に立脚している。重度のアルコール・薬物依存の場合、「断酒・断薬」スタイルと「治療薬を用いた回復」のスタイルが多数を占めるが、重症度がより低く、回復の資本をたくさん保有している個人（若い人、結婚している人、雇用されている人、より多くの対人関係を保持している人など）の場合には、「使用調節」を基礎とした回復のスタイルが多数を占める（Finney & Moos, 1981；Polich, et al., 1980；Vaillant, 1983；Armor & Meshkoff, 1983；Edwards et al., 1983；Rosenberg, 1993；Dawson, 1996；Cunningham, Lin, Ross, & Walsh, 2000；Vaillant, 1996）。

　物質使用障害にたいする使用調節アプローチについては、一般人口を対象とした調査・研究の蓄積がある。ドーソン（Dawson, 1996）は、ある地域における DSM-IV のアルコール依存の基準にあてはまる成人のうち、未治療だった人と医療を受けた人について調べたところ、調査時以前の1年間に飲酒をしたことがあるが、DSM-IV のアルコール乱用や依存の基準にはあてはまらなかった人が 49.9%（アルコール乱用または依存の基準にあてはまる人は 27.8%、断酒をしている人は 22.3%）だった。他の2つの研究（ひとつはカナダの全国調査、もうひとつはオンタリオ州での調査）では、「アルコール問題」の定義を広くとっているが、アルコール問題をもつ人のうち、38%（カナダ）、62.7%（オンタリオ）の人が、のちに飲酒量の低減によって問題を解決したという結果が出ている（Sobell, Cunningham, & Sobell, 1996）。
　しかし、アルコール依存症（Finney & Moos, 1981；Rosenberg, 1993；Vaillant, 1996）および薬物依存（Levy, 1972；Willie, 1978；Harding, Zinberg, Stelmack, & Michael, 1980）で治療を受けた人を対象にしたいくつかの追跡調査では、使用調節による回復は、もっと低い割合となっている。青少年を対象とした治療アウトカム研究では「物質とくにアルコールの間欠的な使用がみられることはあるが、現在進行形のアルコール・薬物関連問題を呈する人はいない」サブグループの存在を認めている（Brown, 1993）。

物質使用に関連した諸問題が一進一退をくりかえすものであるとして
も、いったん依存の状態にまで至った物質使用が、その後治療の必要が
ない程度にまで減り、さらにその状態が継続できるのかどうか、だれも
が疑問をもつであろう。ヴェイラント（Vaillant、2003）によると、アルコー
ル依存症の男性を対象とした追跡研究のうち現在までの最長期間（60 年
間）となる調査からは、都心部在住の男性の 4%、大学生男子の 11% が、
調査期間を通して飲酒量のコントロールを保っていたと報告している。
そして、そのほとんどは依存の状態を脱して、最終的な断酒に向けての
飲酒量コントロールへと移行していたのである。

　また、アルコール依存と回復の生起率についての、もっとも規模の大
きくかつ最新の調査によると、アルコール依存症になったことのある
人のうち、25% が調査時点でもアルコール依存症の基準にあてはまり、
27% は部分的寛解の状態（アルコール依存の症状は潜在的なレベルに留まっ
ている、またはアルコール乱用がみられる状態）であった。なお、この調査
では回復についての定義を「調査の前年まで DSM-IV の診断基準にあ
てはまっていたが、調査時点からの 1 年間は基準から外れている」とし
ている。そのほか 12% は、表立った症状のないリスク飲酒者（将来の再
発が予測できるような飲酒パターンをもつ人）であり、18% は低リスク飲酒
者、18% が断酒者であった（Dawson et. al., 2005）。

　このように重症度が下がるにつれて、使用調節をおこなう割合が増加
している。このことは、青少年から成人にかけての時期にアルコール・
薬物問題をかかえるようになったが、のちに物質の使用調節が可能に
なった人たちを対象にした研究のなかで、ひんぱんに指摘されている
（Fillmore, Hartka, Johnstone, Speiglman, & Temple, 1988）。

　アルコホーリクス・アノニマスの初期のメンバーたちは、彼ら自身を、
他の大量飲酒者や問題飲酒者とはっきりと区別している。問題飲酒者の
なかには飲酒量の調節が可能と考えている人がいるかもしれないが、自
分たちのような「アルコホーリク」には不要であると述べており、以下

の２つの引用は「使用調節」による回復にたいして、彼らの態度と信念をよく表している。

　　　それからいわゆる大酒飲みのタイプがいる。このタイプは徐々に身体も心もむしばまれていくような、たちの悪い飲み方をする。そのせいで本来の寿命より２、３年早く逝くこともある。しかし健康状態がかんばしくないとか、恋をしている、環境が変わった、医者から警告されているなどの大きな理由があれば、このタイプは飲むのをやめるか控えるかすることがまだできる。もちろんそれは困難で厄介なことなので、医者の世話になることが必要な場合もあるが。

　　　　　　　　　　　　（『アルコホーリクス・アノニマス』p31〜32）

　　　飲むことにコントロールをなくしている人が、回れ右をして紳士のように飲むようになったら、私たちは彼に脱帽しよう。たしかに私たちも、他の人たちと同じように飲もうとして、つらすぎるくらいつらい努力をたっぷりと、長い間繰り返した。

　　　　　　　　　　　　（『アルコホーリクス・アノニマス』p46〜47）

　補助薬を用いた回復については、アメリカ文化のなかでも、回復コミュニティ、アディクション医療専門家のなかでも、ひじょうに大きな論争が続いている。回復過程で薬物療法を補助的に用いることにたいする厳しい見方は和らいできてはいるが（Rychtarik, Conners, Demen, & Stasiewicz, 2000)、補助薬にたいする態度の変化は、アルコール依存の治療に用いる新しい補助医薬品（たとえば、ナルトレクソン、アカンプロサート）や、アヘン系薬物の治療につかう補助医薬品（たとえば、クロニダインやブプレノルフィン）の登場に影響を受けていると思われる（Volpicelli & Szalavitz, 2000)。

　補助薬を用いた回復のなかで、もっとも普及しているアプローチのひとつがメサドン維持療法（MMT）である。アメリカ合衆国には90万人

の薬物依存者がおり、そのうち約17万9千人がメサドン維持療法を受けているといわれている（Kreek & Vocci, 2002）。そして合衆国内で医療政策を担当する主要な省庁は、メサドン維持療法による議論に積極的に関与し、つぎのような結論を公表している。

　能力・経験のある専門家によるメサドンの適切な処方と、さらに心理的・社会的なサポートの組み合わせは、①アヘン系薬物の依存者における過量服用による死亡率を約50％にまで減らすことができる。②HIV、B型肝炎、C型肝炎、その他の感染を減らすことができる。③非合法のアヘン系薬物の使用をなくす、あるいは減らすことができる。④犯罪行為を減らすことができる。⑤雇用・教育を通じて生産活動が向上する。⑥総体的健康と社会機能が改善される。⑦メサドン維持療法は対費用効果において優れている（National Consensus Development Panel on Effective Medical Treatment of Opiate Addiction, 1998；White 6 Coon, 2003）。

　このようなエビデンスがあるにもかかわらず、メサドンを用いて回復した人たちは、メサドン維持療法にまつわる誤解や社会的スティグマのせいで、自分の回復について雇用者や職場の同僚、友人にたいして話すことができず、ときには家族にも隠しているという実情がある（Murphy & Irwin, 1992）。

回復が開始される背景にあるもの

　人びとが、物質依存障害からの寛解を達成する背景には幅があり、人によってかなりの違いがあるが、そこには「単独での回復」「医療を用いた回復」「当事者支援による回復」がある。

　「単独（あるいは自然）での回復」とは、その人がアルコール・薬物問題を解決するときに、個人の内的あるいは対人的資源（家族、親族やその他の社会的ネットワーク）のみを用いる回復であり、専門的治療は受けず、回復の相互支援コミュニティとのかかわりもないケースである。

このような回復が起こることについては、さまざまな専門的文献において、つぎのような用語で記述・記録されている。「成熟による卒薬 maturing out」（Winick, 1962, 1964）、「自己寛解 auto-remission」（Vaillant, 1983；Klingeman, 1992）、「自己主導型変容 self-initiated change」（Biernacki, 1986）、「自力変容 unassisted change」（McMurran 1994）、「自発的寛解 spontaneous remission」（Tuchfeld, 1981；Anthony&Helzer, 1991）、「脱アディクション de-addiction」（Frykholm, 1985、Klingeman, 1991）、「自己変容 self-change」（Sobell, Sobell, & Toneatto, 1991）、「自己管理型変容 self-managed change」（Copeland, 1988）、「自然回復 natural recovery」（Havassy, Hall, & Wassrman, 1991）などである。

　いくつかの研究によると、自然回復は、もっとも一般的な回復の道すじであるが（Fillmore, et al., 1988；Sobell, Sobell, Toneatto, & Leo, 1993；Cunningham, Sobell, Sobell, & Kapur, 1995；Cunningham, 1999a；Sobell, et al., 1996）、このスタイルによる回復は、問題が長期化したり、深刻さが増すにしたがって減少する。自然回復というのは、アルコール・薬物問題がより短期で軽度である人、また、収入が比較的高く、ソーシャル・サポートや職業面で安定している人の場合には有効な方法といえるだろう（Sobell, et al., 1993；Sobell, et al., 1996；Larimer & Kilmer, 2000）。

　自然回復は、使用していた薬物の種類に関係なく起こりうる（Biernacki, 1986；Walforf, Reinarman, & Murphy, 1991；Klingeman, 1992；Shaffer & Jones, 1989；Cohen & Sass 1994；Toneatto et al., 1999；Kandel & Raveis, 1989）。また、自然回復には、つぎの2つの年齢パターンが存在するようである。①成人期前期の成熟した人あるいは成人としての役割と責任に関連して起こるパターン、②アルコール・薬物の使用により問題が蓄積してしまった人生後期の人に起こるパターン（Fillmore, et al., 1988；Sobell, Ellingstad, & Sobell, 2000）。

　自然回復を実現した人たちは、公的な医療機関や相互支援のコミュニティ〔自助グループ〕とのかかわりを避けた理由を複数あげている。た

とえば、プライバシーを守りたい（他者に自分の問題を打ち明けたくない）、スティグマを貼られたくない、専門家の手助けなしに問題を解決できるという信念がある、治療や相互支援グループは役に立たない、または個人的に合わないという気持ちがある、などである（Tuchfeld, 1981；Jordan & Oei, 1989；Cloud & Granfield, 1994；Burman, 1997；Sobell, Ellinstad, & Sobell, 2000）。

　つぎに「医療を用いた回復」とは、回復の開始と安定化のために専門家の手助けを用いる方法をいう。アメリカでは毎年150万人が依存症治療のために専門機関につながっている。しかし、ここには多数の要因が関与しており、つぎに述べるように、治療を受けることと回復との関係は一様ではない。

- アメリカでは、物質使用障害のある人のうち、10%以下の人しか専門的治療を求めなかった（SAMHSA, 2003）。そして調査の年までに専門的治療を受けたことのある人は、おなじく25%しかいなかった（Dawson et al., 2005）。
- アメリカにおけるアディクション医療は、単一の同質的なサービスを提供する機関ではない。それぞれが異なる治療方針をもって運営されている諸組織のネットワークであり、質的には一定していない（Willbourne & Miller, 2003）。
- 専門的治療を求める人は、つぎのような特徴をもっている。個人的な脆弱性があり（たとえば家族にアルコール・薬物問題をもつ人がいた、物質使用開始年齢が低い、トラウマを経験しているなど）、かかえる問題が重く、より複雑性が高い、ソーシャル・サポートが弱い、職業経験が乏しい、成功体験が少ない、など（Polich, Armour, & Braiker, 1980；Room,1989；Weisner,1993；Tucker & Gladsjo, 1993 Cunningham et al., 1995）。
- 回復の成果については、治療をドロップアウトする率が50%以上と高く（SAMSA, 2002）、治療サービスの内容（ケアを受ける日数およ

びセッションの数で測定）は、最適な効果が得られる推奨水準を満た
さないこと（NIDA, 1999）により、質が低下している。
- 専門的な治療を受けていても、人によって、受けた治療が回復の
  安定にあまり役立っていないケースがある。

　以上のような限界はあるにしても、物質依存に苦しむ人の大多数が
（軽度のアルコール・薬物問題をもつ人と比較して）、専門家主導の治療を
受けて回復に入る（Cunningham 1999a, 1999b, 2000）。だが、専門的治療
と回復とのつながりは、一般に想像されるほど直接的ではない。最近の
研究によると、もっとも重度の物質使用障害をもつ人のうち、かなり
の割合の人が、何年ものあいだ治療を受けたりやめたりをくり返した
あとに、はじめて安定した回復を達成していた（Anglin, Hser, & Grella,
1997；Hser, Grella, Chou, & Anglin, 1998；Dennis, Scott, & Hristova, 2002）。
このことは、治療的介入の積み重ねが効果をもつ可能性があることを示
唆している。

　「当事者支援を用いた回復」とは、プログラムをもつ回復の相互支援
グループを活用しながら、アルコール・薬物問題からの回復を開始し、
維持することである。アディクションからの回復をめざす相互支援のプ
ログラムは、アメリカ国内に多数存在する（後述）。アルコホーリクス・
アノニマスは、アルコール関連の諸問題の解決において、もっとも広
く用いられる地域資源である（Room, 1989；Weisner, Greenfeld, & Room,
1995）。アメリカ合衆国市民の 3.1% が、いままでに自分自身のアルコー
ル問題のために AA ミーティングに参加したことがあり、1.5% の人
が昨年 1 年間に AA ミーティングに出席している（Room, & Greenfeld,
1993）。
　AA についての研究によれば、相互支援〔自助グループ〕とのかかわ
りは、アディクションから回復へ移行するときに、ひじょうに大きな役
割をはたしている（Timko, Moos, Finney, & Moos, 1994；Fiorentine, 1999；
Fiorentine & Hillhouse, 2000；Emrick, Tonigan, Montgomery, & Little,

1993；Tucker, Vuchinich, & Gladsjo, 1994；Morgenstern, Labouvie, McCray, Kahler, Frey, 1997；Humphreys, Wing, McCarty, Chappel, & Calant, 2004）。

　相互支援のかかわりがもつポジティブな効果は、つぎのような、幅のある対象に及んでいる。

- 青少年（Johnsen & Herringer, 1993；Margolis, Kilpatrick, & Mooney, 2000；Kelly, Myers, & Brown, 2002）
- 女性と文化的マイノリティ（Denzin, 1987；Caetano, 1993；Humphreys, Mavis, & Stoffelmayr, 1994； Kessler, Mickelson, & Zhoa, 1997；Bischof, Rumpf, Hapke, Meyer & John, 2000；Winterberg & Humphreys, 1999）
- 物質使用と精神障害を併せもつ人（Meissen, Powell, Wituk, Girrens, & Artega, 1999；Ouimette, Humphreys, Moos, Finney, Cronkite & Federman, 2001）
- 回復のために薬物療法を受けている人（Rychatarik, Connors, Demen, & Stasiewicz, 2000）
- 不可知論者・無神論者（Winzelberg & Humphreys, 1999；Weiss, Griffin, Gallop, Onken, Gastfriend, Daley, Crits-Christoph, Bishop, & Barber, 2000）

　相互支援グループから助力を得ている人の場合には、ミーティング参加に用量効果が見られる。安定した寛解の生じる確率は、回復開始後3年間のミーティング参加と同時並行的に上昇する（Hoffmann, Harrison, & Belille, 1983；Pisani, Fawcett, Clark, & McGuire, 1993；Humphreys, Moos, & Cohen, 1997；Chappel, 1993）。

　回復への見通し感もまた、相互支援組織とかかわる熱心さにしたがって向上する。たとえば、積極的にプログラムを受け入れる、ミーティングに参加する（話す、他のメンバーと交わる、リーダーの役割を引き受ける）、ミーティング前後のならわし的な仲間づきあいに参加する、相互支援グループで得たつながりを交際や余暇活動に活かす、また、プログ

ラムについての文献を読む、スポンシーになる・スポンサーとなる、その他のサービスワーク（定期的な組織運営の話し合い）にも加わる、などである（Sheeren, 1988；Cross, Morgan, Mooney, Martin, & Rafter, 1990；Johnson & Herringer, 1993；Emrick et al., 1993；Caldwell & Cutter, 1998；Montgomery, Miller, & Tonigan, 1995；Humphreys, Moos, & Cohen, 1997）。

　組織活動に熱心に参加することの効果は、青少年でも確かめられている（Margolis, Kilpatrick, & Mooney, 2000）。

　当事者支援を用いた回復は、拡大しつつある回復ホーム運動（オックスフォード・ハウスが有名）や（Jason, Davis, Ferrari, & Bishop, 2001）、当事者主導の、医療外回復サポートサービスの急速な増加にも見られる（White, 2004c）。

　以上のような「自然回復」「治療を用いた回復」「当事者支援を用いた回復」のスタイルは、それぞれが相互に排他的なものではない。AAの2004年メンバーシップ・サーベイによると、AAメンバーの64%がAAに参加する前に、なんらかの治療あるいはカウンセリングを受けており、65%はAAに加わった後にもそれらのサービスを続けて受けていた（Alcoholics Anonymous, 2005）。また、2001年に実施されたある全国調査では、自分自身を「回復中である」あるいは「以前、アルコールや薬物に依存していた」という人のうち25%が、治療や相互支援組織とのかかわりなしに回復を開始し、その回復を維持していたとのことである（Faces & Voices of Recovery, 2001）。

回復を導く枠組み（宗教・スピリチュアリティ・無宗教）

　回復のスタイルは、宗教やスピリチュアリティを回復過程で重要な要素としているかどうかによって、かなり異なる。宗教的回復（「信仰にもとづく」回復と呼ばれることもある）では、宗教的体験、宗教の教え、日々の生活のなかでのつとめ、礼拝や儀礼、共通の信仰をもつ人たちからの支援などが、重症のアルコール・薬物問題についてどう対処するかの方

向性をあたえる。宗教的伝統は多々あれど、その多くにおいてアディクションの放棄は、宗教的改心や入信の結果、副産物として生まれるものであり、また、信仰にもとづいた自己アイデンティティおよび生活基盤の再構築の結果であるとみなされている。この枠組みにおいては、リカバリーとは人が為すものではなく、神からの恵みのギフトである。宗教は、回復生活がゆたかになるよう回復そのものへはたらきかけるというよりも、回復のきっかけを引き出し、回復を持続させる触媒のようなはたらきがあるといえる（White & Whiters, 2005）。宗教による回復の道すじには以下の特徴がある。

- 依存症の根源にかんする宗教的な理由づけ（例：アルコール依存症はジャーヒリーヤ（イスラーム以前の無明な時代）の木の実だとするイスラーム的解釈）。(Badri, 1976)
- 神話や呪術的な背景から、薬物や依存症を、人格神や悪魔のようにとらえる（例：飲酒と酔いを「悪魔に籠絡された」とするイスラーム的解釈）。(Badri, 1976)
- 節制や禁酒についての宗教的な理由づけ（例・神が宿る物としての身体）。(Bible, 1 Cr 3：16-17；Miller, 1995)
- 心理的再建の手段としての懺悔、埋め合わせ、ゆるしの諸儀礼。
- 回復のための日々のおこないとして、朗読、他者への奉仕（例：証しすること）を活用すること。
- 信仰のコミュニティとつながり続けることにより、アディクションの仲間や生活に期待していたことを満たす。

　宗教的な回復と、スピリチュアルな回復の枠組みは、重複・共存する場合がある。その例として、特定の宗教をもつ AA メンバーが AA のステップ 11 にとり組むさいの支援を提供する団体が存在する。ステップ 11 とは「祈りと黙想を通して、自分なりに理解した神との意識的な触れ合いを深め、神の意志を知ることと、それを実践する力だけを求めた」というものであるが、もっとも古いステップ 11 グルー

プには、カリックス結社（Calix Society）、ユダヤ人アルコホーリクス（Jewish Alcoholics）、化学物質依存症者と大切な人の集まり（Chemically Dependent People and Significant Others（JACS））などがある。このような団体は、AAに代わるものではなく、通常は補助的にとどまる（White, 1998）。

回復のスピリチュアルな枠組みと、宗教的な枠組みには共通点がある。たとえば、どちらも人間というのは傷を負った不完全な存在（William James, 1902）であり「バラバラに引き裂かれた状態」にあるととらえていることと、どちらの枠組みでも、自己の内奥あるいは自己を超越したところにある資源とつながる経験が重視されており、コアになる価値観（謙虚さ、感謝、赦し）が共通しているのである（Kurtz & Ketcham, 1992）。

アルコホーリクス・アノニマスのようなスピリチュアルな回復の枠組みは、依存症の原因が、性格上の欠点（自己中心性、利己性、不正直、恨み、怒り、権力や支配への固執）にあるとし、自己の内面にはたらきかける手段（例：過去の棚卸し、正直、謙虚、寛容を身につけること）や自己の外の世界にはたらきかける手段（ハイヤーパワーに委ねること、祈り、懺悔、埋め合わせ、サービス、共通の体験をもつ人びとの輪への参加）を提供する（Miller & Kurtz, 1994；Green, Fullilove, & Fullilove, 1998）。そしてスピリチュアリティによる回復には逆説の受容という要素がある（例：「しらふのアルコール依存症者」とか、自分の無力を認めることでコントロール感を得る、不完全さを受け入れることで完全な自分となること、などである）（Kurtz, 1999）。

そして回復の媒介手段としてのスピリチュアリティは、以下の考えにもとづいている。①人間はみな、自身の内部に空洞をもって生まれ、その空洞を意味で満たそうと渇望する。②薬物に酩酊することで、見せかけ上、また、一時的には、その渇望を満たすことができる。③本物の、そして、永続的な枠組みのなかで意味を追求することにより、酔いによって渇望を満たすことから決別することができる。

以上のような、宗教的およびスピリチュアルな枠組みは、重なりあう場合もあれば（例：スピリチュアリティの運び手としての宗教）、それぞれ

独自である場合もある（宗教を含まないスピリチュアリティ、スピリチュアリティを含まない宗教）。AAの革新的な発明のひとつは、明らかに宗教に由来するスピリチュアリティという要素を、宗教から解放したことである。

　無宗教による回復は、宗教的・スピリチュアルな存在（神、ハイヤーパワー等）や体験（信仰への帰依）、儀式（祈り）などを拠りどころとしない回復方法である。無宗教による回復では、もともと人には、理性にしたがい、自らを自己変容に向かわせる力が備わっているという考えに基礎を置く。だから依存症の原因についても、自己や世界についての非合理的な考えや無駄な対処行動が問題なのであり、生物学や道徳観、性格、罪などが原因ではないととらえているのである。

　また、宗教とはちがうソブライエティーのための無宗教組織（Secular Organization for Sobriety）や、ライフリング無宗教リカバリー（LifeRing Secular Recovery）といった団体では、薬物をきっぱりやめるために、認知行動療法的な自己変革技術をつかう。スピリチュアルな回復や宗教的な回復においては自己を超越した存在が必要となるが、無宗教による回復では、自己を自らが超えていくことが必要であると考えられている（White & Nicolaus, 2005）。

　このように、スピリチュアルな回復の枠組みが賢者の知恵（経験、意味の探索、限界を受け入れることにもとづく自由や、偉大な存在とつながることで自己を超越し、限界を知ることによって生まれる強さなど）を大切にするのにたいして、無宗教による回復の枠組みは、知識（科学的エビデンス、コントロールの確率、自分にかんする知識と自分がもつ問題にかんする知識による自制、個人の技量から生まれる強みなど）を重視しているのである。

　以上の回復の枠組みには、つぎのような共通要素がある（Morgan, 1995a）。
　①自己を見つめ直す、②これまでの人生のなかで自分が置かれていた

状況を見つめ直す、③人生への向き合いかたやライフスタイルを再構築する。そして、この３つの枠組みを基本として、自分の人生の物語を３部構成で語るのが慣例となっている。３部構成とは、「自分たちは、かつてどんなふうだったか、そして何が起こり、いまはどうなっているか」というストーリーである（『アルコホーリクス・アノニマス』p.84）。

この３つの回復の枠組みは「救済と再生」（Morgan, 1995b）の物語に耳を傾ける点では共通している。しかし、回復の原理についての考えかたは異なっており（変化は神の恵み・ギフトによってもたらされるという考えにたいし、変化をもたらすのは本人の力によるものとする考えかたもある）、また、回復の開始・持続のために使われる比喩的な表現や儀式的な行動も異なっている。また、回復プロセスのなかで共通体験をもつコミュニティがはたす役割等もそれぞれ違っているのである。

回復のはじまりと３つの回復様式（スタイル）

回復のはじまりには３つのスタイルがある。それは、①飛躍的な変化、②自覚をともないながら徐々に起こる変化、③社会学者からはドリフト（漂流）とも呼ばれる、あまり意識されることのないプロセスである。

「飛躍的な変化」（または「急激な変容」）は、鮮明であり（強い感情をともなう）、突如として生じ（本人の意図はない）、前向きであり、その影響が永続的であるという点において他の変化とは異なっている（Miller and C'de Baca, 2001）。また、飛躍的な変化は、凝り固まっていた自己についての認識や洞察が変化する「ひらめき」として起こったり、神秘的・宗教的な体験として生じたりする。いずれの体験も、自己と世界についての認識に根本的な変化をもたらす。

アルコール・薬物問題からの解放とそれにかんする変化は、中心となるアイデンティティや価値観の変化からも生じる。「飛躍的な変化」は、「聖パウロの改心」のような体験としても起こり得る。そこでは、宗教的であれ、スピリチュアルまたは無宗教であれ、確実に、かつ永遠に依存症と決別し回復に向かう体験となる。このような変化の体験は「底

つき」と呼ばれることもある、悲惨な出来事に端を発している。この点、学術研究において回復を引き起こす革新的な変化については、「存在にかんする危機」(Coleman, 1978)とか「裸のランチ的体験」(Jorquez, 1993)とか「どん底体験」(Maddux and Desmond, 1980)、「成長のための絶好のチャンス」(White, 1996)、「交差点」(Klingemann, 1991, 1992)、「認識論的変化」(Shaffer and Jones, 1989)、「根本的な方向転換」(Frykholm, 1985)などと呼ばれてきた。

　この飛躍的な変化が、依存症からの回復の道を開くことは古くから知られており、時として断薬で癒しを得る最初のきっかけとなったり、宗教的・文化的にもう一度活力をとり戻していく出発点になったりしてきた(White, 2004b)。この飛躍的な変化は、宗教的にも、スピリチュアルにも、無宗教なかたちでも、生じている。サミュエル・ハドレー (Samuel Hadley)は、ニューヨークのウォーターストリート使節団 (Water Street Mission)のなかで改宗し、それが一生涯にわたる神とアルコール依存症者への奉仕活動のはじまりとなった。彼の報告のなかに、その経験が描写されている。

　　それまで私の魂は、言葉ではいい表せないほどの陰鬱な気分が立ち込めていた。それにもかかわらず、その瞬間、真昼の太陽の輝かしい光が心のなかに入ってきた。自分は自由な人間であると感じた。……その瞬間から現在に至るまで、ウィスキーが飲みたいと思ったことは一度もないし、お金を見て、酒代にしようと思ったこともない。その夜、神に約束したのだ。もし、酒への強い渇望をとり除いてくれるのなら、私は一生、神のために働く、と。神はその約束を果たしてくれ、私は自分の約束を果たそうとしてきたのだ。

　　　　　　　　　　　　　　　　　　　　　(Quoted in James, 1902, p. 203)

　回復への転換となる体験にたいしては、特別な価値を見いだそうとする傾向があるが、ビル・ウィルソン (Bill Wilson)は、そのように賛美することについて警鐘を鳴らしている。

このような体験は、突如起こり、ドラマチックで美しく、また新たな視座をもたらすものである。だから、人がそれらを特別視しがちであるのはひじょうに自然なことだ。……しかし、いま、その驚くべき出来事〔私自身の根本的な変化〕をふり返ってみると……、それは、ただ電撃的に突然に起こったということであり、そこで圧倒され、そのおかげで一瞬のうちに確信したということだけである。その他のことにかんしては、私自身の体験や、現在熱心に回復プログラムにとり組んでいる一人ひとりの AA メンバーの体験と違うところはないと断言できる。(Wilson, 1962)

　いっぽう、「徐々に起こる回復」は、落雷のような突然の飛躍的変化とは対照的に、時間を要し、その段階に応じて変化する内容にも異なるものがある。これまで研究者たちは、依存症からの回復について、つぎのような段階モデルをつくってきた。

- Frykholm (1985)による 3 段階モデル。
  (相反する感情をともなう葛藤、依存行動を断つ期間の延伸、解放)
- Biernack (1986)による 4 段階モデル。
  (彷徨ったり、非合理的な考えや「底つき」を体験した後に、やめる決意をし、依存症の身体的・社会的世界から決別し、渇望と衝動に対処してクリーンになる＝依存行動を断った状態をもち続け、普通になる)
- Waldorf (1983、1990)による 6 段階モデル。
  (変化を体験する、決心する、試しにやめてみる、元依存症者になる、「普通」になることを学ぶ、身体的・心理的・社会的・生活習慣上の空虚感を、家庭生活や宗教、政治、そして自助活動によって埋めていく)
- Brown (1985)による 4 段階モデル。
  (飲んでいる状態、移り変わり、初期の回復、そして現在進行形の回復)
- Shaffer と Jone による 3 段階モデル。
  (転換期の経験、積極的にやめる、再発の予防)

- Klingemann（1991）による３段階モデル。

  （動機、行動、維持）

- Prochaska とその同僚ら（1992）による６段階モデル。

  （前・熟考期、関心期、準備期、実行期、維持期、終了期）

　このような段階モデルによると、回復のプロセスはアルコールその他の薬物の使用を控えたりやめたりする以前からはじまっているという。各段階を直線的に進むことも可能であるが、完全な回復を達成できるまでに、これらのステージをぐるぐると回るプロセスをたどるのが一般的である。安定した回復に先立って、くり返される一連の流れとして、つぎのような変化をともなう。

　アルコール・薬物使用に関連して心の痛みが増してくる（回復しなければならない）、変わりたいという願望（回復したい）、変われる可能性を信じること（回復できる）、主体的なとり組み（回復していく）、葛藤のなかでの試み（回復している）、そして、しらふになってみるという状態から、しらふとしての自分を確立する状態へ移行する（私は元依存症者だ、私は回復した・あるいは回復中のアルコール依存症者または依存症者だ、もうアルコールや薬物を使ったりしない）。この変化の段階モデルは、依存症にかんする専門家のあいだでは大変人気があるが、それを支持する科学的根拠がないために批判も受けている（Sutton, 2001；West, 2005）。

　これまで「飛躍的な変化」と「徐々に進む回復」は、別々の現象として考えられてきた。しかし私たちは、両方の側面をもつ回復のストーリーも見聞きしている。たとえば、回復の起爆剤とされる熟考期の前段階をなんどもくり返しながら、あるとき人生を転換する重大な飛躍的変化を経験し、その後、安定した回復を手に入れた人びとを私たちは何人も見てきているのである。

　回復のはじまりの３番目のスタイルは「漂流」である。漂流とは、アルコールとその他の薬物の使用と、それにともなう問題が徐々になくなったり減ったりすることであり、本人の選択というよりも、状況がそ

うさせたケースといえる。この場合、依存症者は単純に、ただ「流れに身を任せた」だけであり、あとになってふり返ると何らかの出来事や状況が自分を薬物から引き離してくれたと、ようやく気づくことになるのである（Waldorf, 1983；Biernacki, 1986, 1990；Granfield & Cloud, 1999 を参照）。

　また、人生が成熟したり、環境の変化によってもアルコール・薬物の使用に変化を引き起こす人がいる。その変化は、変化の段階モデルで表されているような意識的な形式とはべつに生じる。たとえば、ヘロイン依存症をもつ女性にかんする研究にも回復について記述されているものがあるが、そこでは回復が中心的なテーマではなく、これまでに薬物を使っていた環境や関係性を切り離したあとの意図しない結果として描かれている（Gerstein, Judd, & Rovner, 1979）。また、なんとなく依存症になっていった過程とおなじように、依存症からも、なんとなく抜け出していく人もいる。そのケースでは、人生に新しい意味をもたらす何か、あるいは薬物の代わりとなる、とことん追求したくなるような何かとの出会いがあった人も含まれている（Cloud & Granfield, 2001）。

回復者アイデンティティ

　回復の様式（スタイル）の違いは、回復した人が手に入れるアイデンティティの違いにもあらわれる。どの程度・あるいはどのようにアルコール・薬物問題や回復プロセスに影響をうけたかの違いは、その人のアイデンティティに影響する。また、他の回復中の人びとと自分をどの程度、同一化するかによっても、違いが生ずる。回復者であることにたいして積極的関心をもたない人もいれば（重度のアルコール・薬物問題は解消したものの、自分のことを依然として「アルコール依存症者」とか「依存症者」「回復中の人間」とは思っていない人）、逆に、回復者であることを前向きにとらえている人（依存症から回復した状態がアイデンティティのなかで重要な部分となっている人）もおり、さらに回復者であることを消極的にしかとらえていない人もいる（依存症や回復にかんする状態は、自分自身で認めてはいるのだが、その状態を恥ずかしいと思っており、他の人に打ち明けない人である）。

これらのアイデンティティは、たがいに排他的ではないものの、より長い回復のキャリアのなかでは、さまざまな時点での違いとなる。

　たとえば、私たちは、かつて、回復者たちが依存症カウンセラーとして働くなどという、よもや起こりそうにないことが実際に起こるのを目撃した。そして、初期の依存症カウンセラーたちは、大胆にも、自分たちに必要な資質は自分たち自身が回復者であることだと公言していた。

　だが、1980 年代〜90 年代になると、回復者カウンセラーたちも専門家資格を獲得するようになったことと、アルコール・薬物問題への社会のスティグマ化がふたたび強くなったことの影響により、回復者であることを前面には出さないようになった。

　その後、新しい回復擁護運動が起こり回復中の人びとから、社会に顔を見せ自分たちの声を届けていこうという呼びかけがなされると、回復者であることを表に出さないようにしていたカウンセラーたちの多くも、ふたたび回復者として公衆の前に立つようになった。

　このように、私たちの経験からすると、アディクションからの回復においては、多くの場合、アイデンティティの向上が見られるのである。

回復のなかの他者との関係性

　回復のケースとして、依存症から回復した人とかかわりをもたずに回復する場合もある。こういう人たちは、依存症から回復し継続するときに回復中の他者と深くかかわることもなければ、回復のコミュニティや回復の文化（回復にともなう歴史や言葉、表現、儀式、象徴、文献、価値観をおなじように経験していく人たちの社会的なつながり）と自分を重ね合わせることもない。しかしだからといって、このようなタイプの人たちに外部からのサポートがまったくないわけではない。必要な支援は、回復中の人たちの大きなコミュニティから得るのではなく、親族や知り合いの輪のなかで受けている場合もある。

　たとえば著名な裁判弁護士であるゲリー・スペンス（Gerry Spense）氏は、このタイプの回復スタイルについて、つぎのように述べている。

私たち（私と妻）は、おたがいに AA になったようなものです。私
　たちは一緒にやめて、おたがいにしっかりと支え合っています。私
　はアルコーホーリクス・アノニマスの集まりに出席したことは一度も
　ありませんが、おそらくそこで人びとが経験するようなことを、私
　たちは経験してきたのです。

　さらにまた、対照的に 2 つの文化が並存する回復スタイルもある。回
復文化にかかわりつつ、同時にそれだけでなく、大きな「一般的な市
民」文化（依存症や回復とは無関係の人びととの活動やつきあい）にも積極
的に関係しているケースである。このほかに、回復文化没入型ともいえ
るスタイルがある。回復の文化をとおして回復を開始し維持している人
のなかには、ほとんど回復の文化のなかから外に出ないといえるほど、
回復の文化を人生のよりどころにしている人もいる（White, 1996）。

　これらのスタイルは、たがいに排他的ではなく、また同時に回復して
いくなかで変化しうるものでもある。回復の初期には、回復者のコミュ
ニティにいた人が、その後の人生においては回復者以外の人びととも深
くかかわるようになり、一般の人びとのコミュニティのなかで回復を維
持していく人たちもみられる。回復の初期と維持期に相互支援グルー
プ〔自助グループ〕を利用する人もいれば、それらの資源を使って回復
をはじめ、その後は家族や社会のプライベートな資源を活用して回復を
維持している人もいる。また、ミーティングには参加せずに 12 ステッ
プやその他の回復ツールを続けながら、長期の回復支援のための、他の
資源をさがす人もいる（Tonigan, Miller, Chavez, Porter, Worth, Westphal,
Carroll, Repa, Martin, & Tracy, 2002）。
　「バーチャル（インターネット）な回復」は、近年みられるようになっ
た、比較的新しい現象である。実際の対面で会うミーティングには、ほ
とんど参加しないが、インターネット上の支援グループを通じて回復を
達成したり維持したりする人たちである。ウェブベースの回復支援サー

ビスには、E メールやインスタント・メッセージ機能、ニュースグループ、掲示板、チャット、自己評価ツール、リカバリーコーチングなどがある（Walters, Hester, Chiauzzi, & Miller, 2005）。インターネットでは、専門家の治療や対面の相互支援グループにくらべ、女性や地位の高い職業についている人の参加が多く見られるという特徴がある（Hall & Tidwell, 2003）。

　複数形の回復コミュニティ（Communities of recovery）という言葉は、アーネスト・カーツ（Ernest Kurtz）によってはじめて用いられたものだが、それは回復コミュニティはいくつも存在することを示している。依存症治療の専門家が、これらのコミュニティにだれかを紹介するときには、その人とグループの両方が相性よく相互に利益があることを重視すべきである。どの回復コミュニティに親しみをもつか・もたないかの違いは、回復開始からそれまでの間の当人の変化の度合いによって異なるが、その違いこそが「回復のキャリア」を示す。
　このキャリアという概念は従来、依存症の進展プロセスや（Frykholm, 1985）、頻回の治療・入院歴をさして用いられてきた（Hser, Anglin, Grella, Longshore, & Prendergast, 1997；Timko, Moos, Finney, Moos, & Kaplowitz, 1999；Dennis, Scott, Funk, & Foss, 2005）。そして「回復のキャリア」は、その依存症プロセスの延長線上にある。回復の安定性、個人のアイデンティティ、そして回復を支える人間関係の積み重ねの段階的プロセスをさす。

12ステップの多様性
　仲間という関係性によって成り立つ支援グループは、アルコールとその他の薬物問題を解決するための主要な資源である（Room & Greenfield, 1993；Kessler, Mickelson, & Zhoa, 1997；Kissin, McLeod, & McKay, 2003）。このような支援グループは、人びとを惹きつけ、アクセスしやすく、利用するときにはお金もかからない。また、参加するときに形式的な手続きも必要ないし、参加する期間にも制限がない（Humphreys, et al., 2004）。

12ステップグループは、1935年のアルコホーリクス・アノニマスの設立からはじまった。AAより以前にも、回復のための相互支援団体はたくさんあったが、AAは、その規模においても（10万766グループ、210万人のメンバー）、地理的な広がり（150ヶ国）や継続している時間の長さからいっても、他の相互支援グループの確かなお手本となっているのである（Kurtz & White, 2003）。もちろん、AAが多様な集まりであることは明白であり（たとえばオハイオ州アクロンのAAとニューヨーク市のAAとは明らかに違いがある）、そしてAAの歴史のなかで、その多様さはさらに拡大している。

　AAがいかに多様であるかについては以下のことからもわかる。まず、AAミーティングは多様な形式でおこなわれている（例：オープンミーティング、クローズドミーティング、スピーカーミーティング、ディスカッションミーティングなど）。また、AAは特殊な集団や特別なニーズに合わせても運営されており、さまざまなAAプログラムが掲載された地域のAAミーティング一覧表を見れば、各AAグループの個別性を知ることができる。
　たとえば、年齢別（初心者向けミーティングや昔からの仲間に向けたミーティング）もあれば、性別（女性のみ、男性のみのミーティング）、あるいは性的指向（レズビアン、ゲイ、バイセクシュアル、トランスジェンダー）、言語の多様性（スペイン語、ポーランド語、汚い言葉の使用を禁止しているもの）や職業（医師、弁護士、飛行機のパイロット）、社会的地位（有名人や社会的地位の高い人のための秘密裏のミーティング）、交際状況（独身、カップル）、ほかにもかかえている問題（精神疾患、HIV・AIDS）、喫煙状況（非喫煙者）などの違いによっても多様なミーティングがおこなわれている。
　またAAミーティングには、宗教色にも違いがあり（AAをキリスト教化しようという動きもあれば、無神論者や不可知論者向けのAAグループもある）、さらにミーティングの儀式、ミーティング前後の活動、AAプログラムの基本的な解釈にも多様性がある（Kurtz & White, 2003）。
　さらにまた、AAの12ステップを他の薬物問題に応用しているグルー

プ（ナルコティクス・アノニマス、コカイン・アノニマス、マリファナ・アノニマス、ピル・アノニマス、メサドン・アノニマス等）や、同時にかかえている問題（二重診断アノニマス、ダブルトラブル・イン・リカバリー）のためのミーティングまで含めると、その多様性はどこまでも広がっているのである。

　1970年代から80年代にかけて、AAは爆発的に広がり、依存症治療業界および刑事司法制度がAAにもたらした影響（AAへの出席の強制）は、AAプログラムの根幹をゆるがす事態であると先ゆく仲間たちは大きな懸念を抱いた。そしてこの心配は、AAを定義し、とらえ直そうというひとつの歴史的な動きにも発展していった。
　AAの歴史的研究家アーネスト・カーツ（Ernest Kurtz）(1999, pp. 131-138)は、「本物のAA」を、治療の性質を帯びたミーティングと区別するために、つぎの5つの基準を提唱した。①AA特有の言葉づかいがあること（性格上の欠点、棚卸し、ハイヤーパワーなど）、②ユーモアと逆説的表現を歓迎していること、③「かつてどのようであり、何が起こって、今どうなっているのか」について、ふだん使っている言葉で表現する語りのスタイルがあること、④AAの伝統を尊重し従うこと、⑤ミーティングに参加している人びとは、そこにいたいのではなく、そこにいる必要があると強く信じていること。

　このようにAAが多様性を拡大してきたことは、科学界でもAAの「回復に作用する要素」の解明をめざす研究に火をつけた。AAのなかにさまざまな概念と活動があることを知った科学者たちは、そのなかのどの要素が、もっとも大きな変化をもたらし、アルコール依存症からの回復を強化するのかを明らかにしようと考えたのである。
　そしてその研究は、動機づけや、12ステップによる成長（積極的に断酒しAAに参加し続けること等）や、回復のためのコーチング（アドバイス）、さらに、対処行動にかんする指示の内容、回復のロールモデル、自己効力感の向上、交友関係の変化、他者への支援による治療上のメリット

などに焦点をあてた（Morgenstern, et al., 1997；Humphreys, Mankowski, Moos, &Finney, 1999；Pagano, Friend, Tonigan, & Stout, 2004）。

さらに科学者たちは、12ステップの効果の表われかたを、つぎの3種類に分類している。①もっとも効果が大きい人びと、②まったく効果がない人びと、③部分的に効果がある人びと（Morgenstern, Kahler, Frey, & Labouvie, 1996）。

12ステップグループにおける多様な経験には、つぎのようなケースがある。12ステップグループと他のグループ（例：AAとアラノン、AAとNA、AAとウィメン・フォー・ソブライエティ[Women for Sobriety]など）への同時参加のパターンや、あるグループから他のグループへと移るパターン（例：メインの所属をNAからAAへ変更する）、参加への熱心さのパターン（例：ミーティングの参加回数や12ステップの実践状況）、参加の期間（例：参加の機会を減らす事例、または参加していなかった状態からミーティングや行事に定期的に参加するようになった事例など）である。

その他の多様性

そのほかにも、スピリチュアリティを重視する12ステッププログラムでは効果がほとんど得られなかった人のために、仲間による宗教的または無宗教的な回復支援の方法が生まれている（Humphreys, 2004）。

宗教的な回復支援グループには、つぎのようなものがある（カッコ内の数字は創立年）。アルコホーリクス・ヴィクトリアス（Alcoholics Victorious 1948～）、ティーン・チャレンジ（Teen Challenge 1961～）、キリスト信者のためのアルコホーリクス（Alcoholics for Christ 1976～）、オーバーカマーズ・アウトリーリ（Overcomers Outreach 1977～）、ライオン使いアノニマス（Liontamers Anonymous 1980～）、マウンテン・ムーバーズ（Mountain Movers）、ハイ・グラウンド（High Ground）、フリー・エヌ・ワン（Free N'One）、ヴィクトリアス・レディ（Victorious Lady）、セレブレート・リカバリー（Celebrate Recovery）、ミラティ・イスラミ（Millati Islami）など、数え切れないほどの各地域の回復支援団体がある。

これらのグループの共通点は、依存症の原因を宗教的に解釈していること（例：人体の罪、やみくもな崇拝、悪魔にとり憑かれている等）、回復は神に完全に身を委ねることが必要と考えていること、宗教観にもとづいて個人のアイデンティティや価値観を再構築しようとしていること、そして信念を共有するコミュニティに密接にかかわるという点において共通している（White & Whiters, 2005）。

　無宗教の回復支援グループ（およびその創立年）としては、ウィメン・フォー・ソブライエティ（1975 〜）、セキュラー・ソブライエティ・グループ（Secular Sobriety Groups、後にセキュラー・オーガニゼーション・フォー・ソブラエティ〜私たち自身を救おう〜 [Secular Organization for Sobriety — Save Our Selves (SOS)] と改名。1985 〜）、ラショナル・リカバリー（Rational Recovery [RR]. 1986 〜）、メン・フォー・ソブライエティ（Men for Sobriety [MFS]. 1988 〜）、モデレーション・マネージメント（Moderation Management [MM]. 1994 〜）、スマート・リカバリー（SMART Recovery ®.1994 〜）、ライフリング無宗教リカバリー（LifeRing Secular Recovery [LSR]. 1999 〜）などがある。

　そして、無宗教のグループは以下のような特徴をもっている。ミーティングが開かれる場所（自宅や宗教色のない会場）や、宗教的な神々には言及しないこと、自分で自分にレッテルを貼らないこと（「アルコール依存症者」とか「アディクト」など）、個人のエンパワメントと自立を重視していること、クロストーク（メンバー間の直接的なフィードバックやアドバイス）にたいして寛容であること、正式なスポンサーシップはおこなわれていない、回復のプロセスを完了し（一生ミーティングに参加するのではなく）満たされた意味のある人生を送ることを支援すること、ミーティングでのスピーカーや推進者としてボランティアの専門職でアドバイスをくれる人（その人自身が回復中ではない人）を活用すること、などである（White & Nicolaus, 2005）。

　12 ステップに代わる活動に参加している人のなかには、その活動だ

けに参加する人もいれば、AA ミーティングと同時に参加する人もおり、また、段階的に参加していく人（ある特定の枠組みを使って回復をはじめ、その回復を維持し、さらに豊かにするために徐々に他の回復資源を使うようになる人）もいる（Kaskutas, 1992；Connors, Dermen & Duerr, 1992；White & Nicolaus, 2005）。

回復の継続性

　この 10 年のあいだに、長期にわたって安定して回復を続ける可能性とそのプロセスについての関心が高まってきた（Morgan, 1995；Chappel, 1993）。なぜかといえば、短期間だけのしらふや、短期間だけのアルコール・薬物使用の停止では、持続した回復にはつながらないからである。研究者のなかには、6 ヶ月間しらふであれば、その後の安定した寛解を期待できると考えている人もいるが（Armor, Polich, & Stambul, 1978）、アルコール依存症をもつ男性への追跡調査をおこなったヴェイラント（Vaillant,1983）は、しらふを 6 年以上続けている人には再発が見られなかったことから、依存症からの回復の安定性と継続性は、しらふの期間に比例することを明らかにした。

　そして、最近の研究では、多くの場合、アルコール依存症からの回復が完全に安定するのは寛解状態が 4 〜 5 年続いた時点であるという報告が増えてきている（Vaillant, 1996；Nathan & Skinstad, 1987；De Soto, O'Donnel, & De Soto, 1989；Dawson, 1996；Jin, Rourke, Patterson, Taylor & Grant, 1998）。さらに、そこにいったん到達すれば、飲酒問題をもちはじめた若年者にくらべて、年をとってからの飲酒問題者のほうが、アルコール依存症からの回復は安定しやすいとのことであった（Schutte, Brennan & Moos, 1994）。

　ヘロイン依存症者にかんする研究では、短期間の断薬の脆弱性を、さらにはっきりと証明している。追跡調査の結果、2 年経過の時点で麻薬を使用していなかった者のうち、5 年時点でも断薬を続けていたのは 42％に過ぎなかった（Duvall, Lock, & Brill, 1963）。また、3 年間のク

リーン生活を達成した者のうち3分の1は、その後再発し（Maddux & Desmond, 1981）、5年以上のクリーン期間をもつヘロイン依存症者の4分の1も、その後にヘロインを再使用していた（Hser, Hoffman, Grella, & Anglin, 2001）。

　回復の安定性は、使用する薬物の種類によっても多少異なるようだが、回復が時間とともに安定するという法則は、すべての依存症にあてはまるようである。2001年に実施された全国調査では「回復中」もしくは「以前、アルコールやその他の薬物に依存していた」と認識している人のうち、半数が5年以上の安定した回復状態にあると回答しており、34％が10年以上の安定した回復を達成していると回答している（Faces & Voices of Recovery, 2001）。また、メンバーにたいするアルコホーリクス・アノニマスの最新調査によると、継続的なしらふの平均期間は8年であり、36％のAAメンバーが10年以上、継続してしらふであると回答している（AA Grapevine, July, 2005）。

　5年間、完全に途切れることのない回復を達成した人たちは、他の健康問題で寛解といわれる人たちとおなじように、回復したと表現される。これは一般的にいえば、今後、死ぬまでに再発する危険性のレベルが、依存症の経験ゼロの人が今後の人生で依存症になるかもしれない可能性のレベルにまで低下したことを意味している。つまり、症状が完全になくなった状態に達してから、まだ5年未満の人や、断片的に回復を達成した人（アルコール・薬物の使用が減り、自分がもっている問題も減少した人）にたいしては、回復中・あるいは回復し続けているという表現が適当であると考えられる。

　この点、回復をはじめて5年が経過したあとも、まだ回復中という表現を使うのは、用心を怠らず、忍耐も必要という注意を喚起してはくれるが、しかし、そのような言葉をいつまでも使うのはどうだろうか。意図しないにしても、深刻なアルコール・薬物問題には永久に解決策がないという印象をあたえかねないし、これらの問題へのスティグマや悲観

的な考えを温存することにもなりかねない点には注意が必要であろう。

回復の終結

　依存症からの回復にまつわる論争のひとつに、依存症からの回復には完全な終りがあるのか、という問題がある。前にも少しふれたが、回復の段階モデルには、およそつぎの4つの幅広い回復段階がある。

　①回復のための下準備（回復に通じる入り口が開ける）、②回復の開始（問題解決に向けて有効な方法を見つける）、③回復の維持（安定した回復を達成したが、引き続き回復プロセスを忘れることなく問題解決のための幅広い方法を維持し洗練していく）、④回復の終結（回復に没頭することのない総合的な健康の達成）。

　この「回復の終結」段階は、第2段階の回復（「第1段階で救われた命の立て直し」）と呼ばれ（Larsen, 1985, p15）、初期の依存行動への不安を乗り越え、自分の性格やアイデンティティ、他者との関係性の再構築に力を注いでいく段階である。これは完成された回復あるいは本当のステップ13とも呼ばれ、総合的な健康状態であり、他者と親密になり、平静な心を持ち、自己を受容する。そして、公共的な献身活動をめざして高い能力を発揮する、回復の「さらに発展した状態」である。

アルコール・薬物問題の専門的治療へのヒント

　回復志向型のケアシステムを構築するために、理解しておかなければ必須のことがらがある。そのなかでも、もっとも重要な点はつぎのとおりである。

　パラダイム転換：依存症治療や依存症カウンセリングにたいして、これまでの問題追求型のパラダイムから、回復のパラダイムに転換するように求める傾向が強くなっているが、それは治療においても単純な生物・心理・社会的な安定を重要視するのではなく、回復のマネジメントを継続することを重視する考えかたである（それは回復の前段階でのかかわりや回復開始後の継続的なモニタリング、段階に応じた回復にかんする教

育やコーチング、回復の仲間たちとの積極的なつきあい、必要に応じて初期的再介入をすることなどである）。(White, Boyle & Loveland, 2003)

回復の定義とカテゴリー：回復のパラダイムへと転換していくときに、依存症分野の専門家と回復にかかわる多様なコミュニティとのあいだで、回復の定義そのものについての十分な議論が必要である。それらの議論は、論争を引き起こすかもしれないが、いっぽうで、以下のことを達成できる可能性がある。

1. 断薬を、めざすべき状態と考えたり、回復とは何かを説明するときの絶対条件とするのではなく、回復を達成するための一つの方法（かつ重篤なアルコール・薬物問題をもつ人にとっては大変望ましい方法）として把握するように変えていく。ゴールは、どんな方法を使ってもよいので、AOD問題（アルコール・薬物問題）の解決に向けていくことが大切である。このような方針のもとでは、アルコール・薬物問題をもつ人のなかで、それほど重症でない人は完全に断薬しなくても、穏やかに回復していくケースも認められることになる。

2. 回復の中心となることがらが広がる（薬物とのかかわり方の変化等）。すべての精神作用薬物を健康的に使用するか、もしくは一切使用しないようになることを含めて、総合的に、健康な状態を達成することが目標になる。そして依存症治療プログラムのなかでの多様な回復の結果にたいする責任も、自分自身が負うようになるだろう（たとえば主要薬物や副次的な薬物の使用状況の変化、身体的・感情的な変化、家族や人間関係、職業・学業にもあらわれる変化など）。これまでのように、回復によってアルコール・薬物問題の何を消すことができるかを重要視するのではなく、回復によって、その人自身に、家族に、コミュニティに何をもたらすことができるかを大切にする流れへと変わっていくのである（それは総合的な健康や職業、学業の向上、一市民としての積極的な活動などによって達成されていく）。

（http://www.samhsa.gov/Matrix/SAP_treatment.aspx）。

3. 家族の回復というコンセプトを、もう一度、見直すことになる。そうすることで、家族の評価、介入、継続的なモニタリングのための新しい技術が発展するとともに、家族を中心とした回復にかんする研究が促進される。

4. 部分的な回復というコンセプトが、依存症治療の分野においても明確になり、認められるようになる。さらに広範囲の人びとに豊かな回復（目を見張るほど改善した健康状態や地域活動への参加など）がもつ文化的な意味を知ってもらえるようになれば、これまでアルコール・薬物問題につきまとってきた社会的スティグマを解消していく力にもなる。

回復の資本

これまでは、依存症を病気とみなし、治療しようとする考えにもとづいて評価・処遇がなされてきたために、問題の深刻さ、複雑さばかりに目が奪われてきた。しかし、これからは人びとの適応力や回復力というコンセプトをその中心にすえることで、つぎのような変化が起きていくだろう。まず、個人が回復のためにもっている資源〔素質・個性〕が重要視されるようになる。また、回復のためのその資源がはたす役割は、自然な状態にある場合と、治療者から支援を受けている場合、またピアから支援を受けている場合、のそれぞれにおいて区別される。そして臨床的な意思決定をおこなう場合には、とくに個人や家族がもっている回復のための資源が重要視される。

回復の資本という考えかたのなかで、もっとも重要なことは、アルコール・薬物問題の経験者の全員が専門家による治療を必要とするわけではないという前提である。たとえば、かかえている問題がそれほど深刻でなく、回復のための資本をたくさん持っている人にたいしては、治療の代替案として、自然な環境やピア〔当事者〕による支援を勧めてみるのもよいだろう。自然な状況やピアによる支援を回復資源として選ぶこと

によって、生活への制限も少なくてすむし、より安価で、スティグマに
さらされることも少ない。そして、このような資源による効果をていね
いにモニタリングしていけば、いつ、どんな状況になると専門家の支援
が必要となるのかを見きわめることもできる。

投薬治療による回復

　依存症治療の分野では（そしてアメリカの回復コミュニティや、さらに
広くアメリカの文化のなかでは）、投薬にたいして断固として反対する考
えがある。そのいっぽうで、さまざまな補助的治療薬が入手可能になっ
ており、その有効性を示す科学的根拠も蓄積されつつあるので、投薬に
たいする考えかたのちがいには対立が生じている。

　しかし将来的には、多くの専門家や回復コミュニティの人びとが補助
的治療薬の正当性を認識し、治療や支援サービスのなかに組み込んでい
くことになるだろう。もしそうならなければ、科学的・医療的治療はべ
つの分野へと切り離されてしまい、この断裂は、いわば心と体が別々に
なるような悲劇的な事態となるかもしれないのである。

回復の枠組み

　私たちは、宗教的な回復の枠組みや、スピリチュアルな、あるいは無
宗教の回復の枠組みにたいしても、より明確に提示し評価していかなけ
ればならない。そのさい、それぞれがどのような文化や臨床像をもつ集
団にたいして応用可能なのかを注意深く検討していく必要がある。

　これまで研究者たちは、アメリカ先住民やアフリカ系アメリカ人のア
ルコール・薬物「問題」にかんしては過剰といわれるくらいの研究をし
てきたが、その反面、これらの集団が実現している「回復」の多様性に
ついての研究は少ない。

　たとえば、多くの黒人が通う教会を通じて回復を実現しているアフリ
カ系アメリカ人はどれくらいいるだろうか？ また、AA や NA への参加
のなかで回復をはじめ、黒人の多い教会に通って回復の維持を続けてい
るアフリカ系アメリカ人は？

さらに、長期間のしらふを継続するために、先祖から伝わる文化的活動や宗教のなかで回復活動を続けているアメリカ先住民は？　さらに「無宗教による回復」の枠組みに入るメンバーは「宗教的」あるいは「12 ステップの回復」の枠組みに入るメンバーとどのように違うのか？

　さらにまた「宗教的」「スピリチュアル」「無宗教」のそれぞれの回復の枠組みに共通し、あるいは相違している変化のメカニズムは何なのか？

　これらの疑問にたいしては、まだ科学的な研究にもとづく信頼できる回答は得られていないのである。

回復のスタイル

　回復が、どのようにはじまり、その後、どのように個人のアイデンティティや人間関係が形成されていくかは一様ではない。それは AOD 問題からの回復の多様性を示すことがらであり、今後は、治療や回復支援サービスの方向性を決めるためにも、それらの回復スタイルをさらに研究する必要がある。また、異なる文化や臨床像をもつ集団間での普及状況を比較することも大切であり、このような回復スタイルの解明は、現在の回復にかんする研究のなかで、重要視されているテーマのひとつである。

回復のために相互支援する集団の多様性

　ピアによる回復支援グループの団体数は増加し、その多様性も拡大している。したがって、依存症専門家はこのようなグループから、さまざまなことを学ぶべきである。そこでは良い関係を築いたほうがよいし、自分が担当する患者にも、これらのグループについての情報を提供し、積極的に、これらのグループとのネットワークを構築していくべきである。回復支援グループは多様であり、個々の患者がもつさまざまなファクター、たとえば年齢、性別、社会的・経済的状況、使用薬物、喫煙の有無、宗教やスピリチュアリティにたいする考えかた等によって、どのグループがマッチするかも検討しなければならない（Forman, 2002；

White & Nicolaus, 2005)。

　このように、多様な回復の道すじが示されれば、患者はどれか1つを選ぶことができるので、その人にとって最善の治療プログラムを選択してもらえるという考えかたが広まってきた。最近おこなわれた治療の有効性にかんするアンケートによって、自分で選ぶという行為が患者の動機づけやアウトカム〔再入院〕にも影響していることがわかってきたのである（Hester & Miller, 2003）。

　ようするに、あらゆる回復支援も他の治療と同様に、もっとも効く人、部分的に効く人、そしてまったく効かない人がいるのである。そこで大切になるのは、1人ひとりの個性と、特定の治療、回復支援の方法が、最適の組み合わせとなるようにモニタリングを重ねながら、支援の内容を検討することである。そうすれば、重篤で複雑な問題をかかえた個人や家族であっても、その人をとりまく自然な回復資源により、またピアの回復ネットワーク、専門家治療とを組み合わせた支援によって、より良い状態に向かうことが期待できるのである。

まとめ

　依存症を病気とみなして治療しようとする考えから、回復を中心とする考えかたへの移行は、回復の多様性にたいする有意義で新しい理解を生むにちがいない。しかしながら、いまの私たちには、この多様性についての理解はまだ不十分であり、さまざまな回復の道すじとスタイルがあることを表面的なレベルではなく、さらに深く考えていかなければならない。いま、回復という研究テーマは積極的に追究すべき時であり、回復には多様な道すじとスタイルがあるという認識が、今後の依存症治療と回復支援サービスにかかわるすべての団体の理念・計画に反映され、浸透していかなければならない。

謝辞

　この論文は、物質乱用および精神衛生サービス管理局・薬物乱用治療センター（SAMHSA・CAST）より資金を提供されている五大湖中毒技術

移転センター（ATTC）から財政的支援を受けた。ただし、本稿で表明した意見は著者の考えであり、SAMHSA・CAST や ATTC の意見・方針等とは無関係である。最後になったが、この論文の構想にかんしてコメントと提案を寄せてくれたアール・ハリソン氏に感謝する。

参考文献および推薦図書

Alcoholics Anonymous: The Story of How Many Thousands of Men and Women Have Recovered from Alcoholism. (1939). New York；Works Publishing Company.

Alcoholics Anonymous: The Story of How Many Thousands of Men and Women Have Recovered from Alcoholism. (1976) New York: A.A. World Services, Inc.

Alcoholics Anonymous (2005). Survey profiles today's AA members. About AA: A Newsletter for Professionals, Fall, p. 1.

American Psychiatric Association. (1994). Diagnostic and statistical manual of mental disorders (4th ed.). Washington, DC: Author.

Anglin, M. D., Almong, I. J., Fisher, D. G. & Peters, K. R.(1989). Alcohol use by heroin addicts: Evidence for an inverse relationship. A study of methadone maintenance and drug free treatment samples. American Journal of Drug and Alcohol Abuse, 15 (2), 191-207.

Anglin, M. D., Hser, Y., & Grella C. E.(1997). Drug addiction and treatment careers among clients in DATOS. Psychology of Addictive Behaviors, 11(4), 308-323.

Anglin, M. D., Hser, Y., & Grella C. E.(1997). Drug addiction and treatment careers among clients in DATOS. Psychology of Addictive Behaviors, 11, 308-323.

Anthony, J. C., & Helzer, J. E.(1991). Syndromes of drug abuse and dependence. In L. N. Robins, & D. A. Regier.(Eds.). Psychiatric Disorders in America: The Epidemiologic Catchment Area Study(pp. 116-154). New York, NY: The Free Press. Armor, D. J. and Meshkoff, J. E.(1983). Remission among treated and untreated alcoholics. In N. K. Mello.(Ed.), Advances in Substance Abuse: Behavioral and Biological Research: Volume 3(pp. 239-269). CN: JAI Press.

Armor, D. J., Polich,J. M., & Stambul, H. B.(1978). Alcoholism and Treatment. New York: Wiley.

Bacchus, L, Strang, J, and Watson, P.(2000). Pathways to abstinence: Two-Year follow-up data on 60 abstinent former opiate addicts who had been turned away from treatment. European Addiction Research, 6(3), 141-147.

Badri, M. B. (1976). Islam and alcoholism. Tacoma Park, MD: Muslim Students Association of the U.S. and Canada.

Behar, D., Winokur, G. & Berg, C. J. (1984). Depression in the abstinent alcoholic. American Journal of Psychiatry, 141 (9), 1105-1107.

Bien, T. & Barge, R. (1990). Smoking and drinking: A review of the literature. International Journal of the Addictions, 25 (12), 1429-1454.

Biernacki, P. (1986). Pathways from Heroin Addiction: Recovery Without Treatment. Philadelphia, PA: Temple University Press.

Bischof, G., Rumpf, H., Hapke, U., Meyer, C. & John, U. (2000). Gender differences in natural recovery from alcohol dependence. Journal of Studies on Alcohol, 61 (6),783-786.

Borkman, T. (1997). Is recovery planning any different from treatment planning? Journal of Substance Abuse Treatment, 15 (1), 37-42.

Brown, S. (1985). Treating the Alcoholic: A Developmental Model of Recovery. New York: Wiley.

Brown, S., & Lewis, B. (1999). The Alcoholic Family in Recovery: A Developmental Model. New York, NY: Guilford.

Burman, S. (1997). The challenge of sobriety: Natural recovery without treatment and self-help programs. Journal of Substance Abuse, 9, 41-61.

Caetano, R. (1993). Ethnic minority groups and Alcoholics Anonymous: A review. In B. McCrady and W. Miller (Eds.), Research on Alcoholics Anonymous: Opportunities and Alternatives (pp.209-231). New Brunswick, NJ:Rutgers Center of Alcohol Studies.

Caldwell, P. E., & Cutter, H. S. G. (1998). Alcoholics Anonymous affiliation during early recovery. Journal of Substance Abuse Treatment, 15 (3), 221- 228.

Carmelli, D. & Swan, G. (1993). The relationship between quitting smoking and changes in drinking in World War II veteran twins. Journal of Substance Abuse, 3 (5), 103-116.

Chapman, R. E. (1987). Personality characteristics of alcoholics in long-term recovery. Dissertation Abstracts International, 48 (2), 338-A.

Chappel, J. N. (1993). Long-term recovery from alcoholism. Psychiatric Clinics of North America, 16 (1), 177-187.

Cloud, W. & Granfield, R. (1994). Terminating addiction naturally: Post-addict identity and the avoidance of treatment. Clinical Sociology Review, 12: 159-174.

Cloud, W. & Granfield, R. (2001). Natural recovery from substance dependency: Lessons for treatment providers. Journal of Social Work Practice in the

Addictions, 1 (1), 83-104.

Cohen, P. & Sas, A. (1994). Cocaine use in Amsterdam in non- deviant subcultures. Addiction Research, 2 (1), 71-94.

Coleman, J. (1978) A theory of narcotic abstinence. Paper presented at the 1978 Conference of the Society for the Study of Social Problems, San Francisco, California.

Connors, G. J., Dermen, K. H. & Duerr, M. (1992). SOS membership survey: Preliminary results. In J. Christopher (Ed.), SOS Sobriety (pp. 61-65). Buffalo, NY: Prometheus Books,

Copeland, J. (1988). A qualitative study of self-managed change in substance dependence among women. Contemporary Drug Problems, 25 (2), 321-345.

Courtwright, D. (2001). Forces of Habit: Drugs and the Making of the Modern World. Cambridge: Harvard University Press.

Coyhis, D. (1999). The Wellbriety Journey: Nine Talks by Don Coyhis. Colorado Springs, CO: White Bison, Inc.

Coyhis, D. (2000). Culturally specific addiction recovery for Native Americans. In: Krestan, J. (Ed.), Bridges to Recovery (pp. 77-114). New York: The Free Press.

Cross, G., Morgan, C., Moonye, A., Martin, C., & Rafter, J. (1990). Alcoholism treatment: A ten-year follow-up study. Alcoholism Clinical and Experimental Research, 14 (2), 169-173.

Cunningham, J. A. (1999a). Resolving alcohol-related problems with and without treatment: The effects of different problem criteria. Journal of Studies on Alcohol, 60 (4), 463-466.

Cunningham, J. A. (1999b). Untreated remissions from drug use: The predominant pathway. Addictive Behaviors, 24 (2), 267-270.

Cunningham, J. A. (2000). Remissions from drug dependence: Is treatment a prerequisite? Drug and Alcohol Dependence, 59 (3), 211-213.

Cunningham, J. A., Lin, E., Ross, H. E., & Walsh, G. W. (2000). Factors associated with untreated remissions from alcohol abuse or dependence. Addictive Behaviors, 25 (2), 317-321.

Cunningham, J., Sobell, L. Sobell, M. & Kapur, G. (1995) Resolution from alcohol problems with and without treatment: Reasons for change. Journal of Substance Abuse, 7 (3), 365-372.

Dawson, D. A. (1996). Correlates of past-year status among treated and untreated persons with former alcohol dependence: United States, 1992. Alcoholism: Clinical and Experimental Research, 20 (4), 771-779.

Dawson, S. A., Grant, B. F., Stinson, F. S., Chou, P. S. Huang, B. & Ruan, W.

J. (2005). Recovery from DSM-IV alcohol dependence: United States, 2001- 2002. Addiction, 100 (3), 281-292.

Dennis, M. L., Scott, C. K, & Hristova, L. (2002). The duration and correlates of substance abuse treatment careers among people entering publicly funded treatment in Chicago [Abstract], Drug and Alcohol Dependence, 66 (Suppl. 2), 44.

Dennis, M.L., Scott, C.K., Funk, R. & Foss, M.A. (2005). The duration and correlates of addiction and treatment careers. Journal of Substance Abuse Treatment, 28, S51-S62.

Denzin, N. K. (1987). The Recovering Alcoholic. Newbury Park, CA: Sage.

De Soto, C. B., O'Donnell, W. E., Allred, L. J. & Lopes, C. E. (1985). Symptomatology in alcoholics at various stages of abstinence. Alcoholism
Clinical and Experimental Research, 9 (6), 505-512.

De Soto, C. B., O'Donnel, W. E. & De Soto, J. L. (1989). Long-term recovery in alcoholics. Alcoholism: Clinical and Experimental Research, 13 (5), 693- 697.

Dickens, B.M., Doob, A.N., Warwick, O.H., & Winegard, W.C. (1982). Report of the Committee of Inquiry into Allegations Concerning Drs. Linda and Mark Sobell. Toronto, Canada: Addiction Research Foundation.

Downey, L., Rosengren, D. B., & Donovan, D. M. (2000). To thine own self be true: Self-concept and motivation for abstinence among substance abusers. Addictive Behaviors, 25 (5), 743-757.

Duvall, H. J., Lock, B. Z. & Brill, L. (1963). Follow-up study of narcotic drug addicts five years after hospitalization. Public Health Reports, 78 (3), 185- 193.

Edwards, G. (1984). Drinking in longitudinal perspective: Career and natural history. British Journal of Addiction, 79, 175-183.

Edwards, G., Duckitt, A., Oppenheimer, E., Sheehan, M. & Taylor, C. (1983). What happens to alcoholics? The Lancet, 2 (8344), 269-271.

Elise, D. (1999) Recovering recovery. Journal of Ministry in Addiction And Recovery, 6 (2), 11-23.

Emrick, D. C., Tonigan, J. S., Montgomery, H. & Little, L. (1993). Alcoholics Annonymous: What is currently known? In B. McCrady and W. R. Miller (Eds.), Research on Alcoholics Anonymous: Opportunities and Alternatives (pp. 41-78). Brunswick, NJ: Rutgers Center of Alcohol Studies.

Faces & Voices of Recovery (2001). The Road to Recovery: A Landmark National Study on the Public Perceptions of Alcoholism and Barriers to Treatment. San Francisco, CA: Peter D. Hart Research Associates, Inc./The Recovery Institute.

Fillmore, K. M., Hartka, E., Johnstone, B. M., Speiglman, R., & Temple, M. T. (1988). Spontaneous Remission of Alcohol Problems: A Critical Review.

Washington, D.C.: Institute of Medicine.

Finney, J. & Moos, R. (1981). Characteristics and prognosis of alcoholics who become moderate drinkers and abstainers after treatment. Journal of Studies on Alcohol, 42 (1), 94-105.

Fiorentine, R. (1999). After drug treatment: Are 12-step programs effective in maintaining abstinence? American Journal of Drug and Alcohol Abuse, 25 (1), 93-116.

Fiorentine, R., & Hillhouse, M. (2000). Drug treatment and 12-step program participation: The additive effects of integrated recovery activities. Journal of Substance Abuse Treatment, 18 (1), 65-74.

Forman, R.F. (2002). One AA meeting doesn't fit all: 6 keys to prescribing 12-step programs. Psychiatry Online, 1 (10), 1-6.

Frykholm, B. (1985). The drug career. Journal of Drug Issues, 15 (3), 333-346. Gerard, D., Sanger, G. & Wile, R. (1962). The abstinent alcoholic. Archives of General Psychiatry, 6, 83-95.

Gerstein, D., Judd, L.L., & Rovner, S.A. (1979) Career dynamics of female heroin addicts. American Journal of Drug and Alcohol Abuse, 6 (1), 1-23.

Goldman, M. S. (1983). Cognitive impairment in chronic alcoholics: Some causes for optimism. American Psychologist, 38 (10), 1045-1054.

Granfield, R., & Cloud, W. (1999). Coming Clean: Overcoming Addiction Without Treatment. New York, NY: New York University Press. Green, L. L., Fullilove, M. T. & Fullilove, R. E. (1998). Stories of spiritual awakening: The nature of spirituality in recovery. Journal of Substance Abuse Treatment, 15 (4), 325-331.

Hall, M. J. & Tidwell, W. C. (2003). Internet recovery for substance abuse and alcoholism: An exploratory study of service users. Journal of Substance Abuse Treatment, 24 (2), 161-167.

Harding, W. M., Zinberg, N. E., Stelmack, S. M. & Michael, B. (1980). Formerly-addicted-now-controlled opiate users. International Journal of the Addictions 15(1), 47-60.

Havassy, B. E., Hall, S. M., & Wasserman, D. A. (1991). Social support and relapse: Commonalities among alcoholics, opiate users, and cigarette smokers. Addictive Behaviors, 16 (5), 235-246.

Helzer, J. E., Burnam, A. & McEvoy, L. T. (1991). Alcohol abuse and dependence. In L. N. Robins & D. A. Regier (Eds.), Psychiatric Disorders in America: The Epidemiologic Catchment Area Study (pp. 81-115). New York: The Free Press.

Hester, R. K., & Miller, W. R. (Eds.)(2003). Handbook of Alcoholism Treatment

Approaches: Effective Alternatives (3rd ed.). Boston, MA: Allyn & Bacon.

High Bottom. (1949). A.A. Grapevine, October.

Hoffman, A. & Slade, J. (1993). Following the pioneers: Addressing tobacco in chemical dependency treatment. Journal of Substance Abuse Treatment, 10 (2), 153-160.

Hoffmann, N., Harrison, P. & Belille, C. (1983). Alcoholics Anonymous after treatment: Attendance and abstinence. International Journal of the Addictions, 18 (3), 311-318.

Hser, Y. (2000). Substance Abuse and Aging Project: Drug Use Careers: Recovery and Mortality. Retrieved on March 24, 2005 from http://www.oas. samhsa.gov/aging/chap3.htm.

Hser, Y., Anglin, M., Grella, C., Longshore, D., & Prendergast, M. (1997). Drug treatment careers: A conceptual framework and existing research findings. Journal of Substance Abuse Treatment, 14 (3), 1-16.

Hser, Y., Grella, C., Chou, C. & Anglin, M.D. (1998) Relationship between drug treatment careers and outcomes: Findings from the National Drug Abuse Treatment Outcome Study. Evaluation Review. 22 (4): 496-519.

Hser, Y., Hoffman, V., Grella, C. & Anglin, D. (2001) A 33-year follow-up of narcotics addicts. Archives of General Psychiatry, 58 (5), 503-508.

Hughes, J.R. (1996). Treating smokers with current or past alcohol dependence. American Journal of Health Behavior, 20 (5), 286-290.

Hughes, J. R. (1995). Clinical implications of the association between smoking and alcoholism. In J. B. Fertig & J. P. Allen (Eds.), Alcohol and Tobacco: From Basic Science to Clinical Practice. (NIAAA Research Monograph No. 30, NIH Publication No 95-3931, pp. 171-185). Washington, Government Printing Office.

Humphreys, K. (2004). Circles of Recovery: Self-Help Organizations for Addictions. Cambridge: Cambridge University Press.

Humphreys, K., Mankowski, E., Moos, R. & Finney, J. (1999). Do enhanced friendship networks and active coping mediate the effect of self-help groups on substance abuse? Annals of Behavioral Medicine, 21 (1), 54-60.

Humphreys, K., Mavis, B. E., & Stoffelmayr, B. E. (1994). Are twelve-step programs appropriate for disenfranchised groups? Evidence from a study of posttreatment mutual help group involvement. Prevention in Human Services, 11, 165-180.

Humphreys, K., Moos, R. J., & Cohen, C. (1997). Social and community resources and long-term recovery from treated and untreated alcoholism. Journal of Studies on Alcohol, 58 (3), 231-238.

Humphreys, K., Wing, S., McCarty, D., Chappel, J., Galant, L., et al, (2004).

Self- help organizations for alcohol and drug problems: Toward evidence-based practice and policy. Journal of Substance Abuse Treatment, 26 (3), 151-158.

James, W. (1902, 1982). The Varieties of Religious Experience. New York: Penguin.

Jason, L.A., Davis, M.I., Ferrari, J.R. And Bishop, P. D. (2001) Oxford House: A review of research and implications for substance abuse recovery and community research. Journal of Drug Education, 31 (1): 1-27.

Jin, H., Rourke, S. B., Patterson, T. L., Taylor, M. J. & Grant, I. (1998). Predictors of relapse in long-term abstinent alcoholics. Journal of Studies on Alcohol, 59 (6), 640-646.

Johnson, E. & Herringer, L. (1993). A note on the utilization of common support activities and relapse following substance abuse treatment. Journal of Psychology, 127 (1), 73-78.

Jordan, C. M. & Oei, T. P. S. (1989). Help-seeking behavior in problem drinkers: A review. British Journal of Addiction, 84, 979-988.

Jorquez, J. (1983). The retirement phase of heroin using careers. Journal of Drug Issues, 18 (3), 343-365.

Kandel, D. B. & Raveis, V. H. (1989). Cessation of drug use in young adulthood. Archives of General Psychiatry, 46 (2), 109-116.

Kaskutas, L. (1992). Beliefs on the source of sobriety: Interactions of membership in Women for Sobriety and Alcoholics Anonymous. Contemporary Drug Problems, 19 (4), 631-648.

Kelly, J. F., Myers, M. G., & Brown, S. A. (2002). Do adolescents affiliate with 12-step groups? A multivariate process model of effects. Journal of Studies on Alcohol, 63 (3), 293-304.

Kessler, R. C., Mickelson, K. D. & Zhoa, S. (1997). Patterns and correlates of self- help group membership in the United States. Social Policy, 27 (3), 27-45.

Kessler R. C., Nelson, C. B., McGonagle, K. A., Edlund, M. J., Frank, R. G., &Leaf, P. (1996). The epidemiology of co-occurring addictive and mental disorders: Implications for prevention and service utilization. American Journal of Orthopsychiatry, 66 (1), 17-31.

Kirkpatrick, J. (1986). Goodbye Hangovers, Hello Life. New York: Ballantine Books.

Kishline, A. (1994). Moderate Drinking. Tucson, Arizona: See Sharp Press.

Kissin, W., McLeod, C. & McKay, J. (2003). The longitudinal relationship between self-help group attendance and course of recovery. Evaluation and Program Planning, 26, 311-323.

Klingemann, H. K. H. (1991). The motivation for change from problem alcohol and heroin use. British Journal of the Addictions, 86 (6), 727-744.

Klingemann, H. K. H. (1992). Coping and maintenance strategies of spontaneous remitters from problem use of alcohol and heroin in Switzerland. International Journal of the Addictions, 27 (12), 1359-1388.

Kreek, M. & Vocci, F. (2002). History and current status of opioid maintenance treatments. Journal of Substance Abuse Treatment, 23 (2), 93-105.

Kurtines, W. M., Ball, L. R.& Wood, G. H. (1978). Personality characteristics of long-term recovered alcoholics: a comparative analysis. Journal of Consulting and Clinical Psychology, 46 (5), 971-977.

Kurtz, E. (1999). The Collected Ernie Kurtz. Wheeling, WV: The Bishop of Books.

Kurtz, E. & Ketchum, K. (1992). The Spirituality of Imperfection: Modern Wisdom from Classic Stories. New York: Bantam Books.

Kurtz, E. & White, W. (2003). Alcoholics Anonymous. In J .Blocker and I. Tyrell (Eds.), Alcohol and Temperance in Modern History (pp. 27-31). Santa Barbara , CA: ABC-CLIO.

Larimer, M. E. & Kilmer, J. R. (2000). Natural history. In G. Zernig, A. Saria, M. Kurz, & S. S. O'Malley, (Eds.), Handbook of Alcoholism (pp. 13-28). Boca Raton, FL: CRC Press.

Larsen, E. (1985). Stage II Recovery: Life Beyond Addiction. New York, NY: HarperCollins Publishers.

Lender, M & Martin, J. (1982). Drinking in America. NY: The Free Press.

Levy, B. S. (1972) Five years later: A follow-up study of 50 narcotic addicts. American Journal of Psychiatry, 128 (7),102-106.

Maddux, J. & Desmond, D. (1986). Relapse and recovery in substance abuse careers. In F. Tims & C. Leukefeld, (Eds.), Relapse and Recovery in Drug Abuse. (NIDA Monograph Series 72, pp. 49-72).

Maddux, J. F. & Desmond, D. P. (1980). New light on the maturing out hypothesis in opioid dependence. Bulletin on Narcotics, 32 (1), 15-25.

Maddux, J. F. & Desmond, D. P. (1981). Careers of Opioid Users. New York: Praeger.

Maddux, J. F. & Desmond, D. P. (1992). Ten-year follow-up after admission to methadone. American Journal of Drug and Alcohol Abuse, 18 (3), 289-303.

Margolis, R., Kilpatrick, A., & Mooney, B. (2000). A retrospective look at long-term adolescent recovery: Clinicians talk to researchers. Journal of Psychoactive Drugs, 32 (1), 117-125.

McMurran, M. (1994). The Psychology of Addiction. Washington, D.C.: Taylor and Francis.

Meissen, G., Powell, T. J., Wituk, S. A., Girrens, K. & Artega, S. (1999). Attitudes of AA contact persons toward group participation by person with mental illness. Psychiatric Services, 50 (8), 1079-1081.

Mental sobriety means spotting danger signals. (1946). AA Grapevine, March.

Miller, W. R. (1995). Toward a Biblical perspective on drug use. Journal of Ministry in Addiction & Recovery, 2 (2), 77-86.

Miller, W. & C'de Baca, J. (2001). Quantum Change: When Epiphanies and Sudden Insights Transform Ordinary Lives. New York, NY: Guilford Press.

Miller, W. & Kurtz, E. (1994). Models of alcoholism used in treatment: contrasting AA and other perspectives with which it is often confused. Journal of Studies on Alcohol, 55 (2), 159-166.

Miller, W. R., Walters, S. T., & Bennett, M. E. (2001). How effective is alcoholism treatment in the United States? Journal of Studies on Alcohol, 62 (2), 211-220.

Montgomery, H. A., Miller, W. R., & Tonigan, J. S. (1995). Does Alcoholics Anonymous involvement predict treatment outcome? Journal of Substance Abuse Treatment, 12 (4), 241-246.

Moos, H., Finney, M., & Cronkite, R.C. (1990). Alcoholism treatment: Context, process and outcome. New York: Oxford University Press.

Morgan, O.J. (1995a). Extended length sobriety: The missing variable. Alcoholism Treatment Quarterly, 12 (1), 59-71.

Morgan, O.J. (1995b). Recovery-sensitive counseling in the treatment of alcoholism. Alcoholism Treatment Quarterly, 13 (4), 63-73.

Morgenstern, J., Kahler, C. W., Frey, R. M. & Labouvie, E. (1996). Modeling therapeutic response to 12-step treatment: Optimal responders, nonresponders, partial responders. Journal of Substance Abuse, 8 (1), 45-59.

Morgenstern, J., Labouvie, E., McCray, B. S., Kahler, C. W., & Frey, R. M. (1997). Affiliation with Alcoholics Anonymous after treatment: A study of its therapeutic effects and mechanisms of action. Journal of Consulting and Clinical Psychology, 65, 768-777.

Murphy, S. and Irwin, J. (1992). "Living with the dirty secret": Problems of disclosure for methadone maintenance clients. Journal of Psychoactive Drugs, 24 (3), 257-264.

Musto, D. (1999). The American Disease: Origins of Narcotic Control. New York: Oxford University Press.

Myers, M. & Brown, S. (1990). Cigarette smoking and health in adolescent substance abusers. Paper presented at the Society of Behavioral Medicine, Chicago, IL.

Narcotics Anonymous. (1988). Van Nuys, CA: NA World Service Office, Inc.

Nathan, P. & Skinstad, A. (1987). Outcomes of treatment for alcohol problems: Current methods, problems and results. Journal of Consulting and Clinical Psychology. 55 (3), 332-340.

National Consensus Development Panel on Effective Medical Treatment of Opiate Addiction (1998). Effective medical treatment of opiate addiction. Journal of the American Medical Association, 280 (22): 1936-1943. (See http://odp.od.nih. gov/consensus/cons/108/108_statement.htm)

National Institute on Drug Abuse. (1999). Principles of Drug Addiction Treatment (NIH Publication No. 00-4180). Rockville, MD: NIDA.

Ojesjo, L. (1981). Long-term outcome in alcohol abuse and alcoholism among males in Lundby general population, Sweden. British Journal of Addiction, 76, 391-400.

Ouimette, P., Humphreys, K., Moos, R., Finney, J. Cronkite, R. & Federman, B. (2001). Self-help participation among substance use disorder patients with posttraumatic stress disorder. Journal of Substance Abuse Treatment, 20 (1), 25-32.

Pagano, M. E., Friend, K. B., Tonigan, J. S., & Stout, R. L. (2004). Helping other alcoholics in Alcoholics Anonymous and drinking outcomes: Findings from Project MATCH. Journal of Studies on Alcohol, 65 (6), 766-773.

Pendery, M., Maltzman, I., West, L. (1982). Controlled drinking by alcoholics? New findings and a reevaluation of a major affirmative study. Science, 217, 169-175.

Picucci, M. (2002). An Interview with Dr. Michael Picucci；Terms and Definitions.

Pisani, V. D., Fawcett, J., Clark, D. C., & McGuire, M. (1993). The relative contributions of medication adherence and AA meeting attendance to abstinent outcome of chronic alcoholics. Journal of Studies on Alcohol, 54,115-119.

Polich, J. M., Armor, D. J., & Braiker, H. B. (1980). The Course of Alcoholism: Four Years after Treatment. New York: Wiley.

Prochaska, J., DiClimente, C., & Norcross, J. (1992). In search of how people change: Applications to addictive behaviors. American Psychologist, 47 (9),1102-1114.

The Red Road to Wellbriety. (2002). Colorado Springs, CO: White Bison, Inc.

Room, R. (1989) The U.S. general population's experiences of responding to alcohol problems. British Journal of Addiction, 84 (11), 1291-1304.

Room, R. & Greenfield, T. (1993). Alcoholics Anonymous, other 12-step movements, and psychotherapy in the U.S. Population, 1990. Addiction, 88 (4),

555-562.

Rosenberg, H. (1993). Prediction of controlled drinking by alcoholics and problem drinkers. Psychological Bulletin, 113 (1), 129-139.

Rouhbakhsh, P., Lewis, V., & Allen-Byrd, L. (2004). Recovering Alcoholic Families: When is normal not normal and when is not normal healthy? Alcoholism Treatment Quarterly, 22 (2), 35-53.

Rychtarik, R. G., Connors, G. J., Demen, K. H. & Stasiewicz, P. R. (2000). Alcoholics Anonymous and the use of medications to prevent relapse: An anonymous survey of member attitudes. Journal of Studies on Alcohol, 61 (1), 134-138.

Schutte, K., Brennan, P. & Moos, R. (1994). Remission of late-life drinking problems: A 4-year follow-up. Alcoholism: Clinical and Experimental Research, 18 (4), 835-844.

Schutte, K. K., Nichols, K. A., Brennan, P. L., & Moos, R. H. (2001). Successful remission of late-life drinking problems. Journal of Studies on Alcohol, 64 (3), 367-374.

Scott, C.K., Foss, M.A. & Dennis, M.L. (2005). Pathways in the relapse—treatment—recovery cycle over 3 years. Journal of Substance Abuse Treatment, 28, S63-S72.

Selby, M., Quiroga, Ireland, S, Malow, R. & Azrin, R. (1995). Neuropsychological recovery in alcoholics and cocaine users. In L. Harris (Ed.), Problems of Drug Dependence, 1994: Proceedings of the 56th Annual Scientific Meeting, the College on Problems of Drug Dependence, Inc. Volume 2 (NIDA Research Monograph 153). Rockville, MD: National Institute on Drug Abuse.

Shaffer, H. J. & Jones, S. B. (1989). Quitting Cocaine: The Struggle Against Impulse. Lexington, MA: Lexington Books.

Sheeren, M. (1988). The relationship between relapse and involvement in Alcoholics Anonymous. Journal of Studies on Alcohol, 49 (1), 104-106.

Simpson, D. D. & Sells, S. B. (1990). Opioid Addiction and Treatment: A 12-year Follow-up. Malabar, FL.: Krieger.

Sobell, M.B. & Sobell, L.C. (1973). Indivdiualized behavior therapy for alcoholics. Behavior Therapy, 4, 49-72.

Sobell, M.B. & Sobell, L.C. (1976). Second year treatment outcome of alcoholics treatment by individualized behavior therapy: Results. Behavior Research and Therapy, 14, 195-215.

Sobell, M.B. & Sobell, L.C. (1978). Behavioral Treatment of Alcohol Problems. New York: Plenum.

Sobell, M. B., Sobell, L. C. & Toneatto, T. (1991). Recovery from alcohol problems without treatment. In N. Heather, W. R. Miller and J. Greeley (Eds.) Self Control and the Addictive Behaviors (pp. 198-242). New York: Maxwell Macmillan. Sobell, L. C., Cunningham, J. A., & Sobell, M. B. (1996). Recovery from alcohol problems with and without treatment: Prevalence in two population surveys. American Journal of Public Health, 86 (7), 966-972.

Sobell, L. C., Ellingstad, T., & Sobell, M. B. (2000). Natural recovery from alcohol and drug problems: Methodological review of the research with suggestions for future directions. Addiction, 95 (5), 749-764.

Sobell, L.C., Sobell, M.C., Toneatto, T., & Leo, G.I. (1993). What triggers the resolution of alcohol problems without treatment? Alcoholism: Clinical and Experimental Research, 17, 217-224.

Substance Abuse and Mental Health Services Administration, Office of Applied Studies (2002). Treatment Episode Data Set (TEDS): 1992-2000. National Admissions to Substance Abuse Treatment Services. (DASIS Series: S-17, DHHS Publication No. (SMA) 02-3727). Rockville, MD: Substance Abuse and Mental Health Services Administration.

Substance Abuse and Mental Health Services Administration. (2003). Results from the 2002 National Survey on Drug Use and Health: National Findings (Office of Applied Studies, NHSDA Series H-22, DHHS Publication No. SMA 033836). Rockville, MD.

Sutton, S. (2001). Back to the drawing board? A review of the applications of the transtheoretical model of substance use. Addiction, 96, 175-186.

Tessina, T. (1991). The Real Thirteenth Step: Discovering Confidence, Self-reliance and Autonomy beyond the 12-Step Programs. Los Angeles, CA: Jeremy P. Tarcher, Inc.

Timko, C., Moos, R., Finney, J. & Moos, B. (1994). Outcome of treatment for alcohol abuse and involvement in Alcoholics Anonymous among previously untreated drinkers. The Journal of Mental Health Administration, 21 (2),145-160.

Timko, C., Moos, R. H., Finney, J. W., Moos, B. S., & Kaplowitz, M. S. (1999). Long-term treatment careers and outcomes of previously untreated alcoholics. Journal of Studies on Alcohol, 60 (4), 437-447.

Toneatto, A., Sobell, L. C., Sobell, M. B., & Rubel, E. (1999). Natural recovery from cocaine dependence. Psychology of Addictive Behaviors, 13 (4), 259-268.

Tonigan, J. S., Miller, W. R., Chavez, R., Porter, N., Worth, L., Westphal, V, Carroll, L., Repa, K., Martin, A & Tracy, L. A. (2002). AA participation 10 years after Project MATCH treatment: Preliminary findings. Poster presentation, Research Society on Alcoholism, San Francisco, July.

Trachtenberg, R.L. (1984). Report of the Steering Group to the administrator

Alcohol, Drug Abuse and Mental Health Administration regarding its attempt to investigate allegations of scientific misconduct concerning Drs. Mark and Linda Sobell. Alcohol, Drug Abuse and Mental Health Administration. Rockville, MD.

Tuchfeld, B. S. (1981). Spontaneous remission in alcoholics: Empirical observations and theoretical implications. Journal of Studies on Alcohol, 42, 626-641.

Tuchman, B. (1981). Practicing History. New York: Alfred A. Knopf.

Tucker, J. A., & Gladsjo, J. A. (1993). Help-seeking and recovery by problem drinkers: Characteristics of drinkers who attended Alcoholics Anonymous or formal treatment or who recovered without assistance. Addictive Behaviors, 18(5), 529-542.

Tucker, J. A., Vuchinich, R. E. & Gladsjo, J. A. (1994). Environmental events surrounding natural recovery from alcohol-related problems. Journal of Studies on Alcohol, 55 (4), 401-411.

Vaillant, G. (1983). The Natural History of Alcoholism: Causes, Patterns, and Paths to Recovery. Cambridge, MA: Harvard University Press.

Vaillant, G. (2003). 60 year follow-up of alcoholic men. Addiction, 98 (8), 1043-1051.

Vaillant, G. E. (1979). Paths out of alcoholism. In Evaluation of the Alcoholic: Implications for Research, Theory and Treatment (Research Monograph No. 5, pp. 383-394). Rockville, MD: National Institute of Alcohol Abuse and Alcoholism.

Vaillant, G. E. (1996). A long-term follow-up of male alcohol abuse. Archives of General Psychiatry, 53 (3). 243-249.

Volpicelli, J. & Szalavitz, M. (2000). Recovery Options. New York: Wiley.

Waldorf, D. (1983). Natural recovery from opiate addiction: Some social-psychological processes of untreated recovery. Journal of Drug Issues, 13 (2), 237-80.

Waldorf, D., Reinarman,C. & Murphy, S. (1991). Cocaine Changes: The Experience of Using and Quitting. Philadelphia, PA: Temple University.

Walters, S., Hester, R., Chiauzzi, E. & Miller, E. (2005). Demon rum: High-tech solutions to an age-old problem. Alcoholism: Clinical & Experimental Research, 29 (2), 270-277.

Weiss, R.D., Griffin, M.L., Gallop, R., Onken, L., Gastfriend, D.R., Daley, D., Crits-Christoph, P., Bishop, S. & Barber, J. (2000). Self-help group attendance and participation among cocaine dependent patients. Drug and Alcohol Dependence 60 (2), 169-177.

Weisner, C. (1993). Toward an alcohol treatment entry model: A comparison of problem drinkers in the general population and in treatment. Alcoholism Clinical and Experimental Research, 17 (4), 746-752.

Weisner, C, Greenfield, T & Room, R. (1995). Trends in the treatment of alcohol problems in the U.S. population. American Journal of Public Health, 85 (1), 55-60.

West, R. (2005). Time for a change: Putting the transtheoretical (stages of change) model to rest. Addiction, 100, 1036-1039.

White, W. (1996). Pathways from the Culture of Addiction to the Culture of Recovery: A Travel Guide for Addiction Professionals (2nd ed.). Center City, MN: Hazelden.

White, W. (1998). Slaying the Dragon: The History of Addiction Treatment and Recovery in America. Bloomington, IL: Chestnut Health Systems.

White, W. (2000). Toward a new recovery movement: Historical reflections on recovery, treatment and advocacy. Presented at Recovery Community Support Program (RCSP) Conference, April 3-5, 2000. Retrieved July 31, 2004 from http:// www.facesandvoicesofrecovery.org/pdf/toward_new_recovery.pdf.

White, W. (2001) Pre-AA Alcoholic Mutual Aid Societies. Alcoholism Treatment Quarterly 19 (1), 1-21.

White, W. (2004a). Recovery: The next frontier. Counselor, 5 (1), 18-21.

White, W. (2004b). Transformational Change: A Historical Review. IN SESSION: Journal of Clinical Psychology, 60 (5), 461-470.

White, W. (2004c). The history and future of peer-based addiction recovery support services. Prepared for the SAMHSA Consumer and Family Direction Initiative 2004 Summit, March 22-23, Washington, DC. Retrieved on September 19, 2005 from http://www.facesandvoicesofrecovery.org/pdf/peer-based_recovery.pdf

White, W. (2005). Recovery: Its history and renaissance as an organizing construct. Alcoholism Treatment Quarterly, 23 (1), 3-15.

White, W., Boyle, M. & Loveland, D. (2002). Alcoholism/addiction as a chronic disease: From rhetoric to clinical reality. Alcoholism Treatment Quarterly, 20 (3/4),107-130.

White, W. & Coon, B. (2003). Methadone and the anti-medication bias in addiction treatment. Counselor, 4 (5), 58-63.

White, W. & Nicolaus, M. (2005). Styles of secular recovery. Counselor, 6 (4), 58-61.

White, W. & Scott, C. (Draft Manuscript) Addiction recovery: Its definition and conceptual boundaries.

White, W. & Whiters, D. (2005). Faith-based recovery: Its historical roots. Counselor, 6 (5), 58-62.

Wholey, D. (1984). The Courage to Change: Personal Conversations about

Alcoholism with Dennis Wholey. New York: Warner Books.

Wilbourne, P., & Miller, W. (2003). Treatment of alcoholism: Older and wiser? Alcoholism Treatment Quarterly, 20 (3/4), 41-59.

Willie, R. (1978). Preliminary communication--cessation of opiate dependence: processes involved in achieving abstinence. British Journal of Addiction, 73 (4), 381-384.

Wilson, B.(1944). Bill's comments on Wylie ideas, hunches. A.A. Grapevine, 1(4), 4.

Wilson, B. (1958). The next frontier: Emotional sobriety. A.A.Grapevine, January, 2-5.

Wilson, B. (1962). Spiritual Experiences. A.A. Grapevine, July, 2-3.

Winick, C. (1962). Maturing out of narcotic addiction. U.N. Bulletin on Narcotics, 14,1-7 (January-March).

Winick, C. (1964). The life cycle of the narcotic addict and of addiction. U.N. Bulletin on Narcotics, 16 (1),1-11.

Winzelberg, A. & Humphreys, K. (1999). Should patients'religiosity influence clinicians'referral to 12-step self-help groups? Evidence from a study of 3,018 male substance abuse patients. Journal of Counseling and Clinical Psychology, 67 (5), 790-794.

Workgroup on Substance Abuse Self-Help Organizations (2003). Self-Help Organizations for Alcohol and Other Drug Problems: Towards Evidence- based Practice and Policy. (February 2003 Technical Report). SAMHSA.

Zweben, J. E. (1996). Psychiatric problems among alcohol and other drug dependent women. Journal of Psychoactive Drugs, 28 (4), 345-366.

Zweben, J.E. (1986). Recovery oriented psychotherapy. Journal of Substance Abuse Treatment, 3, 255-262.

Acknowledgement: Financial support for the preparetion of this paper was provided by the Great Lakes addiction technology Transfer Center (ATTC), which is funded by the Substance Abuse and Mental Health Services Administration/Center for Substance Abuse Treatment (SAMHSA/CAST). The ideas expressed here are those of the authors and should not be interpreted as reflected the opinions or policies of the Great Lakes ATTC and SAMHSA. The authors would like to extend their appreciation to Earl Harrison, whose comments and suggestions on our first draft of this paper were particularly helpful.

第9章 すべては家族の回復のために
——家族とアディクション、アメリカの回復擁護運動の歴史から——

　新しい回復擁護運動が勢いを増してくるにつれて、依存症の影響を受けていたり、そこから脱して回復しつつある配偶者や子どもをもつ家族の人たちは、この運動にたいする自分たちの責任がますます大きくなったと感じていた。彼らの参加によって、依存症の家族への影響とその回復について、さらに大きな関心が集まっていたからである。

　本稿は、私が2002年にコネチカット州 の CCAR（アメリカ最初期の回復擁護団体）の所長であるボブ・サベージ氏と協力しておこなった共同研究 ——家族の回復と彼らのアドボカシー運動の参加にかんするもの——にもとづいて執筆したものであり、2003年6月に発表され、その後、2006年に「アルコール依存症治療季刊誌」に要約版として公開された。

　この論文は、家族の人たちに平等なパートナーとしてアドボカシー運動に参加してもらうための招待状でもあり、また、治療システムが家族向けのケアシステムとなることを願う、新たな呼びかけでもある。私たちの未来の歴史が、魅力的で、力強い家族の声とともに人びとの記憶に残ることを確信している。

（ウィリアム・ホワイトとボブ・サベージ）

はじめに

　これまでアルコール・薬物問題の影響を強く受けてきた家族の人たちは、社会の偏見や蔑視のなかで、ときには専門家からも誤解をうけながら、長いあいだ苦しんできた。そして家族にアディクトをもつ親や配偶

者、子どもたちは、自分の人生に刻まれた深刻な影響については沈黙と秘密のベールで包み、ずっと隠して生きてきた。彼らが専門家に打ち明ける話ですら、親の不可解で破壊的な行動にたいする正当な防御の気持として理解されることはなく、たんなる個人的な悩みごととして片づけられてしまっていたのである。

　米国におけるアディクションの歴史をひもといてみると、当事者よりも家族のほうが回復するための資源やサービスを必要としているのに、逆に家族にたいしては、嗜癖者の回復を妨害する存在として非難されてきた面があった。

　このような歴史的経緯のなかで、ついに家族の人たちは団結し、お互いに協力しあい、アドボカシーをめざして立ち上がったのである。そのとき、だれも体験したことのない癒しとともに、共感が湧き起こり、その運動の目的をみんなで確認しあえたのは、ごく自然なことだったに違いない。本稿では、こうした家族の人びとの視点をふまえ、アディクションからの回復について大きく2部構成によりその歴史をさぐってみたい。

　まず、精神科医、心理学者、ソーシャルワーカー、アディクションカウンセラーたちが発表した研究をとりあげ、つぎに、コネチカット州、ニューヨーク州、マサチューセッツ州で立ち上げられたフォーカスグループ（アディクションの影響を受けた家族の集まり）の発展をたどりながら、新しい回復擁護運動のなかで家族がはたしてきた役割について考察を進めていくことにする。

I　家族をめぐる歴史的展望
―― 依存症・治療・回復・アドボカシー ――

アメリカの禁酒運動

　アメリカにおける慢性的な酩酊病にかんする研究のなかで、世代間の連鎖をまねく原因としてアルコール依存症の家族にたいして注目が集まっていたころ、ロバート・マクニッシュは『酩酊の解剖学』（1835）

のなかで、つぎのように述べた。

　　　　酩酊はある意味で遺伝性があると考えられる。親から子へと伝播
　　　していく傾向が頻繁にみられ、それは親を悪い見本として模倣する
　　　ことから生じるのだが、それだけでなく、多くのケースで家族的素
　　　因が存在しているのは疑うことができない。(p.61)

　アルコール依存症は遺伝と手本となる親によって生みだされている、
という考えかたは19世紀からひろまり、ついには（精神障害者や発達障
害者に加えて）アルコール依存症者と薬物依存症者にも、強制的な不妊
手術をもとめるという優生学的な運動にまで高まりを見せていった。
　これらの法律が制定された背景には、アルコール依存症のような社会
問題は劣悪な繁殖の産物なので、そういう退化した家族などは社会から
とり除いてしまえば、病気そのものを排除できるにちがいないという信
念があったのである。

　アメリカの禁酒運動には、アルコール依存症が家族にあたえていた影
響が生々しく映しだされており、禁酒を誓った酔っぱらいに共通してい
るのは、家族にあたえた大きな苦痛、悲惨な出来事、悲劇的なてんまつ
である。酒をめぐる惨劇は「飲んだくれたち」の「もう一杯よこせ」か
ら、最後は「酔っぱらいの死」にいたるまで、暴力、経済的破綻、うら
ぶれた転落人生といった物語で満ちあふれている。
　そうしたなかで、禁酒運動においては、女性と子どもたちが重要な役
割をはたしていた。ボーディン（1990）によれば、「女性クリスチャン
禁酒組合」のメンバーにかんする研究のなかで、禁酒運動に参加してい
る女性の多くは、すでに自分の家族のなかでアルコール依存症の悲劇を
経験していたと指摘している。そして当時、地域の「禁酒同盟」の会合
は、アルコール依存症者の娘、姉妹、妻、母親の回復をうながす治療的
な役割をもつと同時に、彼らの個人的な苦痛を政治的な主張にまで高め
る大きな手段となっていたのである。

1842 年にマーサ・ワシントン協会が設立されると、アメリカにおける初期の回復支援団体として、妻と子どもたちのための付属団体が創設された。それは 1870 〜 1880 年代の「女子十字軍」と「子ども十字軍」であり、アルコール依存症者の救出活動とアルコールの法的禁止運動のなかで、かつてないほど多くの家族を集め、指導的役割をはたすようになったのである。

酔っぱらい（酩酊者）収容所（Inebriate Asylum Era）

19 〜 20 世紀初頭になると、酩酊者についての文献にはアルコール依存症者とアディクトの家族にたいして、それまでとは正反対の考えかたや感情がみられるようになる。

当時、患者の妻たちは、酩酊者収容所の近くで一時的に住居をかまえ、夫の日常生活の世話を焼いていた（「収容者」1869）。妻は患者たちからは「忠実な天使」とみられていたが、療養所のスタッフからは、まったく別の目で見られていた。というのは、初期の治療専門家の多くは、家族が治療中の酩酊者をたずね経済的にも面倒をみる役割について、その必要性は認めるいっぽうで、治療面では敵意ある妨害者とみなしていたのである。

たとえばパーマーは『酩酊者』（1898）のなかで、妻たちについて、つぎのように述べている。

　　酒びたりの夫にたいする良妻に共通した役割——それは人生の破滅に向かっている夫にたいしては無邪気とさえいえるのだが——を考えるにあたっては、家族関係のありかたと、家族があたえるかもしれない影響についての調査が、ぜひとも必要であると思われる。

（p. 42）

そして 9 年後の 1907 年、カッテンはアルコール心理学の論文のなかで、つぎのように述べた。

もっとも親切な妻と、もっとも寛大な両親の存在は、じつは治療
　　の邪魔になっており、アルコール依存症者の味方ではなく、最悪の
　　敵であったことが証明されている。(p. 325)

　また、ケイン博士（Dr.H.H.Kane）は、1881年に依存症回復への多く
の試みが失敗している理由は、洗礼を受けた家族によるイネイブリング
〔共依存関係〕が原因であると述べている。

　　　患者が酒を要求するとき、家族は、ひどい苦しみを味わってきた
　　にもかかわらず、けっきょくは治療を中断させてしまう。家族は依
　　存症の本質的な病状を知らないので、知らず知らずのうちに、しか
　　も善意さえもって結果的に患者をひどく傷つけてしまうのである。

　　　　　　　　　　　　　　　　　　　　　　　　　　　　　　(p. 116)

　これから考察していくように、「家族が回復の妨げになるかもしれな
い」ということと、「家族がアディクションの原因である」ということ
には、じつは微妙な違いがある。

　ところで、19世紀に浮上したもうひとつのエピソードとして、家族
の苦悩と罪悪感につけこんだ詐欺事件があった。インチキな業者が、ニ
セの依存症治療薬をビンや箱につめ、妻や家族を標的にして大々的に宣
伝していたのである。
　そのなかで、もっとも狡猾だったのは「アルコール依存症の治療には
家族の協力も知識も必要ありません」と宣伝して治療薬を売りつけてい
たケースだった。たとえば「フォーミュラA」という薬である。その
服用方法には「フォーミュラAを15～20滴、飲酒者にわからないよう
に酒に混ぜてください。もし嘔吐がなかった場合には、さらに2杯目、
3杯目にも同量を混ぜるように」と書いてあった。
　さらに、フォーミュラAカプセルは、飲酒者の食べ物にふりかける
こともできると書かれており、その成分は、ほかの類似治療薬も同様で

あったが、じつは吐き気をもよおす成分——通常は吐根（トコン）（ipecac）の液体抽出物——が含まれていたのである。

　そのほかにも、飲酒者には内緒で投与するアルコール依存症の治療薬として、ホワイトスター・シークレット・リキュールキュア（White Star Secret Liquor Cure）、ザ・ボストン・ドランクネス・ドラッグ・キュア（The Boston Drunkenness Drug Cure）、バントックス（Vantox）、テスカムパウダー（Tescum Powders）などがあった（Helfand,1996）。

　19世紀の文献には、アルコール以外の依存症が家族に及ぼす影響について書かれたものは見当たらず、この時代のドラッグ・アディクトの大部分は、白人、中流階級、裕福な女性たちである。そして、アディクションと家族への影響について書かれたものは、たとえば母親のアディクションを自伝的に描いた『長い日の夜への旅路』（ユージン・オニール著）のような文学作品が現れるまでは、ほとんど見られなかった。

ＡＡ、アラノン誕生まで
　20世紀はじめの数十年は、アルコール依存症者と家族について考察するさいに精神医学と心理学の影響が強かった時代だが、ボストンのエマヌエル・クリニックで誕生したアルコール依存症カウンセリングのレイ・セラピー・モデルは、アルコール依存症者と家族についての研究に大きな影響をあたえた。この時代を代表するアマチュアセラピストのリチャード・ピーボディー（1936）は、アルコール依存症には3つの根本的な原因があると述べている。

　1つはアルコールに抵抗しない神経系の遺伝であり、2つ目は初期の家族環境があたえる影響、3つ目は結婚、大学、仕事など、成人期の経験による影響である。

　ピーボディーは、アルコール依存症の原因として親の役割を強調しており（彼の支持者は、とくに母親の責任を強調している）、支配的な母親（と恐れの強い落胆した父親）が、子どもに劣等感と神経過敏をもたらし、アルコール依存症を誘発する存在になっていると考えていた。

また、依存症の治療の歴史のなかで、心理療法の先駆者たちは、アルコール依存症者たちの家族を邪魔者あるいは脅威をあたえる者とみなしており、なかでもストレッカーとチャンバーの見解（1938）が典型的であった（ＡＡとアラノンが誕生したのは 1930 年代である）。2 人は専門家によって成功した治療の結果として、妻たちのプライドが傷ついたこと、そして自分たちの支配力を維持するために治療まで妨害しようとした点を指摘している。なによりも、まず彼女たちの「子どもじみた怒り」をどうにかしなければならなかった点に不満を述べているのである。

　ストレッカーとチャンバーによれば、家族と協力することの意味は、家族が巻き込まれていること（家族が被害者であること）への配慮というよりは、むしろアルコール依存症の治療に干渉させないという合意を得ることが目的だったのである。

　1930 年代、1940 年代の精神分析家たちも同様の見解を示している。たとえばナイト（1938）は、家族の非協力的な態度や、家族による治療の妨害行為について言及しており、セラピストは家族を治療プロセスに参加させるか除外するかで迷うことがあり、なかには家族にも禁酒を求めるというセラピストさえいたと述べている（ジェリネック、1942）。

　ムーアとグレイは、アルコール依存症の家族を教育する必要性について「精神医学的な治療をいちばん必要とする人は、アルコール依存症を患っていない配偶者である」と 1937 年の記事のなかで述べているが（381 ～ 388 ページ）、20 世紀初頭の数十年のなかで衝撃的だったのは、家族が完全に沈黙していたことである。家族のことは、臨床的には詳しく記載されているのだが、まさに地獄の生活と希望のあいだをゆれ動いていた家族の体験を伝えるものは、ほとんど見当たらなかった。

アラノン

　ＡＡ（アルコホーリクス・アノニマス）では、アルコール依存症者本人と家族とが一緒にグループミーティングに出席するというかたちで家族とのとり組みがはじまったが、初期のころには、家族の声は間接的にしか聴くことはできなかった（書籍『アルコホーリクス・アノニマス』の第

8章「妻たちへ」という部分にしても、ＡＡの共同創始者ビル・ウィルソンによって書かれたものだった）。

　1940年代に入ると、カリフォルニア州ロングビーチ、バージニア州リッチモンド、イリノイ州シカゴなどで、ＡＡメンバーの妻たちが結束し（後には夫たちも参加して）お互いに助けあうようになった。ＡＡの月刊誌『グレープバイン』の初期の号を読むと、かなりの人数の家族が、その活動にかかわりはじめていたことがわかる。1946年5月には、カリフォルニア州サンディエゴの家族の人たちによって「ＡＡ友の会」が結成された。

　『グレープバイン』1947年5月号には、カリフォルニア州アサンペドロとシュガーヒルでおこなわれた家族グループミーティングのようすを伝える記事が掲載されており、アサンペドロのオープンミーティングでは、医師、裁判官、福祉関係者への啓発活動もおこなわれていたことが書かれている。また同年7月号には、テキサス州オースティンで家族のための「ノンＡＡグループ」が結成されたという記事が掲載されていた。

　その後、1947年7月にはローマ、ジョージアで「ＡＡ補助グループ」と称する家族グループが結成され、1948年7月にはニューヨーク州ロチェスターで、もうひとつの「ノンＡＡグループ」が創設された。『グレープバイン』誌では、ロチェスター・グループについて「12のステップ」がアルコール依存症者の夫と妻のために、はじめて応用されたと紹介している。そこでのステップ1は「私たちは、アルコール依存症者を助ける力のないことを認めました」と読みかえられていたのである。

　ＡＡメンバーの妻たちは、ＡＡヘルプメイト、アラノン、アロノ、オナラ（『グレープバイン』誌、1947〜1963年）のように、さまざまな名前でグループをつくり、ミーティングを開くようになった。そしてこれらのグループはさらに増え続け、ＡＡの連絡先名簿への掲載が求められるようになると、家族グループとＡＡそのものとの関係について検討する必要が生じてきたのである（『アルコホーリクと生きる』1980年）。

　この問題について、高まりつつある家族の運動とＡＡとの関係を明らかにするために、ロイス・ウィルソンと友人のアン・Ｂは、1951年に

家族のグループを支援するためのサービス・オフィスを設立した。

　そこで発表された目標は、つぎのとおりである。

　　1．家庭ではＡＡに協力し、本人を理解していることを伝えていくこ
　　　と。
　　2．私たち自身も 12 ステップによって生き、ＡＡとともに霊的に
　　　成長していくこと。
　　3．ＡＡに新しくやってきたメンバーの家族を歓迎し、安心をあた
　　　えること。

　彼らは自分たちの集まりをアラノン・ファミリー・グループ（Al-Anon
Family Groups）と名づけ、ＡＡ本部に届く家族からの情報をもとめる
要求にたいして自分たち自身で応えはじめるようになった。当初はクリ
アリングハウス委員会と呼んでいたが、1954 年、アラノン・ファミリー・
グループ本部として法人化し、ヘンリエッタ・Ｓが初代事務局長・専務
理事に就任した（1986 年の現在も続けられている）。

　また、家族向けの書籍も必要になってきたので、ロイスは、ビル・ウィ
ルソンとマーガレット・Ｄ、ラルフ・Ｐの編集協力によって『アラノン・
ファミリー・グループ』誌 の作成にとりかかり、1955 年に、この本の
最初の号（謄写刷版）がセントルイスで開催されたＡＡ国際会議で紹介
された。

　その後、アラノンのミーティングや書籍の目的は、しだいにアルコー
ル依存症者本人からアラノンメンバー自身のための情緒的・精神的な健
康をサポートするものへと変化し、発展していった。ロイス・ウィルソ
ン（1994）は、このときのようすをつぎのように述べている。

　　初期のＡＡメンバーの家族は、自分たち自身が再生していく気持
　ちのうねりを感じ、動きだしたときに、すでにアラノンの種子は発
　芽していたと思うのです。（p. 172 ページ）

家族にかんする、もうひとつの画期的な出来事がある。それは1957年にアラティーンが創設されたことである。アラティーンは、家族のなかでアルコール依存症の影響を受けた12 ～ 20歳のティーンエージャーのための支援グループとしてはじまった。

　アラノンとアラティーンの設立は、アルコール依存症者の家族のニーズに応える動きであり、歴史的な一里塚となったのである。

　ロイス・ウィルソンは、アラノンで学んだもっとも重要な教訓について、後年、つぎのように簡潔に述べている。

　　……私たちは他の人を変えることはできません。変えられるのは自分自身だけです。自分の人生を精一杯生きること。深く愛すること。自分の願いだけをかなえようとはしないことによって、私たちは自分自身だけでなく、他人をも助けることができるのです。

（ウィルソン、1994）

　ビル・ウィルソンは、1952年に出版された『12のステップと12の伝統』のなかで、アルコール依存症者の結婚生活のありようについて詳細に述べている。ビルは、アルコール依存症が、どのように本人を「病気で無責任な子ども」にしていったかを、また配偶者をいかに恨みがましい母親に変えていったかを述べたあとに、アルコール依存症者の「愛と憎しみのあいだの揺れうごき」をケアする方法について説明している。

　そしてビルは、ソブラエティがこのような悪しきパターンをいかに解消しえたか、また妻にとっては、自分の努力ではできなかったことがAAで達成されてしまってどれくらい憤慨しているか、さらに回復初期の夫婦生活は感謝の喜びどころではなく、非難と緊張によって描かれることが多いとも述べているのである（『12のステップと12の伝統』2001年版）。

　こうしたなかでアラノンが提供したのは、アルコール依存症からの回復プロセスにおいて親密な関係を再構築するための手引きだった。アラノンは、のちにアルコール依存症の治療に大きな影響を及ぼす家族の視

点を紹介したが、20 世紀なかばのドラッグアディクション治療におい
て大きな課題だったのは、実際に関与するさいに、いかに距離をとるべ
きかという問題であった。

　1930 年代に、レキシントンとフォートワースで 2 つの連邦公衆衛生
病院が開院し、全米から治療を受けるためにアディクトたちが集まって
きた。そのころは、まだ地域社会に治療資源がなく、治療プロセスに家
族が参加することもほとんど不可能だったのである。そして、この時代
の文献には、家族の視点をとりあげたものはほとんどなく、家族状況に
ついての記録は、おもにアディクト自身の報告によるものであった。

家族のアドボカシーと現代のアルコール依存症運動

　ＡＡで断酒を達成した最初の女性、マーティ・マンは 1944 年に、全
国アルコール教育委員会を設立した（マン、1944）。

　マンの目標は、アルコール依存症とこの病気をかかえる人たちにたい
する米国の見方・考えかたを変えることであった。そのために全国各地
でアルコールについての情報と教育を提供する団体を組織するとともに、
解毒をおこなう病院を設立するために奔走し、アルコール依存症の回復
センターをオープンすることに力をいれていた。そして、アルコホリズ
ムの悪影響から回復できた家族たちは、現代のアディクション治療の基
礎を築くことになるアドボカシー運動において重要な役割をはたしてい
くことになったのである。

システムとしてのアルコール依存症と家族の理解（1950年代〜1960年代）

　1950 年代の家族観は、アルコール依存症者とその配偶者を個人とし
て見るのではなく、ひとつのシステム、あるいはダイナミックな関係と
してとらえる見方へと変わっていった。また、アルコール依存症者の妻
への視点はアルコール依存症者の結婚という問題へと展開していく。そ
こで、とくに注目されたのは、男性アルコール依存症者とその妻との関
係である。彼らはなんどもアルコールが原因で夫婦生活の危機に直面し
ているのに、その夫婦生活では、それぞれのニーズはある程度満たさ

れており、とりあえずはいつものバランスを維持しているという点が注目された。こうした家族への視点と考えかたの転換期において、ジョーン・ジャクソンが1954年に発表した「アルコール依存症の危機にたいする家族の適応」というレポートは画期的だった。ジャクソンは、アルコール依存症が子どもたちにたいして生育上の問題をどのように引き起こすかについて研究していたのである（ジャクソン、1964）。

　1950年代から1960年代にかけて家族関係について関心が高まっていたことは、新しい教育的なテキストが出版されたことからもわかる。『アルコール依存症：家族の病気』（スミス財団）や、アラノンの新しいパンフレット『スタッグライン、次は何だろう？』『妻はアルコール依存症』『男性のためのアラノン』などの書籍のなかではアルコール依存症の女性と結婚した夫の意見が述べられていた。

　家族研究の発展には、いくつかのプロセスがあった。そこでのテーマは、アルコール依存症者の妻、アルコール依存症者の結婚について、またアルコール依存症者とその妻たちが同時におこなうグループ療法、多重カップル・多重家族のグループ療法によるアプローチ、あるいはアルコール依存症者とその配偶者の同時入院・同時居住による治療などである。また、人間関係のダイナミクスとしてとりあげられたアルコール依存症者の家族の特性についての考察などもあった。

　これらの研究のなかで浮かびあがってきたのは「コ・アルコホリズム」という概念であり、その対象を、病気のプロセスのなかでアルコール依存症者ともっとも密接に関係している人びと、とくに配偶者にまで拡大して考察した結果、明らかになったものである。

　1950〜1960年代のアディクションの家族研究には、共通する2つの基本的なテーマがあった。ひとつは、アディクションの影響をうけた家族は、家族としての役割遂行が低下していくのだが、そのなかで家族はどのように適応していったのかというテーマであり、もうひとつは、結婚や家庭環境が、どのようにしてアディクションを引き起こし、持続させる要因となったのかについての研究であった。

　前者の研究は、家族を罪のない犠牲者として描いており、後者は、家

族とくにアルコール依存症の男性の妻が「病気を引き起こす」あるいは「病気を複雑にする」原因として描かれている。ジャクソン（1962）と、最近ではショードロンとウィルキンソン（1988）が専門文献を再調査したところ、アルコール依存症の病理は、アルコール依存症の男性というより、むしろその妻に根ざしていることが示唆されている（奇妙なことだが、この文献ではアルコール依存症の女性の夫についてはふれられていない）。

　そこでは、アルコール依存症者の妻たちは、自分の依存のニーズを満たすためにアルコール依存症者を選んだと描かれている。その一例として、セルマ・ワレンの報告がある。テキサス州ダラスにおいて家族のためのサービス機関に相談があったケースだが、そこでのアルコール依存症の妻たちについて、ワレンは「アルコール依存症の妻は、彼女の夫とおなじように性格的に成熟していない」といい、妻にもアルコール依存症者とおなじように、結婚とその後の「劣悪でみじめな結婚生活」をつくった責任があると述べている（1944年、p.632〜641）。

　ワレンは、アルコール依存症者の妻たちを、つぎの4つのタイプに分類し、いずれかに該当すると考察している。

　　(1) 苦しんでいるスーザン；アルコール依存症者との結婚と彼への忠誠心のせいで、自分を責めることになってしまった。
　　(2) コントロールするキャサリン：自分の劣等感と、相手を支配したいという欲求からアルコール依存症者を選んでしまった。
　　(3) 見過ごすウィニフレッド：必要とされることが自分には不可欠だったので、アルコール依存症者の夫とずっと一緒にいることになってしまった。
　　(4) 罰を与えるポリー；（アルコール依存症の）夫にたいしては、まるで「獲物を絞め殺して飲み込む大蛇」のような存在である。

　また、サミュエル・フターマン（1953）は、典型的なアルコール依存症の妻について、夫の弱さを追及することによってしか自分の強さを発

揮できない未成熟な女性として描いている。

　さらにフターマンは、「私がいなければという幻想」をもって夫の飲酒をあおっていたのは、むしろ妻のほうだと非難しており、夫がしらふ・・・だったころに妻が鬱にならずにすんだのは、そうした行動のおかげだったと述べている。

　このように、初期の文献に描かれたアルコール依存症者の妻の一般的な特徴は、神経症的で、性的に抑圧されており、依存的で男性嫌い、威圧的、あるいは保護的で、罪悪感があり、自虐的、敵対的で、口うるさい存在などであった（デイ、1961）。そしてセラピストの典型的な結論は、「もし、私が彼女と結婚していたら、きっと私も飲んでしまうだろう」という意見だったのである（レディ、1971、1ページ）。

　アラノンでは、アルコール依存症者の家族にたいして継続的に支援をおこなっており、専門家がそこで病理学的な研究ができるほど大勢の妻たちが集まっていた。そして 1960 年代初頭までの客観的な研究によって、1950 年ころの「アルコール依存症者の妻は自分自身の情緒障害によって夫を選んだ」というとらえかたには無理があることが明らかになった（Coder, Hendricks, &Coder, 1964）。

　また、夫のアルコール依存症によって非難されたのは妻だけではなかった。1961 年、デイはアルコール依存症の文献のなかで、男性のアルコール依存症の病因は、その家族とくに母親と息子の関係にあることを示唆する一連の意見に注目している。これらの文献によれば、母親の支配あるいは放任のせいで、将来の息子には、アルコール依存症者に典型的な欲求不満と我慢のできない性格がもたらされること、また同時に、自立し責任感のある成人へと発育する能力が妨げられる傾向があることを強調している。

　そのほかにもアルコール依存症の要因として、父親の厳格で独裁的な態度や、母親と父親の対立といった指摘もあったが（デイ、1961）、1960年代になると、子どもたちの親への反抗がはじまり、親を非難すると

いう出来事が起こってくる。家族療法は、このような時代的背景のなかで、青年期の依存症への主要な治療方法として登場してきたのである（Edwards & Steinglass、1995年；Liddle & Dakof, 1995）。

家族プログラム（1950年代〜1970年代）

　1950 〜 1960 年代で、もっとも重要な出来事は、家族中心のアルコール依存症の治療モデルが登場したことである。この治療モデルは、ジョンズホプキンス病院で開発されたアルコール依存症者とその妻のためにおこなわれていたグループ療法のプロセスを利用したものであり、外来患者へのカウンセリング・アプローチでもあった。

　家族に注目した入院治療アプローチは、1965 年、ミネソタ州のサンドストーン病院で開始された。そこではチャールズ・クーパー博士によって「ファミリー・イン」プログラムが創設され、アルコール依存症者の家族は、2 〜 3 日宿泊しながら家族中心治療を受けられるサンドストーン病院にやってくるようになった（リッチソン、1978）。また 1960 年代に、イリノイ州のルーテル総合病院とミネソタ州のヘーゼルデンでも、住居をともなう「家族週間」プログラムと「家族週末」プログラムとが実験的におこなわれるようになった。

　ルーテル総合病院の当初の目標は、病院内のアルコール依存症治療センター（ATC）の階上にあるアパートで家族が一緒に住み、治療に参加できるようにすることであったが、余計にかかる費用の支払いを保険会社が拒否したために、この計画は中止になった。しかし、このようなアクシデントがあったにもかかわらず、ルーテル総合病院では、その後も家族が参加できる治療の機会を増やすための努力が何年も続けられた。初期の「ファミリーナイト」プログラムは、講義や討論をするグループで構成されており、1978 年にはアラノンのボランティアも参加する土曜日（半日）のプログラムが追加され、1979 年には正式な家族治療プログラムとして実施されるようになった。

　その後、これらのプログラムには「住居と週末モデル」が含まれるよ

うになるが、ルーテル総合病院の家族にたいする方針には２つの段階があった。第１段階は、まず家族がアルコール依存症者の治療内容をゆたかにする方法を模索することであり、1970年代のなかばからはじまる第２段階では、こんどは家族も自分たちのもつ権利として自分たちが必要とする治療・支援サービスを受けることができる、という強い信念をもつことであった。

　このように家族のアドボカシーの重要なはじまりは、アラノンの経験がゆたかなATCのスタッフたちが起源だったのである。公式のアルコール依存症カウンセラー訓練プログラムが開始されると、ATCにおけるAl‐Anonメンバーたちのかかわりが増えていった。そして、ほとんどの人がボランティアであるＡＡメンバーとアラノンメンバーたちが研修プログラムに参加し、新しいカウンセラーを雇うための機関をつくった。こうしてアラノンの経験をもつ人が増え、アルコール依存症からの回復のために家族志向の発想が支持されるようになっていくと、その方針はルーテル総合病院の臨床訓練と公教育プログラムのなかに統合されていったのである。

　アディクションを「家族病」としてとらえる考えかたは、この疾患が家族システム（その役割と補完的な相互作用）にあたえた影響や、家族内のルールとスタイル、そして外界との境界線の決めかたやその変化について研究する出発点にもなった。
　アルコール依存症による家族スタイルの混乱にかんする研究によれば、そのスタイル（たとえば家族の食事や休日のスタイル）の崩壊により、世代間でアルコール依存症を伝播させる可能性が高まったと結論づけている（Wolin, Bennett, & Noonan, 1979）。また1970年代に交流分析（ＴＡ）理論とその手法が普及してくると、研究テーマも、アルコール依存症があたえた家族への影響という視点から、アルコール依存症の病因としての家族役割論へと変化していった。

交流分析の枠組みのなかでは、アルコール依存症は、無秩序な家族と悪しき社会的コミュニケーションの産物としてとらえられており、シュタイナーは、「誇り高き酔っぱらい」「下戸」「アル中の浮浪者」という３種類のアルコール依存症者の役割を想定した（1971）。シュタイナーの説明によると、これらの役割には、それぞれ他人にたいして、迫害者、温情者、紹介者、救助者の役が当てられており、それらは、攻撃性、明白な怒りの回避、非難の投影、社会的関心を表現するための手段でもある。シュタイナーは、このような役割は、治療的自己分析のプロセスを通して明らかにされるものであり、また変化をともなうものであるとも考えていた。

否認、イネイブリング、家族介入（1970年代）

　アルコール依存症は家族性疾患であるということから導かれる重要な結論は、家族のもつホメオスタシス（生体恒常性）が、否認（だれも気づかないリビングのなかの象としてメタフォジカルに表現されている）とイネイブリング（アルコホーリクが自分の飲酒による結果を引き受けることを妨げてしまう周囲のあらゆる行為）のメカニズムをとおして受け継がれていってしまう、ということである。

　もうひとつの帰結は、自分の問題を認め、きびしい愛情（タフラブ）を受け入れることによって、アルコール依存症者自身の「底つき」と回復のスタートを早めることができるという点であった。

　バーン・ジョンソン牧師は、アルコール依存症に介入するには、アルコール依存症者が底をつくのをじっと待っているよりも、もっと良いやりかたがあるはずだと考え、その底つきを早める方法として「底上げをするための家族の介入技術」を開発した。ジョンソン牧師は、アルコール依存症者が早期に治療につながることを願って、わざと必要な危機をうながすために、本人をめぐる周囲の人びとの愛情に満ちた、「課題への直面化」という方法を活用する先駆者となった。

　このコンセプトは、慈善団体であるジョンソン研究所や、同所が出版した10万部以上のベストセラー『明日こそやめる』（1973/1980、琉球

ガイア）などを通じて広まっていった。

共依存運動における家族と子どもたち（1980年代）

1980年代には２つの重なりあった動きが現われてくる。

ひとつはアルコール依存症者の子どもたちの特別なニーズに焦点をあてたもので、「コ・アルコホリズム」や「パラ・アルコホリズム」という考えかたにつながる動きである（グリーンリーフ、1981）。

1980年代の初期から中期にかけて、クラウディア・ブラックとシャロン・ウェグシャイダー＝クルーズは、親のアルコール依存症が子どもにあたえる心理的・発達的な影響を図式的に描き、さらに子どもたちが大人になってもその影響をどのように受け続けるかを明らかにした（ブラック、1982；ウェグシャイダー＝クルーズ、1985）。

このことは、アルコール依存症者の家族が、本人の回復を支える立場だけではなく、じつは家族の人たち自身も、治療やサポート、サービスを必要とする「患者」としてとらえるようになったことを意味している。

この大きな変化のなかで、心理療法とアディクションの分野において新たな臨床的専門分野が生まれ、そこでアルコール依存症者の子どもとアダルト・チルドレンのカウンセリングがおこなわれるようになった。そして、より広範な社会支援運動が盛んになってきたのである。1986年までにＡＣＯＡグループがアラノンのなかで約1,100ヶ所で結成され、1983年に設立された全国アルコール依存症者児童協会（NACoA）では1990年までに1,500以上の地域でグループが結成されている（ブラウン、1995）。

この運動がはじまると、それまでの依存症についての経験や知識は、機能不全家庭で育った子どもたちやアダルトチルドレンの子どもたちにも応用されるようになり、やがてアルコール依存症をめぐって新たに「共依存」の概念が生みだされた。そして共依存概念を説明するために、カレン・ホーニーやエーリッヒ・フロムなどの心理学者の著作も参照されるようになったのである（Melody, Miller & Miller, 1989）。

また、ティメン・セルマック博士（1986a、b）は、共依存を「病気」

として概念化し、医学的診断基準を提案した。そして主要な保険会社がこの疾患の治療を補償することを提唱し、アディクション治療プログラムでも「ACOAの問題」や「共依存の問題」を解決するための治療がはじまった。また、すでに治療を受けていたアルコール依存症者やアディクトたちの治療期間も延長されるようになり、「共依存」は、メロディー・ビーティが1987年に出版した『Codependent No More（共依存症──いつも他人にふり回される人たち）』により、ひろく社会に知られるようになったのである。

　メロディーはその後、共依存について5つの「中核症状」を定義している（Melody, Miller and Miller, 1989年）。

1．適切なレベルの自尊心をもつことがむずかしい。
2．機能的な（人と人との）境界線を設定することが困難。
3．自分自身の現実を認識することがむずかしい。
4．自分自身が必要とする欲求を確認し、それを満たすことが困難。
5．自分の向き合う現実を的確に知り、それを表現することがむずかしい。

　この研究に拍車をかけたのは、メロディーに続くジョン・ブラッドショーの『あなたを縛る恥を癒す』の出版と、この本をベースにつくられたPBSテレビのシリーズ番組がヒットしたことである。そして、全国民が「機能不全家族」に興味を示すようになり、この概念を職場や社会全体の問題へと広げようとする動きが盛んになっていった。この新しい運動はまた、自分たちに適合する12ステップを用いるＣＯＤＡ（共依存アノニマス）を生みだし、1990年までに1,600以上のグループが生まれたのである（Makela Arminen, Bloomfield, Eisenbach-Strangl, Bergmark, Kurube他、1996年）。

　その後も、ＡＣＯＡと共依存運動は多くの改革を生みだしていった。たとえば、アルコール依存症者の子どもたちは独立した患者として診断を受け入院もできるようになり、個別に治療が受けられるようになった。また、これらの運動は、自分たちを育てた「家族」についての経験と考

察を、多くの人びとに伝え、その理解を深めることになった。

　さらに ACOA 運動によって得られた大きな遺産がある。それは小児期のトラウマは成人期になって、つぎの３つの領域にあらわれてくるという発見であり、①動揺しやすい情緒、②知覚・思考の障害、③自己破壊的な行動、の３つの特徴が経験的に理解されるようになったのである。

　ところが、この共依存をめぐる運動は、イデオロギー的、経済的な反動をも引き起こすことになった。傷ついたのはその運動そのものであり、母体になっている広範なアディクション治療にかかわるコミュニティもダメージを受けるという、予期せぬ結果をもたらすことになったのである。

共依存にたいする反動の時代（1990年〜1995年）

　このように共依存概念が生まれ、商業化され、それが広められたことよって、こんどはその反動が多くの面で起こってきた（Katz & Liu, 1991；カミナー、1992；トラヴィス、1992）。そのなかでも、もっとも辛らつな批判はつぎのようなものであった。

- 共依存の定義が包括的すぎるために、臨床的な有用性がまったくない。
- 啓発の目的で、ことさら女性に焦点をしぼった共依存の症例が紹介されており、共依存が社会病理というよりは精神病理に変えられてしまっている。また、そのエネルギーも政治的な行動や環境の変化をめざすのではなく、内面の癒しに向けられている。
- 「愛しすぎる女たち」の問題を精神病理学の一つとして定義してしまうと、虐待をおこなう男性たちに、怠慢、屈辱的、暴力的な行動にたいする責任追及ができなくなってしまう。
- この運動は、女性が自分の強さからではなく、弱さから結束する環境をつくりあげている（カスレ、1992）。
- この運動は、メンバーたちを「アダルトチルドレン」と規定し、未

成熟な発達段階に閉じ込めてしまっている。

　このように、共依存をめぐる社会的な動きを頓挫させたのは、哲学的な論争というより、むしろ経済学だった。管理された行動療法を積極的にとりいれたシステムは、まず治療期間を急速に短縮させ、その後、民間および病院でのアディクション治療プログラムを縮小させていった。そして、この変化のなかで、多くの家族プログラムも消失してしまったのである。また保険会社も、拡大していくこのネットワークにたいして消極的になり「共依存的なことは、ほとんどの人がある程度はもっている傾向であり、これにすべて保険を適用することは企業にとっては自殺行為である」という合理的な結論を出した。

　そして、これらの保険会社は、アルコール依存症やその他のアディクション治療にたいする適用をきびしく制限するようになり、やがて共依存治療からは手を引いてしまったのである。

家族の回復の研究：ニューフロンティア（1980年代後半〜1990年代）

　ステファン・ブラウン博士とバージニア・ルイス博士は、1989 年以来、家族のアディクションからの回復を段階的に考察する研究を続けてきた。彼らの意見は、アルコール依存症者の回復がはじまれば、その家族も急速に回復するにちがいないという一般的な期待には異議を唱えており、アディクションによって引き起こされる家族内の感情の混乱は、本人の回復後、3 〜 5 年はずっと続いていくと述べている。

　つまり、家族の回復も、基本的には家族の一人ひとりの回復からはじまるので、夫婦や家族関係が新しく再構築されるまで、個人個人の回復を維持する「環境」がなければ、家族崩壊のリスクはひじょうに高くなるし、さらに 12 歳を越える子どもたちは家族から独立していく時期なので、この新しい家族形成に参加するのはむずかしい場合もあるということである。

　この研究の重要な点は、子どもと家族がそれぞれ「リカバリートラウマ」を経験するという点である。子どもは依存している親から精神的に

しばらくは孤立した状態が続くが、その間に、回復のために必要とされるさまざまなことがらが調整されていくのである（ブラウン、1994）。このように回復期にある家族にかんする継続的な研究によって、家族のアディクションや回復体験の多様性が明らかになってきた。

　アルコール依存症や他のアディクションの疾患にたいする家族の反応は、けっして単一のモデルで説明できるような均質的なものではない。家族生活が多様であるということは、回復力の点では素晴らしい可能性をもっているが、同時に、残酷さという点では恐ろしい面もある。だから各々の家族にたいしては、それぞれ独自のモデルとしてとらえる必要があるだろう。そしてアディクションからの回復をめざして家族に介入する場合には、「真実」を明らかにするという臨床的な傲慢さではなく、やさしさと謙虚な態度をもってはじめる必要があるだろう。

家族中心の治療法の発展

　現代における家族療法は、いくつかの重なりあう段階をたどって発展してきた。そこではアラノンなどアルコール依存症者の妻たちのためのグループを紹介したり、また、共同夫婦療法や、同時居住型あるいは外来方式の家族教育もあり、個人の回復に焦点をあてた家族への治療などもおこなわれていた。

　しかし、過去20年間のアディクション治療プログラムと家族計画には、もうひとつ微妙な違いがある。それは、アルコール・薬物に関連した悪しき「世代間のパターン」を打ち破る努力だった。

　そのとり組みは、とくに児童ネグレクトや児童虐待の既往歴のあるアディクション女性の治療プログラムで実施された。そこでは、アディクションをもつ母親とその子どもへの、同時あるいは別々の介入からはじまり、その後、家族全体の健康増進が目標となった。両親と子どものための治療サービスのなかに、育児訓練、家族療法などを組み合わせ、クライエントの子どもたちが思春期・成人期へと成長するときに、親の悪しき問題をくり返させないことを目標にとり組んだのである（White, Woll, & Webber, 2003）。

Ⅱ　家族と新しい回復擁護運動

　1980 〜 1990 年代にかけて、アルコール・薬物問題をもつ人びとの意識に大きな変化が起こった。この問題について、ふたたび汚名が着せられるという事態が起こってきたのである（たとえばファーストレディーのベティ・フォードのときのように、かつてはアディクションと回復について明るく肯定的だったイメージが、逆に恐怖と悲観的なイメージへと変わってしまったのである）。また、医療からものけものにされ（医学的問題ではなく、むしろ道徳的問題として再定義されるようになった）、さらには再犯罪化に向けて意識されるようになってしまった。ようするに、これらの問題をかかえる人びとにたいして、思いやりをもって支援するシステムから、またしても管理し、処罰する傾向へと変化してしまったのである。
　こうした新たな動きにたいして、草の根の回復擁護団体も再組織化されるようになると、米国のアディクションとアディクトにたいする人びとの見方もまた変わりはじめた。この運動の強みは、アディクションからの回復期にある人びととその家族が主導していることであり、それはまた、国レベルの運動へと発展させる努力と同時に、地元の地域社会にもしっかりと活動の根が張られているところにある。

アドボケートとしての家族の経験
　私たちは、この新しい回復アドボカシー運動のなかで、その家族構成員の役割を理解するために、さらに分析を続けた。アディクションの影響を受け、そこから回復した人を身内にもっている人びとを５つのグループ（フォーカスグループ）に分けてミーティングを実施し、その結果を分析したのである。そのミーティングは、アディクションからの回復を目標としているコネチカットコミュニティー（ＣＣＡＲ）によって主催された。
　このフォーカスグループは、2002 年夏から 2003 年春までに、ハート

フォード、ホエザースフィールド、ニューヘブン（以上、コネチカット州）、スプリングフィールド（マサチューセッツ州）、ニューシティ（ニューヨーク州）のコミュニティで実施され、合計56人の家族が参加した。そして各フォーカスグループでは、約2時間にわたり、メンバーたちにアディクション、回復、回復アドボカシーについて質問し、家族としての経験から回答するように求めた。

　この新しい運動における家族・アドボケートたちの経験について、また回復アドボケートとしての家族メンバーの将来について、さらに考察を続けていきたい。

スティグマ（烙印）の経験のなかで

　実際にスティグマ（烙印）を負わされた経験をもつフォーカスグループのメンバーのほとんどは、アディクションにまつわる恥と汚名を背負って生きてきた自分自身の生々しい体験から話をはじめている。そして、それらの話のなかでもっとも印象的だったのは、彼らの生活のなかに浸透していた「沈黙」について、くり返し語られていたことであり、それはアディクションにつきまとう大きな文化的な沈黙ともいうべき内容であった。

> 　私はメイン州北部にある小さな町で育ちました。当時もアルコール依存症の人はたくさんいたし、いまもおなじです。みんな私たち家族のこと（アルコール依存症とそれをとりまく状況）に気づいていました。でも、だれもそのことについて話をしようとはしませんでした。私たちは秘密（アルコール依存症）を守るのがとても上手だったのです。なぜなら、そこには「恥」があり、その恥ずかしさを、とても強く感じていたからです。

　この恥の感覚は、アルコール・薬物の問題をかかえている人と、そうでない人とでは、文化的なちがい（ステレオタイプ）として分かれ、拡大していった。

問題はアルコールではなくクラックコカインでした。私たちの町では、これは都市のなかのゲットー（居住地区）の問題と見られていました。たとえば郊外に住む大卒の息子がこの問題を起こしたときには、この問題をほかの人に話すのは、ほんとうに大変なことでした。私たちの家族や友人は、彼らの世界で起こっていることを正視することができず、それは私たちのとても恥ずかしい秘密だったのです。

　こうした文化的な沈黙は、家族内で起こっている現実を正しく理解することをひじょうに困難にしていた。

　私は「息子がヘロインアディクトになるはずはない」と思っていました。そして息子が治療につながったときには「もうこれで大丈夫」と思いました。ですから治療後には「OK！ これで家族みんなが元に戻れる」と思ったのです。でも私たちは、根本的な解決策をもっているわけではなかったのです。息子は、ただちょっとした問題を抱えているだけ、と思っていたのですが……。けれど、この「ちょっとした問題」が、とうとう息子を死に導くことになったのです。

　息子は死ぬ前に、はっきりといいました。それまで私はドラッグアディクトなんて、路上で暮らす落ちぶれた連中のことだと思っていたのです。けれど、ある日、息子からいわれました。「お母さん、僕はあのジャンキーたちとおなじなんだよ。あの男たちと僕は一緒なんだ。なのに、お母さんには、そのことがわからないの？」 そのとき、私は大きな衝撃を受けました！　いまの私は、路上で貧しい人たちが寝ころんでいるのを見ると、魂を失ってしまったこの人たちにも、きっと私のような家族がどこかにいるにちがいないと思ってしまいます。このことが理解されていないなんて、なんて悲しいことなのでしょう。

人びとは私の家にきて、亡くなった息子の写真を見ます。私が「息子は去年、薬物の過剰摂取で死んだのです」といっても、だれも信じてくれませんでした。そして昔は、よく釣りに行っていた息子が、その後に妻と2人の子どもを持つまでに成長したことも信じられなかったようです。なぜなら人びとは、ドラッグアディクトには家族はいないと思いこんでいるからです。でも、このドラッグアディクトとは、私たちの息子や娘であり、兄弟、姉妹たちのことなのですよ。

　また、じつは女性のアディクトに貼りつけられた恥辱は、男性よりも切実なものだった。

　性別で考えるのは時代遅れかもしれません。でも母の場合を考えると、男女の差がうむ危険について無視することはできません。母は女性ミーティングにだけ通っていたのですが、多くの人が知っているように、もしそこで不運なことが起きたとしても、それを隠すことはできないでしょう。女性ミーティングの場合、アディクションから回復している男性たちのような解放感はありませんでした。私は父の回復は誇りに思っていますが、母の回復のことや、姉のアディクションによる死については語ることができないのです。

　また、アディクト本人が回復しているかどうか、まだアルコール・薬物を使用しているかどうかによって、家族の経験の開示には大きな違いがあった。

　アディクト本人が回復期に入っている場合と、まだ使用している場合とでは、大きな違いがあります。姉が使っていたころは、私は恥ずかしくてたまりませんでした。考えるのもイヤでした。でも回復がはじまれば、話すのはとても簡単なことです。回復の誇りと成功とを分かち合えるようになります。しかし、使っている最中であ

れば、話すことはとてもむずかしいでしょう。たとえ身近な人にたいしてでも、その卑劣な行動の詳細は、明らかにしたくはないのです。

プロの支援者との出会いのなかで、家族は、まず家族内のアディクションの現実に直面しなければならなかった。フォーカスグループのメンバーは、そこで経験した「恥」についてもくり返し語っている。

　　薬物のオーバードーズで救急治療室に運ばれた子どもに付き添っているとき、感じるものは恥辱でした。専門家のなかには、ほんとうにひどい人もいます。その一人からこんなふうにいわれました。「アディクトなんか、アルカトラズ島にでも収容して、食い物と銃を渡して放っておけばいいんだよ」。私はすぐにその場から離れて思いっきり泣きたくなりました。

　　もし、これが交通事故死の場合なら、駆けつけた家族を温かく包んでくれて、やさしい言葉をかけてくれるでしょう。しかし、息子がオーバードーズで死んだと連絡があって真夜中に駆けつけたときには「早くサヨナラを言ったほうがいいよ」といわれました。まもなく検視官が息子の遺体をひきとりに来るから、と。息子のことなど、どうでもいいといわんばかりの言い草でした。でも息子は、私にとっては24歳のベイビーなんですよ。けれど、だれも中には案内してくれなかったし、椅子のひとつも出してくれなかった。ソーシャルワーカーもいないし、聖職者を呼ぶかどうか、どこの葬儀社に連絡してほしいのかも聞かれませんでした。そこには私たちの助けになる人はだれもおらず、プライバシーもなく、ただロビーのまんなかで待たされて、私たちを控室へ案内してくれる人もいなかったのです。

あるフォーカスグループのメンバーは、アディクトを保護するためにつくられた仕組みにも屈辱を感じることがあると指摘している。

私はシステムそのものに怒りを覚えることがあります。ひじょうによくないと思うことのひとつは、専門家は私の娘が治療中かどうかを教えてくれなかったことです。私は娘が専門家に話したプライバシーを教えろといっているのではありません。彼女がそこにいるのかどうか、大丈夫なのかどうか？　知りたいのはそれだけだったのです。彼女はどこにいるのかがわからない。路上で死んでしまったのかもしれない。そんな状態が1週間ほど続きました。家族がここまで締め出され、情報さえあたえられない病気は、ほかにはありません。専門家でも口にできない病気はアディクションだけではないでしょうか。私は、そんな屈辱がとり除かれるように、アディクト本人の状況を家族が知ることができるようにと願っています。

　このフォーカスグループのセッションでは、治療にかんしても希望がもてず、悲観的な話が多く聞かれた。

　私は多くの専門家から、娘のアディクションは慢性的で回復はむずかしいといわれました。彼らは本当のことをいってくれたのかもしれませんが、私は信じたくはありません。

家族をふくめた回復言語について

　回復期にある人びとは、自分たちの経験を伝え、祝福するための表現（たとえば「私は回復中の○○です」あるいは「回復した○○です」等の自己紹介）や記念の儀式（しらふを祝うバースデー等）を発展させてきたが、家族にはそのようなものはあまり見られない。自分たちのことを「回復期にある家族」と呼ぶ人たちもいるが、そのような言い方は曖昧でまぎらわしいと感じている家族もいる。

　回復という言葉は意味が広すぎるので、正確に理解するのはむずかしいのではないでしょうか。この用語は、家族が経験するアディクションの多様性や、失われた健康をとり戻す方法を伝える表現で

はありません。私はもっと的確な言葉がほしいのです。

　もし、あなたが回復中の家族だと知ったら、きっと私の家族は気分を害するでしょうね。

　私たちは自分自身を、依存症からの生存者と呼ぶことができるし、また「回復中の家族につき、ご注意を」という名札をつけることもできます。

また、家族の一員がまだ薬物等を使用しているのに、自分だけが回復という用語を使うのには抵抗があると感じている家族もいる。

　私は回復していると思えるのは、娘がリハビリを受けているときだけです。娘が世話を受けて何かをしているあいだだけは、ぐっすりと眠ることができるからです。

　このように，回復という言葉はフォーカスグループの多くのメンバーに支持されてはいたが、彼らは、自分たちの経験にふさわしい言葉を自分たち自身で選択することが大切だと感じている。そして自分が回復期にあることを自覚しており、家族が回復をはじめた時期についても、正確に、または大まかに特定することができていた。家族は、回復プロセスのなかで本人との対等なパートナーシップを求めており、家族自身が回復という言葉を使うことによって、本人への理解と受容が深まると考えている。また回復という言葉を、アディクションによって失われたもの（信頼、経済的安定、親密さ、笑顔など）が元に戻るという意味で使っている家族もいた。たとえば、アディクションで身内を失ったある家族は、回復の意味を、悲嘆と治癒の長いプロセスとして理解していた。

　アディクト本人のほうは、薬物の使用をやめた日を回復の開始日として、その後に、この日をバースデーとして祝うことが多いが、家族の場合は、回復のはじまりの日を正確に特定することはむずかしい。家族の

なかには、自分の回復開始日をアディクト本人のそれと同じ日にする人もいれば、自分自身の治癒や成長のなかで、特定のマイルストーン（節目）を開始日とする人もいる。

　　回復が現実のものであると信じられるようになるには時間がかかります。私の父はソーバーになった日をメダルコインなどで祝っていましたが、私たち家族がそれを信じられるようになったのは、その後7〜8年がたってからでした。家族の一員としての私が、その日を自分の回復開始日にできるかどうかはわかりません。でも父がアディクションをやめた日は、たしかに存在しているのです。

　　自分がイネイブリングだったことに気づき、それをやめた日は特定できますが、その日からイネイブリングがゼロになったわけではありません。段階的にプロセスを踏んできたのだと思います。ですから日付を特定するのはむずかしい。それは、だんだんと積み重なっていくものではないでしょうか。また、イネイブリングの有無だけで回復を特定するのもむずかしいでしょう。「イネイブリング」は、とても扱いにくい言葉のひとつですね。ある日、イネイブリングをしてしまったと思っても、つぎの日はおなじことが手助けになっている場合もあるからです。

　　私にとっては、日付よりもイベントのほうがインパクトが強かったの。彼が最後に受けたリハビリは、私たち2人にとって、ひじょうに大きな出来事でした。それによって彼が変わったからです。彼の魂（スピリット）の復活じたいが、それを表せる唯一の方法でしょう。彼が手にいれた新しい場所は、私にとってのどんな日よりも大きな意味をもっていました。それは、まさに成長のプロセスだったのです。

　　家族の回復がはじまるのは、身内のアディクトに対応しているとは限

らない。家族自身が自分たちの必要と願望に気づいたときに、その日が
特定されることもある。

沈黙を守るか・破るかの決断──家族の対応と回復の物語

　家族が沈黙を破るとき、そこには３つのレベルがある。家族が身内の
依存症者について語りはじめるこれらのレベルは、個人の回復からアド
ボカシー運動へと向かういくつかの段階を示している。

　家族が沈黙を破り、身内のアディクションについて他人に話せるよう
になるには、まず家族自身が本人にたいして新しい見方ができるように
なることが必要である。そこで、ある飛躍的な変化がもたらされなけれ
ば、なにも起こりえない。フォーカスグループのメンバーの多くが、そ
のような画期的な出来事の重要性を指摘していた。そこで明らかになっ
たことは、沈黙は他人によって破られる前に、自分自身のなかで破られ
なければならない、ということだったのである。

　　　私は 15 年か 20 年前に、自分が育ったアルコール依存症の家庭
　　とは何だったのかを真剣に考え抜きました。そのときに、はじめて
　　父がアルコール依存症であるという事実を受け入れることができた
　　のです。それから私も、いろいろなことに関わるようになりました。
　　父も私も、ある時点から変わりはじめたことがわかりました。それは、
　　もう恥ずかしくなんかないと自分で決めたときでした。

　　　人に希望のメッセージを伝える前に、自分自身に起こったことを
　　理解し、自分を癒すことが必要です。私は息子が病気にかかってい
　　ることを知りました。人は癌を患っている人になら寛大になれるで
　　しょう。彼らの恐ろしいふるまいは病気の一部だったのですよ。私
　　の息子はひどいことをたくさんしましたが、でも、けっして息子が
　　善人ではなかったとか、私のことを愛していなかったということで
　　はないのです。

このような新しい洞察が大切なのは、自分の秘密を他人に開示する道が開かれる点であり、その開示で、もっともむずかしいのが身内のことである。そして沈黙の破られる第2段階は家族のなかで起こるのだが、もっとも先進的なアドボケート（公開討論などで積極的に活動している人たち）でさえ、家族に自分のアディクション経験を話すことはむずかしかったと告白している。この調査のなかで、つぎのような回答がもっとも的確にそのことを伝えていた。

　　私は自分の家族以外の人と話すほうが、むずかしくないことに気づきました。私の息子はアディクトなのですが、家のなかでは、この言葉を使ったことはありません。私の家族は、17歳で飲みはじめた息子の飲酒にたいして「儀式のようなものだから心配ないよ」といっていました。息子はリハビリが終わって保護観察中だったというのに……。このように、これまで家庭内で、この問題を真剣に話し合ったことはありませんでした。私が息子のアディクションについて、家族に話さなかった理由のひとつは、そんなことをしたら息子にたいする家族の態度が変わってしまうかもしれないと恐れていたからです。私はそれを望んではいませんでしたから。

　　私はそのことについて、身内のすべてに話すのはむずかしいと思っていました。人生観が違う人もいるからです。なかには買い物はブルーミンデレス（高級店）だけで、ほかの店は利用しないという人もいます。身内のなかにはアディクションの話題など、まったく受けつけない人もいるのです。

　　私は最近、ある賞を授与されることになって、そこに兄弟が同席したときにアドボカシー運動に参加していることを妻に話しました。妻は、なぜ私の父がアルコール依存症だったことを話してくれなかったの？といいましたが、私は兄弟たちを動揺させることを恐れ、あ

えてこの話題にはふれなかったのです。私が黙っていたのは、父がアルコール依存症であることを明らかにすることによって、家族全員から怒りを買いたくはなかったからです。父がアルコール依存症者だったせいで、私の人生は50年も、恥と侮辱をともなう影響を受け続けてきたのです。

　私の場合は、親ではなく子どもがアディクトだったので、よりつらい時期を過ごしたと思います。子どもの場合には、自分に責任はないとは考えにくいからです。周囲には、君は人生の重要な部分で失敗したとか、子どもがアディクトになったのは私のせいだと思われてしまうのです。私は自分の兄弟の何人かには秘密にしていました。兄弟は4人いますが、息子のアディクションについて話したのは1人だけです。

　私が恐れているのは、兄弟、とくに姉と疎遠になることです。姉は夫をアルコール依存症で亡くしているからです。私たちの関係は、これまで特別のかたちで発展してきたので、それを台無しにしたくはありません。それに、アルコール依存症の人を大切に守ることは、あれから何年もたった現在でも変わらずに私のなかにある気持ちなのです。私は、CCARのミーティングで、はじめて父のアルコール依存症について話したとき、泣きだしてしまいました。まさか自分にそんな反応が起こるなんて、思ってもみませんでしたから、家族の前でもおなじように恥をかくリスクがあります。私の兄が、もうすぐやってきますが、もちろん話題にはしませんよ。家族は私が何をしているのかを知っていますが、私はあまり無理をしようとは思わないのです。

　私は母にアドボカシー活動のことを話しました。でも母はあまり関心を示しませんでした。私自身は兄弟姉妹たちにもその活動について話そうと思っていますが、支援者のなかには自分の物語を公に

することにはアンビバレントな感情をもっている人たちもいます。

　たとえば、ある仲間は、身内のアディクションについて公の場で話をしたかったのですが、その娘さんが「そんなことをしたら、家族の汚れた洗濯物を人前にさらすのとおなじことになってしまう」と、ひどく怒りました。ですから私たちは、その娘さんには3ヶ月をかけて自分たちのしていることの大切さを理解してもらいました。
　でもCCARのメンバーのなかには、私たちと活動は共にしていても、家族にはアディクトについて理解を得られていないので「公の場では発言しない」というメンバーもいます。

自分自身の公開に向けて

　身内のアディクションや回復について公に発言するという決断は、きわめて個人的なものである。そして克服すべき最初のハードルは、それにたいして予想される他人の評価が気になることではないだろうか。

　みなさんが直面するリスクは、多くの人びとが不安に感じることだと思います。自分の息子に何が起こったのかを話せば、みんなは私を見て、ただあきれるだけです。彼らが私を信じていないことがよくわかります。みんなは、心のなかで私の息子を断罪しており、「母親のしつけが悪かったからだ」という声が聞こえてくるのです。けれども、私が経験した悪夢とおなじ事態を招くかもしれない息子さんや他のすべての家族のためにと思って、私はあえて危険をおかしています。

　私は自分のことを公に話してみようと思ったときには、近所の人たちのことだけを考えていました。近所の人は私のことをどう思うだろうか。私のまちがっていた点をあれこれ詮索されるのではないかという恐れもありました。そのとき私は良い親だと思われたかったのです。でも、息子は近所でも何度か薬を使っていたことがあり

ました。ですから、私は自分が裁かれるという面は考えないように
つとめました。

　　私は人びとが何を思っているかは気にしていません。私は自分た
　　ちの経験と真実を話すつもりです。私は孫を愛していましたし、自
　　分たちの話をすることで、ほかの人が助かればいいと思っているの
　　です。新聞に載ってもかまいませんよ。それは私たちの人生で起こっ
　　た真実なのですから。私たちはたくさんの苦痛を経験し、そして、
　　いまなお回復している最中なのです。

フォーカスグループの多くのメンバーが話してくれたのは、他の人か
ら自分がどんなふうに思われるかと不安に思っていた段階から、恥をか
くよりメッセージを伝えることのほうが大切だと思えるようになる段階
への飛躍である。
　そして、そのメッセージの第1のポイントは、アディクションはあら
ゆる家族に大きな（ときには壊滅的な）影響を及ぼすこと。第2のポイ
ントは、個人と家族には回復の可能性があり、その実際のプロセスにか
んすることであった。
　その結果、このメッセージがもたらした大きなプラスは、最終的には
個人のプライバシーと心配を上まわるものになった。また、自分自身
を公にするという決心には、ある怒りをともなう場合もあった。しかし、
そもそもアディクションそのものが、恥や沈黙によって秘密にされたり
隠す必要もないのだから、その怒りや苦痛も軽くなっていくはずだ、と
いう深い理解によって解消されていったのである。
　アドボカシー活動は、家族が回復を開始するために、あるいは再発を
経験するなかで生じる混乱と怒りを解消するためにも重要である。そし
てアディクションには持続的な解決策があり、自分の身内にも回復の希
望があることを、ぜひ家族のみなさんに知ってほしい。さらに、家族の
サバイバルとゆるしと和解についても公に話していけば、アディクショ
ンを絶望的な病だと考えている社会にとって、強力な解毒剤となるので

ある。

　アディクションで子どもを失った親たちは、回復擁護運動において、もうひとつの課題に直面する。持続的に回復しているアディクト本人や家族とともに活動をすることは、ときにはつらいこともあるにちがいない。それは、なぜ自分の身内は回復できなかったのだろう？　という後悔に直面する場合もあるからだ。しかしフォーカスグループのメンバーの多くが、自分たちの話がもつ大きな価値が、すでにその気持ちを克服していると感じている。むしろ彼らのほとんどは、アディクションで失った子どもへの思い出を大切にするためにアドボカシー活動にとり組んでいるのである。

　家族の行動は、覆い隠されたアディクションと回復の世界に光をあてることだった。

　　家族が公に声を出すとき、彼らはアディクションの経験を不当ではないものに置きなおしているともいえるでしょう。「私はアディクションで傷ついた家族の一員です」と公言するとき、この問題は、どこででも起こりうるものであり、それはあなたの家族となにも違わないのですよ、と話しかけているのです。家族の一員としてできることは、この問題の本質が何であるのかを、ほかの人も理解できるように手助けをすることです。私たちの仕事は、アディクションに苦しむ家族の汚名をとり除き、それにともなう罪悪感や恥の感情をも解消する作業なのです。

　これらの人びとが、汚名を着せられた経験を他人に公言するとき、この話を聞いた人たちには何を期待できるだろうか。それについての文化的な法則のようなものはない。しかし、人は問題をかかえている人を前にしたときには、その解決にむけて何か助言をしたいという気持ちにかられることが多い。

　　たとえば、もし私が、うちの家の芝生の状態が良くないとあなた

に話したとします。そのとき、あなたが芝生にケア剤を撒いてはどうかと答えた場合、もし私がそのアドバイスに従わなければ、あなたは腹を立てるかもしれませんよね。私たちはアドバイスを受けるのがイヤで人に話をしないこともあるし、ただ自分の話を聞いてほしいだけの気持ちで話すときもあります。そういう場合には、正直に「助言は求めていない」ことを伝えたほうがいいでしょう。

　これまで私たちは、いろいろな人から、たくさんアドバイスを受けてきました。でも、彼らにも知ってほしいのです。私たちにとって必要なのは理解と共感なのです。

もし、家族の一員が、身内のアディクションについて公に話をしようと決めたときには、本人に恥をかかせないように配慮しながら自分の話をすることが大切である。注意しなければならないのは、アディクト本人がまだ薬物等を使っているかどうか、あるいは回復期にあるのか、という点である。

　息子は、私たちとおなじ地域に住んでいて仕事もしています。私はいつも自分が公にする話が、本人や仕事に悪い影響をあたえないかを心配してきました。ですから、息子が話してもいいといわなければ、あるいは息子が自分で公にしていることがら以外は、その話はしないようにしています。私は、このことについてはとても防衛的なのです。息子は自分でビジネスを起業して、うまくやっています。もちろん人びとの信頼が必要な仕事ですから、それを傷つけるようなことはしたくありません。もし、あなたが声をあげるのなら、家族の支持が大切です。それがないと逆効果になってしまいますから。

　ここは息子がよく利用する場所ですから、このフォーラムでは息子に恥をかかせるような話はしないと私たちは決めました。息子は私たちの地域社会の一員です。ですから、私たちには息子の話を公にする特権はないと思っています。私たちは、話すという方法でな

くても、息子たちやこの運動を支援することができるのです。

　私が気をつけているのは、息子の経験には深入りはしないということです。私は自分の経験に焦点をあてて話すように努力しています。

　私が心配なのは自分自身のことではなく、子どもたちのことです。子どもたちの父親がアルコール依存症だと知られてしまった場合、どうなるのか。そのことを考えると、親としてどこまで話せるのか、また息子たちのプライバシーを守るためにも、どこで線を引けばいいのかについて熟慮しています。私は話すべきことは話しますが、いつも息子たちのことを、きちんと考えているのです。

　私たちは独立した存在であるべきです。もし私が公開の場で自分の物語を話すとしても、すべてを洗いざらい明かすつもりはありません。家族への影響を考慮しなければ、私はまた自己中心的な人間に戻ってしまいますから。

地元の新聞に自分の話が掲載されたり、議員の前で話したりすることは、だれにとっても、つねに最善の選択というわけではないだろう。このような自分の話を公開するさいには、個人個人はとても弱い存在である。しかしフォーカスグループの多くのメンバーは、回復中の大勢の仲間と一緒にいるときには、そのリスクは少なくなると話している。

　私は数百人から数千人が集まる立法記念日やリカバリーウォークに参加しています。それらの活動には参加者が多いので、個人の弱さはそれほど意識することはありません。

家族のなかには、子どもたちが恥ずかしい思いをするのではないかと心配する人もいた。つぎのコメントのように、回復擁護活動への参加を決心するタイミングは、一人ひとり違っており、個人によってさまざま

な事情があることがわかる。

うちの子は、みんなと同じようにしたい年ごろなのです。子ども
たちは目立つことを望んではいません。ですから、私たちの物語を、
いつ・どのように公のレベルで話すかについては、子どもたちと注
意深く話し合ってきました。もし子どもたちを不快にさせてしまう
場合には、私はしばらく公の場では話をしないかもしれません。

しかし、困惑と恐れは、やがて、痛み、悲嘆、怒り、感謝によって克
服されていく。

私は、息子が汚名を着せられて死ぬのはたまりません。もし、そ
れが私の死ぬ日までかかるのなら、私はアディクションにつきまと
う恥と汚名をとり除くために、徹底的にたたかうつもりです。

すでにアラノンはありましたが、そこはアディクションで息子や
娘を失った親のための場所ではありませんでした。そのことが、か
えって私自身を変えていこうと決断するきっかけになったのです。

このグループの女性は全員、子どもを薬物のオーバードーズで失
くしました。私たちが声をあげなければ、私たちの子どもの死は無
駄になってしまうのです。

回復の相互支援とリカバリーアドボカシー

家族のメンバーは相互支援とアドボカシーについて、つぎのようにい
くつかの重要な点を指摘している。

1. 相互支援とリカバリーアドボカシー活動（回復擁護運動）の役割
は分けなければならない。リカバリーアドボカシー活動には治療的な
利点もあるかもしれないが、この活動は個人が回復するためのプログ

ラムではなく、その代わりになると考えるべきではない。

2. ある人が相互支援グループ〔自助グループ〕とCCARのようなリカバリーアドボカシー組織の両方のメンバーである場合、それぞれの活動は別個になされていなければならない。また、リカバリーアドボカシー活動は、相互支援活動へと展開してはならない。リカバリーアドボカシー活動は、相互支援グループの代表としてではなく、あくまで個人としての活動でなければならない。

3. 12ステッププログラムのアノニミティの伝統は、アドボカシー活動においても尊重されるべきであり、テレビ、ラジオまたは印刷メディアのレベルでは、個人的な12ステッププログラム等には言及しないことが必要である。

　　私が、はじめてCCARのプレゼンテーションで話をしているときに、顔を真っ赤にして聞いている男性がいました。あとで彼は「アノニミティの伝統があるので、私にはこんなふうに公に発言することはできません」とみんなにいったので、べつの若い男性が「ＡＡや他の12ステップ・プログラムのメンバーであると公言したり代弁したりしなければ、自分自身の物語や回復状況などを話してもいいのではないか？」と発言しました。そこから、とても活発な議論がはじまりました。もうCCARはアノニミティ問題のために発展できないだろうという人もいましたが、実際には、それから大きく発展していったのです。それは、自分たちの回復の姿を見てもらいたいという人びとがたくさんいたからです。

4. すべての人が、公的レベルの回復擁護活動に無条件でとり組めるわけではない。多くの人は、そのような活動には全面的に参加できない個人的・家族的な事情をかかえている。CCARのような回復擁護団体や、さらに大規模な新しい回復擁護運動では、回復中のすべての個人・家族

にたいして公の場への参加を求めているわけではない。ただし、回復している家族の先駆者（リーダー）にはそのような行動をとるようにと呼びかけている。

　フォーカスグループに参加した家族メンバーは、個人的なニーズとアドボカシー活動とのバランスをとる方法について、多くのことを話し合ってきた。つぎの発言は、その代表的なものである。

　　家族は、自分のニーズが優先される場合があることを理解する必要があります。たとえ、あなたがアドボカシー活動にとても積極的にかかわっている時期があったとしても、ときには生活のバランスのために出たり入ったりの参加のしかたも必要かもしれません。このようにアドボカシー活動に行ったり来たりすることには問題はありません。最終的には、自分自身の話をすることでパブリック・アドボカシーをおこなうという決断は、自分は何をしなければならないかを考えると同時に、自分に近しい人への影響をいかに最小限におさえるかという問題にたどりつきます。CCAR では、人びとが参加する前に、まずアドボカシーにともなうリスクについて話し合うようにしています。

　また、フォーカスグループのあるメンバーは、アドボカシーの場での家族の経験談には、家族ならではの貢献があるといい、つぎのように述べている。

　　私たちの地域では、個人的な物語を聞く機会はありませんでしたが、そのような話は、きっと身内や政策立案者にたいして効果的な影響をもつことでしょう。家族の経験というのは、アディクションの全体的なストーリーを知ることができます。さらに、回復に向けての前向きな姿勢は、たとえば家族が経験するスティグマへの対処法としても役立つにちがいありません。また、回復していく家族が他の家族にも直接、影響をあたえ、その家族も回復に向かいます。そして彼らがまた、お返しをすることによって、さらに、だれかの

回復に役立っていくのです。

5. 回復のアドボカシー活動に家族が参加することは、家族にとって、もっとも重要な政策上の問題や、さまざまな状況に対処するための機会を提供する。このことについて具体的には何が必要かをたずねると、フォーカスグループのメンバーはつぎのように答えた。

- 家族におよぶスティグマの影響についての調査と、地方・国レベルで、そのようなスティグマを減少させるためのプログラムが必要。
- 自分の家族が増えていくなかで、「子どもが結婚し、両親と同居、あるいは複数の核家族からなる家族」のなかでの家族内アディクションと回復について支援すること。
- 治療および回復支援のための資源の利用状況についての調査。(危機的状況なのに、家族が順番待ちのリストを手渡されたり、さまざまな手続上のトラブルに直面したという悪夢のような話もあった)
- 複雑で、ときに細分化された治療システムをナビゲート(紹介・案内)をするさいの支援。
- 治療機関の専門的な部分にかんする情報を利用できるかどうか。
- アディクション治療への家族の参加。(フォーカスグループのメンバーは、アディクション治療に必要不可欠な家族プログラムが欠落していることを嘆いていた)
- 治療中の家族についての情報。(フォーカスグループのメンバーは、個人を保護するためにできた守秘義務規定は、治療についての規定ではなく、治療中の家族の有無について情報を明かさない点で家族にたいして不利益をあたえていると指摘している)

フォーカスグループのメンバーは、家族にたいするアディクションからの回復を重視するコミュニティ教育の普及により、家族の人たちの困難が減っていったと強く感じている。このような教育が、彼らに、より多くの情報をあたえ、また、その情報にもとづく行き届いた支援のなか

で社会的ネットワークをつくりだしていった。

　しかし、このような教育を受けていない場合、家族は黙っているか、つぎのような質問に答えなければならなかった。

　「どんなふうにしてアディクトになったのですか？」

　「なぜ、止まらないのですか？」

　「もう飲んでいないのに、なぜサポートミーティングに行くのですか？」

　多くの家族にとっては、このような質問に答えるために無駄な時間をつかうよりも沈黙のほうが賢い選択である。

　また、フォーカスグループのメンバーは、アディクションが家族にあたえる影響について、これまでその知識があたえられなかったことを、だまされていたと感じた。家族がうけた傷は、アディクションからだけでなく、それをとりまく無知とスティグマからも生じていたのである。このような傷あとは、回復プロセスにあっても家族は何を期待していいのかを知らなかったことに原因がある。

　このように家族の回復プロセスを理解するのは簡単なことではない。あるフォーカスグループのメンバーは、素敵なアニメを描いて、そのことについて話してくれた。

　　家族が回復するときの問題について、私たちが理解していないことはたくさんあります。私の妻は、アラノンのブラックベルト〔柔道の黒帯〕をもっていて、私たちは回復の競争をしているようでした。また、プログラムにかんしては継続的な怒りや不満も伴うようですが、その理由はわかりません。私は、家庭外よりも自分の家族のなかで多くのスティグマに遭遇してきたと思います。そして、そのスティグマが、私の結婚生活と家族を苦しめている不満の源だったのです。

アドボカシーの恩恵

　フォーカスグループのなかでくり返し話されたもうひとつのテーマは、

メンバーがアドボカシー活動から得た個人的な恩恵についてだった。

　いま、私は、家族の回復メッセンジャーなのですが、先日、就職のための面接に行ったときに、私は家族の回復経験について話してしまったのです。ところが、そのときの面接担当の女性が、「じつは私にもアディクションをもつ娘がいるのです。でも、どこに相談に行ったらいいのかわからなくて……」といったので、私たちはしばらくそのことについて話をしました。あとで思ったのですが、この就職面接は、じつはその話をするために私にあたえられた機会ではなかったのか、と感じたのです。

　私たちは声を上げることで、アルコールとその他の薬物依存から生じた家族の不名誉を解消する手助けができます。私たちはまた、そのお返しをすることで、自分自身の回復のスピードを早め、いろいろなことを学ぶことができました。そして私の人生のもうひとつの側面として、貴重な目的意識が感じられるようにもなりました。政策への提言に参加し、立法のプロセスにもかかわるなかで、私たちは回復した家族と、アディクションのせいで失われてしまった家族にたいして、心から敬意を表しているのです。

　アディクションから回復している当事者（本人）が、公の場で自分の回復の物語を話すとき、そこには、もちろん大きなパワーが存在しています。そして、家族が自分たちの話をするその力こそが、システムを変化させる大きな可能性を持っているのです。なぜなら、私たちの文化のなかにはアディクションに苦しんでいる人びとが大勢いるからです。そして、私たちが受けた傷を、そのような潜在的な影響力へと変える機会があたえられたことは、じつに貴重な贈り物であるといえるのです。

提唱者としての家族の未来

　この２世紀のあいだ、家族は、自分の身内にアディクトがいることによって非難を受けてきた。しかし同時に、この時代を通じて、家族はアルコール・薬物問題にかんして徐々に啓発的な態度をとるようになり、社会政策まで提唱する重要な役割をはたすようになった。

　新しい回復擁護運動は、その家族の存在を地域的・全国的に浮き彫りにしようとしている。いまこそ私たちは、この運動の共同指導者としての家族に敬意を表したいと思う。家族の歴史的レガシー（遺産）に光があてられるときが来たのである。それはまた、アディクション治療と持続的な回復支援サービスの新しい構想に向けて、そこで重要な役割をもつ家族を、基本的な共同実施者として定義することでもある。

　CCAR の大きな目的のひとつは、リカバリーコミュニティの展開そのものに積極的な姿勢を示すことである。そこには、直接回復した人や、家族、友人が含まれている。また、もうひとつの重要な目的は、回復を持続させ、回復する人びとの生活の質を向上させるためにリカバリーコミュニティを支援することである。ここ数年、CCAR は、この２つの分野に大きな労力を注いでおり、そのおかげで、立法、州の政策、地域コミュニティのレベルで前向きな変化が起きはじめている。同様のとり組みは、家族に依存している、あるいはかつて依存していた人のいる家庭にたいしても、はじめる必要があるだろう。議員、政策立案者、家族、地域社会全体に自分たちの話を伝えていくときに、家族こそが、その先頭に立っていなければならない。

　家族メンバーには、自分自身が必要としている支援だけでなく、まだ援助を必要としている他の家族のために声をあげることも求められている。家族が自らの話をすることによって、アディクションが家族におよぼす影響をよりよく理解するための助けになるだけでなく、すべての家族がこれらの問題について話せるようになるための良き導きともなる。さらにまた、アディクションをもつ家族の一人が支援を求めるとき、その家族にとっても、その人を受け入れやすくなるという大きな効果をも

たらすにちがいない。

　CCAR のようなリカバリーコミュニティでは、１人の力では不可能な
ことを可能にするために、トレーニンググループとして協力するための
機会を提供している。家族の問題に前向きな姿勢を示し、家族を支援す
るグループとして活動することは、共同体意識と目的意識を生みだし、
まだ苦しんでいる他の家族にたいしても、サービスの場を提供すること
ができる。このレポートを読んでくれた家族のみなさんは、ぜひ、地域
の回復擁護グループをさがしてみてほしい。そして、その人たちと一緒
に、さらに大きな地域社会での貢献をめざして、支援活動にとり組んで
みることをお勧めしたい。いま新しい回復擁護運動は、家族のみなさん
を完全なパートナーとして、力強く出発するときがきたのである。

参考文献

　An Inmate of the New York State Asylum, (1869). Our inebriates, harbored
and helped. Atlantic Monthly 24 (July) 109-116.

　Black, C. (1982). It Will Never Happen to Me! Denver, CO: M.A.C. Printing and
Publishing.

　Bordin, R. (1990). Women and Temperance. New Brunswick, NJ: Rutgers
University Press.

　Brown, S. (1994). What is the family recovery process? The Addiction Letter,
10 (10), 1, 4.

　Brown, S. (1995). Adult children of alcoholics: The history of a social movement
and its impact on clinical theory and practice. In M. Galanter (Ed.), Recent
Developments in Alcoholism. Volume 9: Children of alcoholics (pp. 267-285). New
York: Plenum Press.

　Corder, B., Hndricks, A. & Corder, R. (1964). An MMPI study of a group
of wives of alcoholics. Quarterly Journal of Studies on Alcohol, 25, 551. Cutten,
G. (1907). The Psychology of Alcoholism. New York: Charles Scribner's Sons.

　Futterman, S. (1953). Personality trends in wives of alcoholics. Journal of
Psychiatric Social Work, 23, 37-41.

　Greenleaf, J. (1981, April). Co-Alcoholic para-Alcoholic: Who's who and what's the
difference. Paper presented at the National Council on Alcoholism Forum, New
Orleans, LA.

Humphreys, K. (2004). Circles or Recovery: Self-help Organizations for Addictions. London: Cambridge University Press.

Jackson, J. (1954). The adjustment of the family to the crisis of alcoholism. Quarterly Journal of Studies on Alcohol, 15, 562−86.

Jackson, J. (1964). Drinking, drunkenness, and the family. In R. McCarthy (Ed.), Alcohol Education for Classroom and Community, McGraw-Hill, pp. 155-166.

Kaminer, W. (1992). I'm Dysfunctional, You're Dysfunctional. Reading, MA: Addison-Wesley Publishing Company.

Katz, S., & Liu, A. (1991). The Codependency Conspiracy. New York: Warner Books.

Liddle, H., & Dakof, G. (1995). Family-based treatment for adolescent drug use: State of the science. In E. Rahdert & D. Czechowicz (Eds.), Adolescent Drug Abuse: Clinical Assessments and Therapeutic Interventions (pp. 218-254). Rockville, MD: National Institute on Drug Abuse.

MacNish, R. (1835). Anatomy of Drunkenness. New York: William Pearson & Co.

Makela, Arminen, Bloomfield, Eisenbach-Strangl, Bergmark, Kurube and others (1996). Alcoholics Anonymous as a Mutual-Help Movement: A Study in Eight Societies. Madison: University of Wisconsin Press.

Peabody, R. (1936). The Common Sense of Drinking. Boston: Little, Brown, and Company.

Reddy, B. (1971). The Family Disease—Alcoholism. Unpublished Manuscript.

Strecker, E., & Chambers, F. (1938). Alcohol: One Man's Meat. New York: MacMillan.

Travis, C. (1992). The Mismeasure of Women. New York: Simon and Schuster.

Wegscheider-Cruse, S. (1985). Choice-Making for Co-dependents, Adult Children and Spirituality Seekers. Pompano Beach, FL: Health Communications.

Whalen, T. (1953). Wives of alcoholics: Four types observed in a family service agency. Quarterly Journal of Studies on Alcohol, 12: 632−641.

White, W. (1998). Slaying the Dragon: The History of Addiction Treatment and Recovery in America. Bloomington, IL : Chestnut Health Systems.

第10章 回復の用語集
──アメリカの回復コミュニティの言語──

　かつて私のエッセイ「回復の言葉について」〔本書第2章・回復擁護の言語学〕を発表したとき、多くの反響とともに、ぜひ回復の用語集をまとめてほしいという要望が寄せられた。そのころ各地のアドボケートたちは、自分たちが使用する言葉（用語）について新しいコンセンサスを必要としていたのである。依存症の長期的な回復のなかに複数の道すじがあるのなら、アドボケートや支援の専門家は、その道すじについてそれぞれ的確に表現する用語をもっていなければならない。

　この用語集は2003年に書き終え、いくつかの回復支援サイトに掲載されたが、この論考は、本書・第8章「回復と経験の多様性について」（2005年、アーネスト・カーツ博士との共著）へと続く私自身の探求のはじまりでもあった。この資料を作成した私自身がそのとき多くの学びを得たように、今日でもこの用語集は「回復のコンセプト」についての新しい考えかたを読者に提供できるものと信じている。

　これまで健康問題や社会問題に向きあうときは、その原因、パターン、結果を検証するという方法によって研究され、効果的な予防と介入方法の構築へとつなげられてきた。この方法は、感染症などの特定の医学分野では画期的な成果を上げており、回復のむずかしい依存症問題の理解と治療にも同様のことが期待されていた。1784年に、ベンジャミン・ラッシュが慢性的な酩酊についての論文を発表して以来、依存症の研究者たちは何世代にもわたってその病理を追究し、依存性の強い薬物の研究だけでなく、薬物を使用する理由、また使用をやめられない原因について

も研究を重ねてきた。そして現在、アルコール・薬物問題をもつ人たちへの治療や処罰は、日々記述され評価されながら、数十億ドル規模の依存症産業の一部を形成しているのである。

　もうひとつのアプローチは、依存症の原因ではなく「解決策」に焦点をあてる方法である。その解決策は、すでに何十万人もの個人や家族、コミュニティの生活のなかに存在しており、その解決のありかたには2つのケースがある。ひとつは依存薬物に手をだすのは容易なのに、それを使用しない人や、使用してもアルコール・薬物（AOD）にかかわる問題を起こさない人たちのケースであり、もうひとつは問題が深刻であっても AOD 問題を持続的に解決している人たちの場合である。とくに2つ目のケースへのアプローチは、レジリエンス〔弾き返す力〕とリカバリー〔回復〕の研究とともに、AOD 問題を予防・管理するうえで効果的な方針を導く鍵を握っているのではないかと思われる。

　最近はじまったこの2つの動きは、問題に向き合うさいに、病理学的なパラダイムから、レジリエンスや回復へのパラダイムへと移行していく動きに勢いをつけている。
　ひとつは、新しい回復擁護運動は、依存症がふたたび偏見の目で見られるようになり脱医療化と再犯罪化も進んでいる状況に異議を唱えるだけでなく、回復を支援する社会政策やリカバリー（回復）を重視するサービスプログラムを推進する活動でもあるということである（White 2000, 2001a）。この運動は、回復している当事者と家族を政策提言の最前線に登場させることによって、問題の本質への視点を大きく転回（シフト）させていく。すなわち、「アルコール依存症は病気である」という認識と、これまでの「治療は効果がある（トリートメント・ワークス）」という介入方法を優先する考えかたにたいして、「回復はどこにでもある」という生きた解決策〔＝回復者たち〕の存在を最重要視し、しかも「回復への道すじは、いくつもある」という解決策の多様性（バラエティ）に注目することによって、これまでの人びとの認識を変革し、新しい政策課

題を浮彫りにしていくのである。

　もうひとつの動きは、アディクションの治療業界で起きつつある「治療刷新運動」である。この運動は臨床技術の向上と倫理的な実践の強化だけでなく、治療機関と地域をふたたび結びつけることをめざしており（White, 2002a）、急性期からはじまる治療モデル（診察・入院・治療・退院）から、回復マネジメントと支援を重視するモデルへの移行という、より根本的な改革をめざしている（White, Boyle & Loveland, 2002）。

　病理学から回復志向〔リカバリー〕へと「考えかたの転換」を実現するには、アルコール・薬物問題の原因や解決策にかんしても説明できる新しい考えかたと新しい言葉が必要である。私はこれまで AOD 問題で使われていた言葉の歴史を研究し（White, 2004）、アルコール・薬物問題とその解決にふさわしい表現をもとめて、その言葉の多くを見直すことを提案してきた。そして回復の促進を重視する表現（用語）の工夫にとりかかった（White, 2001b）。本稿では、このような先行する研究成果を踏まえ、新たに登場してきた回復関連の用語や概念を整理し熟考していきたい。

　この用語集は、何十万人もの個人や家族が回復していくなかで、その経験の中心部分で使われてきた言葉や考えかたを集めたものである。ただし、そのような回復文化の歴史に登場する人名や制度の用語を収集することを目的としたものではなく、性別や民族、聖と俗、問題解決の目標や方法の違いを超え、回復を開始し定着させたキーワードや考え方を正確かつ敬意をもって伝えることに重点をおいている。

　この資料の読者として、私は２つのグループを想定している。第１のグループは、自分自身が所属する回復スタイルの伝統を、経験的に知っている回復者たちである。しかし、彼らは回復にかんする他のスタイルや考えかたについては、ほとんど知らないので、多くの誤解をもってい

る可能性がある。第2のグループは依存症治療に携わる人たちであるが、残念ながら以前にくらべると、回復している人びとや相互支援グループ〔自助グループ〕について直接知っている人は少なくなっている。この用語集の目的は、そうした治療の専門家やアドボケートたちに、多くの回復スタイルや伝統があることを正確に理解してもらうための手段となることである。そのことによって治療の専門家とアドボケートたちの語彙（言葉）が豊かになれば、回復への入り口はさらに広がっていくにちがいない。

この用語集には、アメリカの多様な回復コミュニティや研究者たちが使っている言葉も含まれている。また一部の用語は、アディクションの回復プロセスについての学問的な研究から生まれた言葉である。出版物からの引用の場合、とくに特定のコンセプトが議論に発展すると予想される場合には出典を明示した。また、地域の回復支援グループ、回復擁護団体、回復志向の治療プログラムなどで使用されている用語も含めた。これらは、私がアメリカ国内を旅して収集した用語であり、もっとも一般的な意味を記して試験的にまとめたものである。そのほかにも私が過去3年間に携わってきたプロジェクトである BHRM（Behavioral Health Recovery Management　行動と健康、回復のためのマネジメント、www.bhrm.org）で使用されている新しい言葉もつけ加えた。

この用語集をまとめるにあたって、BHRM の同僚たち（ミカエル・ボイル、デイビッド・ラブランド、パット・コリガン、ラッセル・ハーゲン、マーク・ゴッドリー、トム・マーフィー）の協力に助けられ、自分の考えをより明確にすることができた。また、この論文の初期のドラフトにおいて、アレックス・ブルムボー、アナ・コソック、マーク・サンダース、ボブ・サベージ、ブライアン・ヤングの諸氏から有益な意見をいただいた。そしてまた、アーニー・カーツ氏からの継続的な指導と本稿のレビューにも感謝します。

リカバリー用語集

アブスティナンス・ベースド・リカバリー　Abstinence-based recovery
（断酒・断薬にもとづく回復）

　医療目的以外のアルコール、薬物使用を完全かつ永続的にやめるという問題解決法。ここにこの言葉をあえて掲載する理由は、この定義の限界と、新しい回復のコンセプトを検討する必要性を確認するためである。（部分的回復、適度な回復、連続的回復、参照）

セルフケア　Acts of Self-Care

　回復をめざす４つの日常的なスタイルのうちの１つ。依存症によるダメージの回復と健康的な習慣を身につける努力をともなう自己修復（セルフリペア）の行為でもある。回復におけるセルフケアは、依存症の本質ともいえる自己中心性を超えることを目標としており、同時に家族や地域社会への責任をはたすための行為でもある。

（無償の）サービス　(Unpaid) Acts of Service

　人やコミュニティへの支援活動、回復の文化の主要な4つの活動の1つ。２つの機能があり、ひとつは依存症のせいで他者にあたえた損害をつぐなう一般的な贖罪行為。もうひとつは回復初期の自己愛的な傾向から脱却し、他者との真のつながりがあたえられるという機能がある。サービスにはさまざまな形態があるが、利益や評価を期待するのではなく、本質的な価値の追求と実現が目的となる。

（回復の）非文化的スタイル　Acultural Style (of recovery)

　回復している人とはかかわることなく自分一人で飲酒や薬物をやめ、回復していくスタイル。アカルチュラル（acultural）という言葉には、

回復のコミュニティや文化には関与しないという意味がある（White、1996）。

アディクション牧師　Addiction Ministry

地域への奉仕活動の一環としてアウトリーチ、治療、回復支援をおこなう牧師のこと。とくにアフリカ系アメリカ人のコミュニティで働くアディクション牧師が増えており、このことは回復支援の歴史において、もっとも重要な変化の一つである。

グループ参加（被支援）型リカバリー（対単独リカバリー）
Affiliated（or Assisted）Recovery（versus solo recovery）

回復している他者との関係を通じて回復を開始・維持するスタイル。お手本となる回復を自分のアイデンティティや物語にとり入れていくという特徴がある。

アレキシサイミア　Alexithymia

自分の感情や経験を自覚・認知して表現することが不得意で想像力や空想力に欠ける傾向がある性格。その原因は「理解できないこと」と考えられがちだが、じつはその人の経験・ニーズに合った変化をうながす言葉や関係性のなかに解決策がある。（変化のメタファー、参照、p345）

埋め合わせ（をする）（Making）Amends

回復している依存症者が回復の実践のひとつとしておこなう償いの行為。依存症のせいで他人にあたえた傷や、金銭的・心理的な負債などを返済することは、罪悪感を軽減し、責任感と正義感と市民がもつ価値観にもとづいた回復の定着に役立つ。この行為によって許しの可能性が開かれる。（賠償、参照、p364）

増幅効果　Amplification Effect

特定の介入、活動、経験を適切に組み合わせ、順序立てることによっ

て、治療や回復支援サービスを強化すること。回復のための手段を別々に活用したり、効果の低い順序で使用するよりも、より強い相乗的な変化を生みだすことができる。たとえば、12ステップの回復者は、積極的なステップワークやミーティングへの出席、サービス活動や社会的な会合への参加を組み合わせることで、これらの活動のどれか1つを単独でおこなう場合よりも大きな効果を得ることができる。

アノニミティ（**無名性**）Anonymity

12ステッププログラムをもつAA、NAなどの共同体では、「活字、電波、映像」（そしてテレビやインターネット）のレベルでは自分のフルネームを出さないという伝統をもっているが、初期の著名なAAメンバーの多くがアドボカシー活動に参加したときに、このアノニミティが活動を妨げることはなかった。共同創始者のビル・ウィルソンと何人かのAAメンバーが、ある法案を支持するために議会で証言したことがあるが、そのときにはAAの代表としてではなく回復途上の一個人として発言した。アノニミティは、12ステップグループに限定された伝統であり、SOSや女性のソブラエティグループ（Women for Sobriety）などには存在しない。ある文化的な流れのなかでは、自分の回復状態を公にすることは回復の重要な要素と見なされている（Williams, 1992）。

支援者のなかで回復する方法　Assisted Recovery

専門家が指導する治療サービスや相互支援グループ〔自助グループ〕によって回復を開始すること、または維持すること。（ソロ・リカバリー、参照、p369/自然回復、参照、p348）

ビースト（別名: モンスター、ドラゴン、デーモン、デビル）
The Beast（a.k.a. Monster, Dragon, Demon, Devil）

アディクションは薬物使用に向かう強迫観念であり、それに対抗する自己暗示として、薬物を神話上の獣にたとえた言葉。RR（Rational Recovery、合理的回復）哲学における顕著なメタファー〔暗喩〕である。

依存を支える思考をビーストにたとえることで、自己暗示をかけアディクションをコントロールできるようになる。RRは依存症的思考をコントロールする方法（アディクション音声認識トレーニング—AVRT）を推進している（Trimpey, 1989）。「ドラゴンの追跡」「デビルと一緒に眠る」などの依存のメタファーや、「デーモンとの闘争」「モンスターとの格闘」「悪竜退治」などの回復のメタファーは、すでに1世紀以上前から使われている（Dacus, 1877；Arthur, 1877；Parton, 1868）。以前には愛していた対象を非難し、弱らせ、そうすることで毒された愛情の対象との間に距離をつくるという戦略にもとづいている。

バイカルチュラル・スタイル（オブ・リカバリー）
Bicultural Style（of recovery）

個人が回復文化や、それより大きな「市民」文化（依存症や回復経歴をもたない人との活動や関係）に同時にかかわることによって回復を維持するスタイル。回復文化と一般社会とを行き来することで、本人がもつカルチュラル〔文化的〕あるいはサブカルチュラル〔対抗文化的〕な能力が活かされる（White, 1996）。

生まれ変わり　Born Again

改宗を意味するキリスト教の言葉。回復の文脈ではエゴサイド（古い自己の死）や、キリストを中心とする新しいアイデンティティ、欲望からの解放、そして回復した信仰をベースにもつコミュニティのメンバーになることを特徴とする一種の量子的〔根本的〕な変化を意味する。（Conversion and Redeemed 参照、p362）

センタリング・リチュアル　Centering Rituals

一人でとり組む定期的な儀式（おこない）であり、回復を継続するために役立つ。祈り、黙想、回復文献を読む、日記を書く、日々の目標を設定して一日の終わりに棚卸しをする、神聖な物やシンボルを持ち歩いたり、身につけることなど。断食、発汗、隠遁、有酸素運動（ランニン

グ、水泳）、詠唱、歌、ダンス、芸術表現、聖地巡礼など回復の歴史の
なかで実践されてきたおこないも含む。

性格上の欠点　Character Defects

　12ステップによる回復のなかで重視されるアルコール依存症者やそ
の家族を傷つけてきた「感情のゆがみ」などをさす。プライド、貪欲、
欲望、怒り、大食、妬み、怠惰（「7つの大罪」）、また、性、権力、金、
知名度などへの執着（「本能の堕落」）があり、自己中心的な考え、自己
憐憫、不寛容、嫉妬、恨みなども含まれる。AAでは、これらの「過去
の亡霊」を見つけて開示すれば「癒された穏やかさ」におき換えられる
とされている（『12のステップと12の伝統』74、83ページ）。

性格の再構築　Character Reconstruction

　個人の性格を、12ステップグループや世俗的なサポートグループ、宗
教団体、文化再生運動を支えている意欲的な価値観と一致させるプロセ
ス。性格の再構築においては以下のことが強調されている。重篤なアル
コール・薬物問題から完全に回復するには、生活のなかでアルコール・
薬物をとり除くだけでは足りず、それらが完全に不要になるほどの性格
やライフスタイルをつくり、人間全体を変化させることが必要とされる。

選択（対強制）　Choice（versus coercion）

　依存症の回復において選択や意志の力がはたす役割のこと。過去数
十年間を通じて医療は強制的な性格を帯びてきたが、「回復は選択であ
る」という戒めは、治療は強制されうる可能性もあるが、回復は自らの
選択行為によってのみ入ることのできる扉であることを思い起こさせる。
この選択という究極の力の行使によって、人は「使えない」という不快
な状態から「使わない」という自由な状態へと移行することができる。

慢性疾患　Chronic Diseases

　既存の医療では治すことができず、症状が長期間にわたって変化し続

ける疾患のこと。このような障害は、相互に影響しあう複数の病因から
発生することが多く、突然発症して徐々に変化し、その経過（パターン
と重症度）も結果も、ひじょうに多様である。長期にわたる依存症性の
障害は、慢性疾患として本人、家族、友人に負担をかけ続けるため、持
続的な回復管理（リカバリーマネジメント）が必要となる。（病気（の概
念）、参照、p328））

回復の輪（リカバリーサークル）Circles of Recovery

さまざまなリカバリーの伝統をもつ人びとが、分かち合いと癒しのた
めに集う場所。18 世紀にネイティブアメリカンのコミュニティではじ
まり、現在もこれらのコミュニティで続けられている（Coyhis, 1999）。

臨床vsコミュティ人口 Clinical versus Community Populations

AOD 問題をもつ人たちのコミュニティを研究する場合、相互支援や
専門医療の助けを求める人と求めない人とをグループ分けにする。おな
じように回復のプロセスについても、相互支援や専門家による治療サー
ビスを求める人と求めない人との区別を設けている。相互支援や専門家
によるサービスを求めないグループでは、それを求めた人たちに比べて、
家族支援や社会的支援が少なく重症であることが多い。また、身体的・
精神的な障害が併存している率も高い（Dawson, 1996；Ross 等、1999）。
このような 2 つのまったく異なる集団の存在は、回復研究の成果を各々
に応用するさいの重要な課題となる。

繭 Cocoon
まゆ

個人が変化していくプロセスを表すひとつのメタファー〔暗喩〕。自
分自身のなかに閉じこもり、孤立しながらも変容へと移行する回復の一
段階である。アイデンティティと人格の再構築は、この繭のなかでおこ
なわれることが多い。回復の歴史のなかで、最強の変化といわれる経験
のいくつかは、孤立のなかで起きたことが参考になる。シンシン刑務所
でのジェリー・マコーリーの回心（ホワイト、1998）や、チャールズ・

タウンズ病院でのビル・ウィルソンの「ホット・フラッシュ」（カーツ、1979）、また監獄でのマルコムXの「デトロイト・レッド」への変身（マルコムX、Haley、1964）などは、すべてこの繭現象の力であったことの明確な証言である。また、預言的な禁酒にもとづく文化復興運動を主導したアメリカ先住民の死と再生の体験にも、この繭現象のような個人的変容と回復のプロセスが反映されている（Coyhis and White, 2003）。

認知的再評価　Cognitive Reappraisal

アルコールや薬物を使用し続けることへの評価と、使用をやめることへの評価を、冷静に意識的におこなうこと。回復がはじまる一般的な前兆である。

コミットメント　Commitment

自分の回復目標を（通常は公的に）宣言すること。このような宣言は19世紀の「誓約書に署名する」という方法でも、現在の相互支援グループでの自己紹介でも、どちらも変化への決意であり、準備段階から変化に向かう行動段階への移行を示している（Prochaska, et al, 1992）。コミットメントは、宗教的な誓約の形式をとることもある。たとえば過度の飲酒歴のあるイスラム教徒が禁酒を決意するさいには、しばしば体を清め（沐浴）、聖クルアーンに手をあてて「偉大なるアッラーとその書物によって、私は二度とアルコールには触れません」と誓う（Badri, 1976）。

完全な回復　Complete Recovery

マイケル・ピクッチ博士（2002年）が使った言葉であり、完全な健康状態で、親密な関係を築く能力をもち、穏やかさと自己受容を特徴とする最高度の回復状態のこと。

告白　Confession

欠点を持つもう一人の人の前で、自分の罪、不完全さ、個人的な失敗

や悪行を認めること。このときに、ハイヤーパワーが現れるとされる。さまざまな形式をとるが、依存症の回復では、ほぼすべての枠組み〔カテゴリー〕に共通している。ブランボー Brumbaugh（1994）は、罪を認めるという点にかんして、回復をめざす枠組みのなかで、宗教的な枠組みと非宗教的枠組みとでは重要な違いがあると指摘している。前者では、告白を受ける人は「赦しの力をもつわけではない」とされ、「償いは（もう一人の人によって）赦されるという作用ではなく、開示のプロセスそのものによって赦されることである」としている。

コンタクトの継続性　Continuity of Contact

　回復プロセスのなかで、持続的で一貫した支援の重要性を強調する言葉。その支援は経験と希望を共有するコミュニティのなかで得られる。この言葉はまた、リカバリーコーチ（リカバリーサポートの専門家）と回復マネジメントサービスを受ける人との継続的な信頼関係をも意味している。このような持続的な関係は、それ以外のさまざまなケアを受ける場合の関係性や、複数の治療を受けた人が経験した一時的な関係性とは、明らかに対照的である。（リカバリーサポートサービス、参照、p361）

回心　Conversion

　肉体的・感情的に最高潮（クライマックス）を迎える体験を通じて回復がはじまること。アルコール依存症の寛解において、宗教的転換がはたす役割の可能性については古くから指摘されてきた（Rush, 1784；James, 1902）。ミラーとシー・バカ（Miller and C'de Baca, 2001）は、最近、このような劇的な体験を「根本的変化」（quantum change）と呼び、それは生々しく鮮烈で（強く）、突発的・積極的で（意図的でなく）、かつ効果的な永続性をもつ点が特徴であると指摘している。

　アメリカの回復の歴史には、このようなパワフルな自己変革を体験した人がたくさんいる。ハンサム・レイク、ジョン・ゴフ、ヘンリー・レイノルズ博士、ビル・ウィルソンなどがそうである。このような経験から引きだされてくる行動の変化は、個人のアイデンティティや価値観の

核心に迫るものである。（「Born Again」「Cocoon」「Surrender」参照）

クロストーク　Crosstalk

相互支援ミーティングのなかで直接、応答（フィードバック、提案）をおこなうこと。クロストークは分かち合い（シェアリング）とは対照的である。なぜなら、分かち合いのミーティングではひたすら一方通行〔言いっぱなし聞きっぱなし〕の独白がおこなわれるからである。分かち合いとクロストークの実践は回復グループによって大きな違いがある。12 ステップグループはクロストークを禁止しているところが多いが、ライフリングやセキュラーリカバリーにはクロストークを認めるミーティングをおこなうグループもある。たとえば、モデレーションマネージメント Moderation Management はクロストークを推奨している。（シェア、参照、p366）

回復の文化的道すじ　Cultural Pathways of Recovery

文化的、または下位文化的に定めたアルコール・薬物問題の解決手法。たとえば、主に男性の飲酒があたりまえの社会では、回復の文化的な道すじはその社会が受け入れられるやり方で構成される。そこでは、男性は断酒をしながら自身のアイデンティティも男らしさも維持することができる。回復の道すじは医学的なもの（アルコール関連の健康問題）、宗教的なもの（禁酒を基本とする宗教団体への所属など）、あるいは政治的なもの（アルコールは「民衆のアヘン」として拒絶する）など多様な文化的背景をもっている。

文化的（カルチュラル）な回復　Cultural Recovery

価値観や習俗が堕落してしまい病的になった文化を癒すこと。文化的な癒しには、先祖代々の健康的な伝統を再構築し、現在の生活にふたたび適用することが含まれる（Simonelli, 2002）。

文化活性化運動　Cultural Revitalization Movement

　断酒をベースとする社会運動。失われた価値観や習俗の再確認を通じて文化の刷新と活性化を図るなかで、依存症からの回復と全体的な健康・発展をめざして治療的な枠組みを提供する。この運動は歴史的に無力化されたコミュニティのなかで起こることが多い。アメリカにおける文化活性化運動は、18世紀にアメリカ先住民の部族内でおこなわれた禁欲主義にもとづく文化的・宗教的な回復運動に端を発している（White, 2001a；Coyhis & White, 2003）

回復の文化（リカバリーカルチャー）
Culture of Recovery（Recovery Culture）

　行動障害からの長期的な回復を集団でめざし、支援するための回復者の社会的・文化的ネットワークのこと。この文化を形成するのは、回復にもとづく独自の歴史、言語、儀式、シンボル、文学、制度（場所）、価値観などがある。回復の文化は、薬物や犯罪といったサブカルチャーに深く入り込んでいた人びとが、個人のアイデンティティをとり戻し、社会的な関係を再構築することを支援する。

脱・植民地化　Decolonization

　かつて植民地化されていた人びとが政治的、経済的、文化的な解放を求めるプロセス。脱・植民地化は、アルコール・薬物を、植民地化の政治的・心理的道具としてとらえ、それを告発する文化再生運動を通じて回復運動に拍車をかける。このような運動の枠組みのなかでアルコール・薬物を断つことは、個人的な抵抗の行動であると同時に文化的な生存行為でもある。脱・植民地化では、自己麻酔や自己破壊に代わるものとして、抗議行動やコミュニティの構築がある。（自由、参照、p336／ジェノサイド、参照、p336／解放、参照、p342）

依存性移転　Dependency Transfer

　ポジティブな依存症をネガティブな依存症におき換えること。たとえ

ば、相互支援グループのアルコホーリクス・ビクトリアス（Alcoholics Victorious）では、アルコール・薬物への依存をキリストへの依存に移行させるプロセスを回復ととらえている。

回復の発達モデル　Developmental Models of Recovery

　依存症からの長期的な回復にかかわる段階とプロセスを概念モデル化したもの。このようなモデルは、回復には個別の段階があり、ある段階内の特定のタスクや中間目標は次の段階に進む前に完了しなければならず、治療や支援サービスの種類は、これらの発達段階間でかなり異なることを想定している。このモデルの開発者はWallace（1974）、Brown（1985）、Biernacki（1986）、Prochaska、DiClimente、Norcross（1992）らである。回復のある段階で有効性をみせる治療介入や回復支援活動が、べつの段階では効果がなかったり有害であったりする可能性が示唆されており、「断酒のサイクル」（Christopher, 1989, 1992）など、さまざまな名称で呼ばれている回復の発達モデル。（第一段階の回復、参照、p370／第2段階の回復、参照、p371／完全な回復、参照、p324／離脱回復期、参照、p329／回復のキャリア、参照、p356）

病気（の概念）　Disease（Concept）

　依存の本質を表すための言葉であり、アルコール・薬物問題から回復している人びとの自尊心を高め、罪悪感を和らげるメタファーでもある。ここでは回復過程にある人びとを「善良になろうとする悪人」ではなく「健康になろうとしている病人」として認識する。AAの共同創始者ビル・ウィルソンは、シルクワース博士がアルコール依存症をアレルギーとしてとらえたことについて「それ以外に説明のしようがない多くのことが（この理論で）説明される」と述べている（『アルコホーリクス・アノニマス』xxxiii〔33〕ページ）。おなじことは「病気」についてもいえるのだが、初期AAのリーダーたちは、この言葉を使わないようにしていた（Kurtz, In Press）。なお、この言葉の出所はAAであると誤解されがちである（同前）。

疾病マネジメント（回復マネジメントとは異なる）
Disease Management（Distingushed from Recovery Management）

　臨床結果を向上させ、社会的コストの削減をめざして重篤な行動健康障害を管理（マネジメント）していくこと。症状を抑制する技術を開発することによって、サービス介入の頻度、手厚さや必要な期間をおさえていくことに重点がおかれている。なお、リカバリーマネージメントもおなじ目標を設定しているが、病気や必要なコストではなく、現実に生きている人と、その人のニーズ・可能性に焦点をあてたサービスの提供を重視している。

回復の「卒業生」　Disengaged（style of）Recovery

　専門家による治療と相互支援グループ〔自助グループ〕への参加（あるいはどちらかへの参加）によって回復を開始したあと、やがては相互支援グループからも離れて回復を維持していくスタイル。このような人にとってアルコール・薬物問題とその解決は、人生における1つの章ではあったが、現在ではその章が終わり、自由に前に進んで人生の新しい章を書いている段階という意味で回復の卒業生と呼べるかもしれない。テッシーナ（Tessina 1991）は、依存症の回復を超えたこの段階を「ほんとうの13番目のステップ」と呼んでいる。

拒絶　Desist/Desistance

　イスラムの伝統はアル・カムル（酔わせるものすべて）を拒絶する。預言者モハメッドが強い酒と酩酊を「サタンの悪名高き仕業」として攻撃し、群衆に「やめてくれないか」と呼びかけたところ、彼らは「アッラーよ、私たちはやめました」と答えたという（Badri, 1976, p. 3-5）。

ドリフト　Drift

　依存症者のなかには「流れに身をまかせる」だけで、薬物や薬物使用が巣くっている文化から離れる（ドリフトする）ことができる人がいることを表す社会学用語（Waldorf, 1983；Biernacki, 1986, 1990；Granfield and Cloud, 1999を参照）。このような問題解決のスタイルは、計画された

ものでも意識的なものでもない。また、本人が依存症の自覚や回復のアイデンティティを抱くことなく起きることもあり、アヘン依存症からの自然回復にかんする研究においても指摘されている。しかしアルコールやニコチンの依存症研究では報告がないことから、依存薬物が物理的あるいは文化的に日常的に存在している場合にはドリフトは起こりにくいのかもしれない。

薬物による代替　Drug Substitution

　この言葉には2つの意味がある。ひとつは、回復過程で薬物を代替使用することは長いあいだ否定的に考えられており、依存症の文献には、ある薬物から離れた人が別の1つ以上の薬物を乱用してしまう話がたくさん出てくる。このリスクは、医療や相互支援グループにつながっている人のなかでも、重症度が高く、慢性化している人びとのあいだで多く観察される。もうひとつは、アルコール・薬物問題をかかえる一般の人びとが、渇望をおさえ、依存的なライフスタイルに陥らないように代替薬を使用しているケースであり、2次的な薬物依存の潜在的な危険性が指摘されているが、これらの研究では、2次的な薬物の使用は12〜18ヶ月後にはほとんど消失すると報告されている（Biernacki, 1986；Christo, 1998；McIntosh and McKegany, 2002）。

しらふの飲んだくれ話（ドランカローグ）　Drunklouge

　当事者グループなどでの話しかたで、くり返しと誇張が特徴。回復の維持に役立つ半面、「過去はどうだったか」に話が終始しがちで、回復の体験談にまで発展しない傾向がある。そのために、あえて回復の話（ソーバーローグ soberlogues）をするように提案しているグループもある（LifeRing Secular Group,Handbook of Secular Recovery, 1999, p. 31）。しかし、このようなドランカローグ（過去のふり返り）の治療的な効果（問題の受容とアイデンティティの確認、再認識）を過小評価しないことが大切である。

回復の生態学（エコロジー）The Ecology of Recovery

回復の試み・発展に寄与する生態系（エコシステム）と阻害する生態系があるという考えかた。回復のエコロジーは、個人の身体的・社会的な環境要因が、回復の実現可能性にあたえる影響に注目し、「個人に焦点をあてる臨床モデル」と「薬物の使用または中止へのプロセスとその結果に焦点をあてる公衆衛生モデル」が統合される可能性を示唆している。ここでは依存症と回復の本質について、依存症は病んだ社会システムから「有機的に」生じる現象であり、回復は、それを可能にする健康的な社会システムの創造によって実現されると考えられている。（Tabor, 1970 参照）

11ステップグループ　Eleventh Step Groups

12ステップの11番目のステップ（祈りと黙想を通して自分なりに理解した神との意識的な触れ合いを深め、神の意志を知ることと、それを実践する力だけを求めた）を継続的に実践する人たちを支援するグループ。AAのなかの宗教的な傾向が強いメンバーが参加しやすい。最古の11ステップグループとしてはリックス協会、ユダヤ人アルコール・化学物質依存症者と友人（JACS）の会などがある。AAとの併用が多い（White, 1998）。

感情のソブラエティ　Emotional Sobriety

AAの共同創始者ビル・ウィルソンが唱えた言葉で（1958年）、断酒だけで得られる達成感をはるかに超えた感情面での健康状態をさす。ビルは、感情のソブラエティを「自分自身、仲間、そして神との関係における真の成熟」と定義した。（ウエルブラエティ、参照、p375）

エンパワーメント　Empowerment

人間の運命において、コントロール力（パワー）などが付与される経験である。回復には力へのまったく異なる２つの関係がある。ひとつは、その力が文化的にあたえられている（生まれたときから自己を満足させる価値があたえられている）人たちの場合である。彼らは依存症の進行

にともなってコントロール能力を低下させていくが、そのおおもとには非現実的な優越感や膨れ上がる自分勝手な先入観がある。彼らの回復は、降伏と無力の受容によってはじまるという特徴がある。

　これと対照的なもうひとつの関係は、文化的に無力化されている（自己を満足させる価値が環境的にもあたえられていない）人たちの場合である。この人たちは向精神薬に惹きつけられていることが多く、彼らの回復は、その薬物によってさらに無力化されている自分に気づいたときにはじまることが多い。

　このような回復は、無力の受容や降伏からではなく、自分の力とコントロールへの自信からはじまるのである。このことは、相互支援グループ「ウーマン・フォー・ソブラエティ」の最初の声明（「私はかつて私を虜にしていた生命にかかわる問題をかかえている」）や、サンフランシスコのセシル・ウィリアムズ牧師が開拓した黒人中心の回復モデル「抵抗という最初の行動」（「私は自分の人生をコントロールできるようになる」）で窺い知ることができる。ウィリアムズ牧師は「黒人は無力への呼びかけを横になって受けとれという、もうひとつの命令として聞く」（1992, p.9）と書いている。

　似たような言葉は、ネイティブアメリカンの仲間たちが使っている「12のステップ」のステップ２に見いだすことができる。すなわち「自分を超えた大きな力が、私たちのコントロール力をとり戻すのを手助けしてくれると信じるようになった」と（Coyhis, 1999）。ここでのエンパワーメントとは、インスピレーションをあたえ、視野を広げ、活力をあたえるものとされる。また、エンパワーメントの概念は、個人だけでなくコミュニティにも適用されている。すなわち、力を失ったコミュニティにおいても、依存症問題の唯一の解決策はその地域社会のなかに存在していると想定している。エンパワーメントが発揮されるのは、たとえば依存症の影響を受けてきた人びとが、それまでの被害者的な意識を捨てて、自分自身や家族、地域社会を癒す立場にたって、積極的な参加者になるときである。（（痛みにではなく）希望にもとづくインターベンション、参照、p339／抵抗（行為としての回復）、参照、p364）

イネーブリング　Enabling

　依存症者の回復を手助けしたいという願いにもとづきながらも、結果的には反対に作用してしまう介入のありかた。依存症の継続を強化するものと考えられている。イネーブリングという考えが普及すると、家族やカウンセラーは自分たちの行為がそれに該当することを恐れるようになり、1980年代後半にはその傾向はさらにエスカレートした。イネーブリングと関係が深い「共依存」という言葉の流行がピークに達したころには、他人にたいする人間のもっとも基本的な親切心が、思いやりの証<ruby>証<rt>あかし</rt></ruby>としてではなく、精神病理学的に扱われるようになった。

回復文化にどっぷりひたった回復　Enmessed Style of Recovery

　回復の文化に浸って回復を開始し、維持するスタイル。依存症の文化から離れるのに役立ち、一時的に、より大きな「民間」文化からも離れることができる。

エビデンス（根拠）にもとづく実践（EBP）
Evidence-based Practices（EBP）

　理想と現実の両面で、科学的に有効な根拠をもつ臨床的支援やサービスのこと。とくに情報の不足している地域での個人、家族、コミュニティにたいして、ＱＯＬ〔生活の質〕に大きな影響をあたえるEVPによるアプローチは支持され促進されている。しかし、この方針にたいしては批判もあり、回復についての焦点が主観的な経験から客観的な結果へと移行してしまうため、治療者は手続を進めるたんなる技術者に変わってしまい、結果として回復の重要な一面が失われてしまう可能性があるとの意見が寄せられた。この懸念は、回復の経験には測定できない重要な側面があることを示唆している。

元アディクト　Ex-Addict

　1960年代から1970年代の治療共同体でよく使われていた言葉で、薬物（主に麻薬）依存から回復した人を意味する。アディクトの地位（アイ

デンティティ）を過去形（かつてはそうだったが、現在はそうではない者）で表現している点で注目される。「私は○○です。アディクトです」というNAの自己紹介とは対照的で、「一度依存症になったら一生、依存症である」という考えかたとは異なる言葉である。この問いに、まったく異なる答えを出す回復のプログラムがある。（回復した/回復中の、参照、p353／回復の卒業生、参照、p329／回復のスタイル、参照、p371）

過剰な行動　Excessive Behavior

　重度のアルコール・薬物問題から回復した人が、とくに回復の初期に起こす問題行動。たとえば2次的な薬物、仕事、お金、セックス、食べ物、ギャンブルなどのリスキーな行為や宗教への過度な接近などは回復初期によく見られる。しかし、このような過剰な行動の傾向を（回復のための過剰な努力も）克服していくことは、回復過程の正常な部分であり、回復の初期段階から中期段階に移行するプロセスで、調和やバランスといった価値観を身につけるうえでも重要である（White, 1996）。回復初期の過剰さはプラスにはたらく場合もある。（好ましい防衛機制、参照、p351）

期待値　Expectancy Factors

　薬物を続けた場合とやめた場合での将来の見通しのこと。その期待値は依存症（の状態）から回復へ移行するときに大きく変化する。回復は酔いへの期待と回復への期待という2つの期待の変化によって特徴づけられる。つまり回復の機会は、薬物使用によって期待できる快楽が減少したときに増加する。また、薬物使用によって期待される快楽が減少し、無力化が差し迫っているときに回復の機会は増加する。回復による報酬が自分にとって重要であり、すぐに与えられると考えられる場合にも、回復の機会は増加する。（フィオレンティーン・アンド・ヒルハウス、2000年；バーマン、1997）

信仰にもとづく回復　Faith-based Recovery

　宗教的な経験、信念、儀式、そして信仰共同体の相互支援のなかで得られる回復。このカテゴリーは、従来の回復支援プログラムの補助的あるいは代替的な手段となることもありうる。

家族　Family

　回復の世界における家族とは、重度のアルコール・薬物問題を経験した個人をとりまく内なる社会的ネットワークのことである。ほとんどの回復サークルでは、実際の血縁関係よりも、その家族的な機能を重視して定義されている。

家族を中心としたケア　Family-centered Care

　依存症の本人ではなく、そのまわりの家族をおもな「クライアント」とする治療方針のこと。家族の問題・ニーズに焦点をあてた臨床サービスを家族に提供する。

家族の病気　Family Illness

　家族の一人が依存症になることによって、家族の全員が、そして家族というまとまり全体が傷つくこと。

家族の回復　Family Recovery

　家族の回復には、つぎの3つの次元がある。まず個々の家族の癒し、つぎに家族というサブシステムの癒し（大人としての親密さをもとめるニーズ、親子関係、兄弟関係）、そして回復につながる家族以外の人や機関との連携である。これらのサブシステムの癒しの順序はさまざまだが、これまでの家族研究によれば（Brown and Lewis, 1999）、家族のメンバーが個人として回復することが、ユニットとしての家族全体の回復よりも先行しなければならないことが示唆されている。（回復にともなうトラウマ、参照、372）

自由（奴隷状態からの）Freedom（from Slavery）

　歴史的に植民地化・奴隷化された人びと（とくにアフリカ系アメリカ人）が依存症に立ち向かうときに使われるメタファーである（Cone, 1984；Williams, 1992が唱えた「解放の神学」を参照）。このような枠組みでは、植民地化した者が植民地化された者を傷つけ、麻痺させるための道具としてアルコールや薬物の役割が想定されており、この比喩は多くのアフリカ系アメリカ人指導者の教えのなかにみられる。ジェームズ・ボールドウィン（James Baldwin, 1962）は「酒、麻薬、宗教という麻酔がなければ、ハーレムの通りは流血であふれていただろう」と述べ、当時の感情を表現している。ボールドウィンはアフリカ系アメリカ人にたいして酒や麻薬を断って「鎖を外そう」と呼びかけた。依存症のメタファーとしての「奴隷」（罪業の結果）と、回復のメタファーとしての「自由」（解放）は、多くの宗教的な伝統のなかにも見られる。たとえば、シカゴの "FREE-N-ONE" ミニストリーは、アルコール・薬物依存症から「勝利して立ち上がった」男女のクリスチャンのフェローシップであり、メンバーになるための唯一の条件は「そうなりたい」という願望だけであるという。

ジェノサイド（回復のメタファーとして）
Genocide（as a recovery metaphor）

　「民族またはその他の既存の集団を破壊するための計画」と定義される。ある集団が存在するための基盤、すなわち身体的安全、家族や親族のまとまり、言語、文化、経済、政治制度、尊厳やスピリットなどを攻撃することであり、アルコールやその他の薬物も大量虐殺の道具とされる。だから、断酒・断薬（アブスティナンス）は、個人的・文化的な誇りと生存を守るための抵抗行為と見なすことができる。

　このような世界観の転換は、回復の潜在的な側面としてこれまでも指摘されてきたが、自己を再定義し、家族や社会的関係を再構築する回復プロセスによって、宇宙の秩序がもつ深遠さを感じたり、アルコール・薬物問題にたいする新しい理解を得ることができる（Kennedy and

Humphreys, 1994）。

　また、このような世界観の転換は、依存症と回復を理解するうえで、より大きな歴史的・政治的文脈を考慮するためのメタファーとなる。

　このような世界観の転換は、力を失った人びとの回復を促し、定着させるうえでとくに重要であった。この転換では、かつてAODの使用は反抗の行為、つまり文化に馴染むことを拒否する行為として経験されたが、突然、個人的・文化的な自殺の企てとして見られるようになった。この転換において、過激なアブスティナンスは浄化の行為となり、肉体的、心理的、文化的に死ぬことを拒否するようになる。大量虐殺と依存症の関連は、アブスティナンスを基盤とするネイティブアメリカンの文化復興運動や、一部のアフリカ系アメリカ人のグループの間で見られるテーマである。ブラック・パンサーのマイケル・ターボー（Michael Tabor 1970）は、ドープにたいして「犠牲者が金を払って殺されるジェノサイドの一形態」と呼んだ。

与える　Giving It Away

　回復の方法や成果は、だれかに与えることで、はじめて十分に経験し理解することができる（与えなければ与えられない）という回復についてのパラドックスの一つを表現した言葉。

感謝　Gratitude

　感謝は究極の安らぎの体験であり、自分の人生への贈り物でもある。謙虚やサービスという回復の価値観の根源。

ガイドライン／限界　Guidelines/Limits

　節酒をベースとするアルコール問題解決の技術。節酒グループMM（Moderation Management）のメンバー（あるいは飲酒量を自力で減らすアプローチを求めている人）にとってのガイドラインであり、飲酒の意味（たとえば「人生のささやかな楽しみ」）と飲酒の頻度（毎日ではない）や飲酒をしない頻度（週に4日以上）、そして飲酒とかかわる生活のパ

ターン（食事）などを定義する。飲んだときにやってはいけないこと（運転などの危険な行為）や飲酒量（女性は1日3杯まで、男性は1日4杯まで）なども含まれる。これらのガイドラインを守れないMMのメンバーは、個人的な目標としてアブスティナンス（断酒）が奨められることになる（Kosok, 2001）。

ハビリテーション　Habilitation

古い建築ブロックではなく、新しい建築ブロックによって築きあげる回復のアイデンティティへのプロセス。依存症によって失ったものをとり戻すのではなく、新しい資源によって回復を構築していくこと。（「回復」を参照）。

癖を直す　Habit-breaking

回復の文脈では、アルコール・薬物の問題を後天的な習慣としてとらえ、長年の習慣をやめるために有効な技術を応用し、解決することを意味する（Dorsman, 1991）。

ハームリダクション（回復の一段階としての）
Harm Reduction（as a　stage of recovery）

アルコール・薬物の使用による個人的、社会的コストを軽減するための戦略。回復の代わりになるもの、あるいは回復とは反対のものと考えられがちだが、個人、家族、コミュニティを保護しつつ、回復の準備態勢を強化するものとして把握することもできる。

ヒーリングフォレスト（癒しの森）　Healing Forest

健康な種は病気の土壌では育たず、傷ついた種のためには、修復と繁栄を可能にする癒しの森が必要になる。ネイティブアメリカンの回復の文化から生まれた比喩。（回復の生態学、参照、331）

浅い底つき High Bottom Recovery

　早期にアルコール・薬物使用のリスクに気づき、回復を開始すること。浅い〔底が高い〕アルコール依存症者とは、飲酒によって大きなダメージをうける前に回復をはじめた人たちのことをさす。(深い底つきによる回復、参照、342)

ハイヤーパワー Higher Power

　12 ステップの伝統において、依存症者の断酒と、正気への回復を可能にする人知を超えた力（パワー）を擬人化した表現。「自分なりに理解した神」としてとらえるハイヤーパワーは、獣の解毒剤を擬人化したものでもある。

底つき Hitting Bottom

　依存症による苦悩と絶望の体験。この体験は、「AOD 問題への正しい危機感」および（または）「自己認識の劇的な進歩」をもたらし、回復の開始において重要な役割をはたす。底つき経験について、研究者は以下のように表現している。「実存的危機」(Coleman, 1978)、「裸のランチ」(Jorquez, 1993)、「成長への一瞬のチャンス」(White, 1996)、「ターニングポイント」(Ebaugh, 1988)、「クロスロード」(Klingemann, 1991, 1992)、「認識論の転換」(Shaffer and Jones, 1989)。

（痛みではなく）希望にもとづく介入
Hope-based（as opposed to pain-based）Interventions

　深刻なアルコール・薬物問題をかかえる人への介入方法。「痛み」にもとづく危機感を強化するのではなく「希望」をもって奮い立たせる回復への跳躍を強化する。痛みにもとづく介入は、アルコール・薬物による結果（痛みの経験）を増幅させるが、希望にもとづく介入は、経験者たちが生き証人（ロールモデル）となって回復を伝えることができるという前向きな考えかたである。重篤な依存症者に変化をうながすために、目の前で回復者の姿とその自信を見てもらって、具体的にどうすれば回

復するのか、そのステップを提供する。痛みにもとづく介入には、あなたに「対して」何々をするという威嚇があり、希望にもとづく介入には、あなたと「一緒に」に何々をするという約束がある。

　希望にもとづく介入は、歴史的に無力化され個人的に被害を受けた結果、身体的・心理的な苦痛にたいして強靭な能力を身につけてしまった人、なかでも専門職（支援者）との対話のなかで自暴自棄な態度を示す人にはとくに重要である。

アイデンティティ（同一性）の再調整　Identity Realignment
　依存症になる前のアイデンティティをとり戻すこと、また依存症によってまだ損なわれていないアイデンティティを救いだして発展させること、あるいは依存症後の新しいアイデンティティを創造するプロセスのこと。このような再調整は、自分とは何者であり（自分のアイデンティティ）、自分は何をするのか（自分の役割）を新たに熟慮し、洗練させていくことを意味する（Biernacki, 1986）。台無しにされたアイデンティティが修復されたり新しく創りかえられたりしていく可能性は、回復したいという希望をもつ重要な側面である。また「自己」のリハビリに成功することは、回復が定着していくさいに不可欠であり（McIntosh and KcKeganey, 2002）、そのアイデンティティを再調整する初期の段階では、自己嫌悪や自己吟味、告白と許し、またアイデンティティの再構築、つぐない、有害な感情の浄化、自虐的な行動の克服などをともなうことが多い（White, 1996）。

偶像崇拝　Idolatry
　回復の文脈では、依存症を偽りの神として崇拝するところが罪とされる。このような表現は多くの宗教的伝統のなかにも見られる。たとえばイスラム教では、アルコール依存症はジャーヒリーヤ（Jahiliyyah 無知／偶像崇拝）の木の実といわれている（Badri, 1976 年）。

病気の自己管理 Illness Self-management

自分自身の病気にかんする知識をもち、病気がもたらす症状や制限を緩和・管理する主な責任を自分で引き受けること（Corrigan, 2002）。このような自己教育や自己管理によって、その主役は、専門家である介護者ではなく病気をもつ本人へとシフトしていく。（エンパワーメント、参照、p331 ／リカバリーマネージメント、参照、p358）

先住民族のヒーラーと施設 Indigenous Healers and Institutions

回復のメッセージやアイデア、儀式、コミュニケーション、自然な環境、その他の資源を提供する、文化的な基盤に支えられた永続的・相互的・非商業的な施設。回復している先住民族のヒーラーが運営する。プロのヒーラーや施設とは区別されている。

回復への開始要因（「トリガー・メカニズム」）Initiating Factors

回復への決意をうながし、個人的に回復を開始するきっかけとなる要因のこと。この回復への引き金となる要因は、その後の回復を持続させる要因とはまったく異なることが多い（Humphreys, et al, 1995）。その要因は、本人のなかにも、家族や社会環境のなかにも存在する。これらの要因には、たとえば依存するライフスタイルへの疲労や絶望、嫌気がさす気持ちやAOD問題に関連した身近な人の死、使用をやめるようにという圧力や屈辱的な経験や苦痛、健康問題などが含まれる。また、回復のロールモデルとの出会いや、新しい親密な関係、結婚、子育て、宗教的な体験など、新しいチャンスや希望にもとづく体験も含まれる。この痛みと希望の相乗効果により、つぎのような回復に向かう一連の流れが生じる。

痛みの経験（これをしなければならない）→変化を望む（これをしたい）→変化の可能性を信じる（これができる）→コミットメント（これをするつもりだ）→断酒の実験（これをやっている）→そして断酒の実験から安定した断酒と回復のアイデンティティへの移行（これを達成した、これが現在の自分だ）（Prochaska, et al, 1992 参照）。

介 入　Intervention

　物質使用障害で苦しんでいる当事者の行動が、家族や友人、同僚にまで影響を及ぼしていることを本人に伝え、人生の変化をもたらすような機会を提供するプロセス。

棚卸し　Inventory

　自分のこれまでの生きかたや性格について資産（プラス面）と負債（マイナス面）を調べてみるプロセス。12ステップによる回復のなかで他の３つのプロセス（告白、埋め合わせ、サービス活動）とリンクしており、罪悪感や恥の意識を和らげ、自分の性格を再構築するためのメカニズムとして有効な方法である。

解放（自由、奴隷、脱植民地化、参照）
Liberation（See Freedom, Slavery, Decolonization）

　この言葉は、歴史的に無力化された人びとの回復を示唆している。「必要であれば、どんな手段によってでも解放を」（マルコム X）と奴隷解放を呼びかけた政治的なメッセージは、同時に、回復という個人の解放を意味する言葉でもある（Tabor, 1970）。

深い底つきからの回復　Low Bottom Recovery

　アルコール・薬物依存症の最終段階にある人が回復をはじめることをさす。苦悩と絶望の経験と結びついており、最後に、回復か、それとも狂気と死に向かって進むのか、のどちらかの選択を迫られる。（底つき、参照、p339）

回復を維持するための要件　Maintenance factors

　アルコール・薬物の問題からの長期的な回復を安定させ、強固にする役割をはたす活動や影響のことである（Humphreys, et al, 1995）。回復を維持する要件には、依存症の文化から地理的・社会的に離れること、一般社会に入るための交渉、断酒にもとづいた社会的支援システムの構築、

制度的なものへの復帰（家族、教会、学校、職場、地域組織）、余暇活動、家族の苦痛・葛藤の解決、親や子どもとの関係の改善などがある。また、大切な人、家族、友人からの好意的な反応、安定した経済的支援体制、新しいアイデンティティの確立、「回復を正当化する言い方」（断酒の個人的根拠）の使用（Schasre, 1967；Moos, et al, 1979；Tuchfield, 1981；Granfield and Cloud, 1999；Sobell, Ellingstad, and Sobell, 2000；McIntosh and McKeganey, 2002）などがあげられる。

　全体的に回復を維持する要因は、苦しみ・痛みの減少と、有意義で楽しい活動や、人間関係の修復など、広範囲にわたるさまざまな領域での生活機能改善によって生みだされる（Blomqvist, 1999；Larimer and Kilmer, 2000；Humphreys et al, 1995；Tucker et al, 1994；King and Tucker, 1998）。また、回復をうながす人間関係の量と質に着目することにより、回復の可能性と維持を予測することもできる（Margolis et al, 2000；Gordon and Zrull, 1991; Stall and Biernacki, 1986；Laudet and Savage, 2000）。

回復のマニュアルを使った回復　manual-guided recovery

　専門的な治療サービスや相互支援グループ〔自助グループ〕を利用するのではなく、依存症からの回復のステップを手順化したマニュアルを利用して、一人で回復をめざす方法。近年、その傾向は強まっている。（ソロ・リカバリー、参照、p369）

集団的アブスティナンス　Mass Abstinence

　アルコールその他の薬物を一切拒否するという人びとや、地域の文化的、集団的な決定によってアルコール・薬物依存症を解決・予防すること（Badri, 1976）。このような大衆行動は、広範な社会運動（アメリカのテンペランス運動）や、力を失ったコミュニティにおける文化再生運動（Willie, 1979；Chelsea and Chelsea, 1985；Taylor, 1987；and Williams, 1992、参照）、あるいは宗教改革運動の結果として起こっている。

Maturing Out（自然回復、参照、p348）

薬物療法による回復　Medication-assisted Recovery

　依存症からの回復を支援するために、医学的に管理された医薬補助剤を使用すること。解毒剤（例: クロニジン）、安定剤（例: メタドン）、回避剤（例: ジスルフラム）、拮抗剤（例: ナロキソン）、抗渇望剤（例: アカンプロサート、ナルトレキソン）などがある。また、1つ以上の身体疾患や精神疾患を併発している場合、その症状を抑えることで再発リスクを低減させるために使用される薬剤も含まれる。このような薬剤を治療に使用することを薬物療法という。薬物療法（メタドンなど）につきまとうスティグマは、その科学的有効性を裏づける研究の普及や、薬物療法で回復を達成した人びとの回復アドボカシー活動への参加などによって払拭されつつある。このようにアドボカシー活動の目的のひとつは、薬物療法で回復した人びとが回復コミュニティのなかで正当なメンバーとして認められていくことである。

メディスンホイール（聖なる輪）　Medicine Wheel

　ネイティブアメリカンの教えと癒しのシステム。4つの方向（東、西、南、北）、4つの要素（土、火、空気、水）、4つの民族（赤、白、黒、黄）、4つの成長方向で構成される。相互のつながりと調和を強調している（The Red Road to Wellbriety, 2002）。

ミーティング　Meeting

　アメリカの回復文化における人びとの交流とお互いを知るための基本的方法。AA、WFS、SOS、LifeRing Secular Recovery、Moderation Management、Alcoholics Victorious などの相互支援グループは、それぞれ違いがあり特色があるが、コミットメントとコミュニケーションを目的とする「ミーティング」は共通であり中心的な儀式である。そして、これらのグループの基本的なテキストでは「ミーティング」そのものについては論じられていないという事実を考えあわせてみると、この儀式の重要性は大変興味深い。なお、Rational Recovery（現AVRT——

Addictive Voice Recognition Training）などのいくつかのグループでは、現在はミーティングをおこなっていない。

ミーティングの種類と形式　Meeting Types and Formats
　参加の条件（オープンかクローズドか、ジェンダーミックスか、男性のみか、女性のみか、若い人向け、喫煙可／禁煙）や、スタイルと内容のこと。ミーティングには、スピーカーミーティング、ディスカッションミーティング、スタディミーティング（テキスト、ステップ／原理）などがある。

変化のメタファー　Metaphors of Transformation
　個人的、文化的に意味のある言葉やアイデアのこと。回復への努力の促進、明確化に役立つ。メタファーは、文化内および文化間で変化しやすく、科学的な妥当性よりも個人的・文化的な事情によって変化への力が引き出される。また、ある個人的（性別や年齢など）または文化的（民族、階級）な文脈で変化をうながす言葉や、アイデア、メタファー、シンボル、儀式は、他の文脈のなかでは、そのような触媒効果をもたらさないことがある。ホワイトとチェイニー（1993）は、男性の経験から発展した回復プログラムと女性の経験から生まれた回復プログラムにおける支配的なメタファーには、決定的な違いがあると述べている。後者のプログラムでは、無力感よりもエンパワーメントが、また外部資源よりも内部資源が、また集中的注意よりも分割的注意、罪悪感よりも恥、謙虚さよりも自尊心が強調され、身体的・心理的安全性と身体イメージに大きな力点がおかれている。

ミラーリング儀式　Mirroring Rituals
　目標と価値観を共有する人びととの関係づくりに役立つ儀式的な行為。回復の文脈のなかでは、仲間どうしの語り合いや相互支援を通じてアイデンティティや回復のコミュニティを強固にするような儀式をさす。分かち合う、聴く、観察する、笑うなどのミラーリング儀式は、回復の文化における4つの中核的な活動の1つである。

減酒・減薬による回復（解決）

Moderated Recovery（Moderated Resolution）

　消費の頻度、量、方法、状況を変えることによって、個人や社会に害を及ぼさないレベルにまで低減させるためのアルコール・薬物問題の解決方法の一つ。この問題は重篤性が連続しており、症状の加速・減速のパターンが一般の飲酒（薬物使用）者とはまったく異なっているという理解にもとづく。AA の初期メンバーたちは、大酒飲みとの違いを明確に区別し、後者のなかには節酒という選択肢があり、アルコール依存症者ではないことを示唆していた。以下の 2 つの抜粋は、飲酒と節酒にたいする彼らの信念を表している。

　　それからいわゆる大酒飲みのタイプがいる。このタイプは徐々に身体も心もむしばまれていくような、たちの悪い飲み方をする。そのせいで本来の寿命より 2，3 年早く逝くこともある。しかし健康状態がかんばしくない、恋をしている、環境が変わった、医者から警告されているなど、大きな理由があれば、このタイプは飲むのをやめるか、控えるかすることがまだできる。もちろんそれは困難で厄介なことなので、医者の世話になることが必要な場合もあるが。

　　　　　　　（『アルコーホーリクス・アノニマス』31 〜 32 ページより抜粋）

　　飲むことにコントロールをなくしている人が、回れ右をして紳士のように飲むようになったら、私たちは彼に脱帽しよう。確かに私たちも、他の人たちと同じように飲もうとして、つらすぎるくらいつらい努力をたっぷりと、長い間繰り返した。

　　　　　　　　　　　　　　　　　　　（同 46 〜 47 ページより抜粋）

　AOD 問題の発症年齢の若年化、重症化、精神疾患の併発、貧弱な社会的支援などの条件が揃うと、ゆるやかな（moderated）回復への見込みは期待できなくなる（Dawson, 1996；Cunningham, et al, 2000；Vaillant, 1996）。ゆるやかな解決のもっとも一般的な例は、思春期から成人期へ

の移行期に発症したアルコール・薬物問題をもつ人びとについての研究に見られるが、これらの人びとの多くは、永続的な AOD 問題をかかえることはなく、大人として責任を負うべき成熟期に入ると、すぐに、あるいは徐々に AOD 問題を緩和していく（Fillmore, et al, 1988）。

モデレーション・ソサイエティ Moderation Societies
　断酒ではなく節酒によってアルコール関連問題の解決をはかっている共同体のこと。具体的には、飲酒量、ペース、頻度、場所、スタイルなどの面で制限を設けている。このような共同体のありかたは、たとえばヨーロッパ（ドイツ）では16世紀から、アメリカでは19世紀からはじまっている（Cherrington, 1928）。アメリカで、もっとも人気のあるモデレーション・マネジメント（Kishline, 1994）における中心テーマは、モデレーション、バランス、自制心（「自己管理」）、自己責任である。

動機づけ面接法 Motivational Interviewing
　ウィリアム・ミラーとスティーブン・ロールニックによって開発された、回復を求める行動を引きだすための非対立的なアプローチ法。このアプローチは、人間関係の構築（共感の表現）、個人の目標と現状に矛盾があっても議論を避ける（問題を継続させてしまう防衛機制・自己正当化にたいしても批難しないなど）。また、反抗的な態度にも柔軟に接すること（人生の問題を経験し、その問題解決の必要性と能力を備えていることにたいする敬意）、そして自己効力感（個人の回復能力への自信と確信）にたいして支持し支援することなどである。人びとの変化を支援する技術としての動機づけ面接法は、これまでの「底つき」をベースにする戦略や対立志向的な介入方法に代わる面接技法である（Miller and Rollnick, 1991）。

回復への複数の道すじ Multiple Pathway Model
　アルコール・薬物関係の問題解決方法には多様性があること。このモデルは、依存症の病因はひとつではなく、パターン、道すじ、結果もひ

じょうに多様であるので、治療もさまざまなアプローチを必要とし、多種多様な回復スタイルと支援方法によって解決されるという考えかたである（White, 1996）。

　複数の道すじのモデルは、アディクションの分野から回復アドボカシーの分野へも影響をあたえており、カリフォルニア州サンタバーバラのコミュニティリカバリーネットワークのようなグループでは、自分たちのことをつぎのように宣言している。

　　　私たちは、回復コミュニティの多様性を伝えることを主な目的とするアドボカシーグループです。このことを踏まえ、私たちは、回復の達成や維持の方法、手段について、先入観や公式の意見は持っておりません。（The Nature of Recovery, 2002）

相互支援グループ　Mutual Aid Groups

　アディクションからの回復をめざして経験と力と希望を共有する個人参加のグループ。これらのグループは「自助」グループと呼ばれることもあるが、自助努力の限界と他者の助けやサポートの必要性を明確にするために、相互支援グループという呼称が提唱されている（Miller and Kurtz, 1994）。非職業的、個人としてのかかわり、非受託的、相互的、無料、永続的な関係などが重視されている。（先住民族のヒーラーと施設、参照、p341）

自然回復　Natural Recovery

　専門家の援助、相互支援グループなどを利用することなく行動健康障害（behavioral health disorder）からの回復を開始し、維持している人たちを表す。

　アルコール、薬物問題のこのような解決は、「成熟」（Winick, 1962, 1964）、「自己寛解」（Vaillant, 1983；Klingeman, 1992）、「自己主導による変化」（Biernacki, 1986）、「非援助型変化」（McMurran, 1994）、「自然寛解」（Anthony and Helzer, 1991）、「脱依存症」（Klingeman, 1991）、「自

己変化」(Sobell, Sobell, and Toneatto, 1993)、「自然回復」(Havassey, Hall and Wasserman, 1991)、「自己管理型変化」(Copeland, 1998)、「量子的変化」(Miller and C' de Baca, 2001) など、さまざまな名称で呼ばれている。

新しい回復擁護運動 The New Recovery Advocacy Movement

　運動の目的は、(1) 行動健康障害からの持続的な回復に向けて明確な希望のメッセージを提供すること、(2) 回復の開始と維持を支援するための公共政策とプログラムを提唱することである。中核となる戦略は、①回復の代表、②回復のニーズの評価、③回復の教育、④回復の資源開発、⑤政策（権利擁護）、⑥回復の祭典、⑦回復の研究である（White, 2000c）。

パラドックス Paradox

　矛盾のなかに意味を見いだすことは回復の経験の一般的な特徴である。「手に入れるためには、手放さなければならない」、「見栄えが良いと思えるときは出来が悪い」、「探すのをやめれば、平安を見つけることができる」などはその例である。臨床において研究と実践のギャップを性急に埋めようとすると、回復の重要な質的側面を見失ってしまう場合がある。

部分的回復 Partial Recovery

　２つの状態がある。①症状の完全寛解（AOD を完全に使わないか、あるいは問題のあるレベル以下に軽減）は達成されていないが、使用頻度、期間、依存度が減少し、アルコール・薬物使用に関連する個人的・社会的なコストが低下している状態。②依存薬物は完全にやめているが、身体面、感情面、関係性の修復、スピリチュアルな健康が達成されていない状態。なお、部分的な回復が完全な回復に先行し、持続的な成果をあげる場合もある。((感情のソブラエティ、参照、p331 ／ウエルブラエティ、参照、p375)

パートナーシップモデル Partnership Model

　回復マネジメントのなかの一つのサービスモデルを表す用語。専門家による介入モデルとは異なり、より持続的な関係があることと、権利・責任を自覚する相互関係がより強いことが特徴である。

（アディクションと回復への）道すじ
Pathways（to Addiction and Recovery）

　依存症への道すじと回復への道すじ（回復からの逆の移行も含む）の両方があり、人の運命にかかわる選択のコンセプトでもある。これまで、依存症とその回復は単一の道すじが想定されてきた。１つの原因で発症し、予測可能で均質的なパターンで展開し、狭い範囲の治療と単一の回復マネジメントによって寛解状態に導かれ、維持されるというものだった。しかし、現在は複数の道すじを想定した新しいモデルが台頭している。多くの病因と、多様な展開パターンと、さまざまな経過と、問題の種類に対応した多様な介入とアプローチがある。また、解決の道すじとスタイルもまた多様であることがわかってきたのである。（回復への道、参照、p365）

ペヨーテの道、ティピの道 Peyote Way（Peyote Road；Tipi Way）

　ネイティブアメリカンの教会における節酒にもとづく倫理的な行動規範。結婚における誠実さ、親族の義務の遂行、兄弟愛、勤勉さ、寛大さ、禁酒などの実践が要求される（LaBarre, 1976；Slotkin, 1956）。１世紀以上にわたってネイティブアメリカンの回復支援組織で大切にされている規範。（LaBarre, 1976；Slotkin, 1956）〔訳注；ペヨーテはサボテン由来の幻覚剤〕

無力 Powerlessness

　アルコールや薬物の摂取頻度、量、その結果を自分の意志でコントロールできないこと。

祈り Prayer（センタリング・リチュアル、参照、p321）

好ましい防衛機制　Preferred Defense Structure

　アルコール依存症からの長期的な回復には発達段階がある、という
考えかた。ジョン・ウォレス（John Wallace, 1974）がはじめて提唱し
た。回復の初期段階の依存症者によく見られる否認、矮小化、責任の転
嫁、シロクロ思考などの防衛機制は、長期回復の段階に入るときには否
定されなければならないと提唱している。また、ある段階で有効な介入
が、別の段階では効果が得られなかったり、逆に有害だったりすること
も報告されている。一例として、たびたび示される防衛機制にたいして、
回復の初期段階でそれを強く否定する介入方法は、かえって再発リスク
を高めてしまう可能性があるという。

プログラム　Program

　アメリカの回復コミュニティのなかでは、「プログラムに入ってどの
くらい経ちましたか？」というように回復のプロセスの意味として使わ
れたり、「AAに入ってかなり経ちますが、プログラムにとり組みはじめ
たのはこの1年です」というように、12ステップの同義語として使用さ
れることもある。また、この言葉は依存症から回復するための重要なア
ノローナとして、一般の人にも知られるようになった。ライフリング・
セキュラー・リカバリー（LifeRing Secular Recovery）のハンドブックに
は、2つのアプローチが提案されている。ひとつはbig-Pと呼ばれるも
ので、ほかの人が成功した回復方法に身をゆだねてみようという提案で
ある。もうひとつはlittle-pであり、各人は安全な相互支援環境を用意し、
そのなかで自分の問題を解決していくという、ひじょうに個人的な回復
方法である（A Handbook of Secular Recovery, 1999）。

プログラムトリッパー　Program Tripper

　プログラム間をトリップする人という原義があり、同時ないし次々
と2つ以上のプログラムに参加している人たちのこと。軽蔑的な意味
で使われているが、いくつかの組み合わせは一般的であることを示す
例は多数ある。たとえば、AAのメンバーが心理療法にも参加していた

り、WFS、SOS、MM のメンバーが AA にも参加したりしている。また、これらのグループのメンバーが、依存症以外の問題にとり組むグループに参加する例もある。(シリアルリカバリー、参照、p365)

約束 （The）Promises
　AA の「12 のステップ」を実行することで期待できる回復の成果のこと。

　　この行程を労を惜しまず念入りにやっていると、半分も終わらないうちに、あなたはびっくりすることになる。新しい自由、新しい幸福を知るようになっているのだ。過去を悔むこともなければ、それにふたをしようとも思わない。心の落ち着きという言葉がわかるようになり、やがて平和を知る。私たちがどんなに落ちぶれていたにしても、自分の経験がどれほど人の役に立つかがわかるようになる。自分は役立たずだという自己れんびんの感情が消え失せる。利己的なことに関心がなくなり、仲間のことのほうに関心がいくようになる。身勝手さは消えてしまう。私たちの人生に対する態度と展望がまるっきり変わる。人間に対する恐怖症や経済的不安もなくなる。かつては私たちを困らせた状況にも、直感的にどう対応したらいいのかがわかるようになる。自分ではできなかったことを、神がやってくださっていることを、私たちは突如として気づくようになるのだ。
　　これはとんでもない約束だろうか。そうは思わない。こういうことは私たちの間で実際に、ときには急速に、ときにはゆっくりと実現している。取り組みさえすれば必ず実現する。
　　　　　　　　　　　　　　　　（『アルコーリクス・アノニマス』120 ページ）

公衆衛生モデル　Public Health Model
　アルコール・薬物問題の解決に向けて、個人的な領域（回復）から環境的な領域（経済、政治、文化）へ視点をアプローチしていく解決のモ

デル。たとえば、製品への課税、販売店数の制限や、宣伝活動の規制、公共教育の実践などによって、人口1人あたりの薬物消費量を減らすことができる。これまで治療や回復のコミュニティが見落としてきた問題の多くが、公衆衛生モデルによってとり組まれている。

浄化　Purification

アメリカ先住民が長年、とり組んできたアルコール依存症から回復するための儀式。そこには、隔離、断食、性的禁忌（タブー）、下剤による腸の浄化、発汗などがある。

開示する　Qualify

相互支援グループのミーティングで、自分の依存症と回復の経験を話すこと。

Quantum Change　（回心、参照、p325）
Rebirth　（生まれ変わり、参照、p321）

回復した／回復中の　Recovered / Recovering（White, 2001bより抜粋）

アルコール、薬物問題の解決プロセスや状態を表す言葉。「回復した recovered」は主に相互支援グループで使われ、「回復中の recovering」は主に医療業界で使われる。アルコール・薬物問題を解決した人は「悔い改めた酔っぱらい redeemed（or repentant）drunkard」「人格改造された酔っぱらい reformed ／ drunkard」「飲まない酔っぱらい dry drunkard」「しらふのアルコホーリク dry（extra）alcoholic」「止まったアルコホーリク arrested alcoholic」「ソーバーパーソン sobriate」「元アディクト ex-addict」「元アルホーリク ex-alcoholic」などと呼ばれる。また、形容詞として「ソーバー sober」「ワゴンに乗っている on the wagon」「ドラッグフリー drug-free」「クリーン clean」「ストレート straight」「アブスティナント abstinent」「治癒した cured」「回復した recovered」「回復中の recovering」などの表現がある。

現在、議論されているのは、これらの用語のうちの「回復した recovered」「回復中の recovering」という言葉である。「回復中の recovering」が依存症からの回復のダイナミックで発展的なプロセスを表現しているのに対し、「回復した recovered」は安定した断酒を達成した人を意味しており、アルコール・薬物問題を永久に解決するという希望がより良く表現されている。この2つの言葉の効用を実現するには、回復サークルのなかで使う言葉と、公の場で使う場合の言葉とを分ける必要があるかもしれない。

　「回復をめざす seeking recovery」「回復中 in recovery」「回復している recovering」という言葉は、アルコール、薬物の破壊的な使用パターンを、自分の生活からとり除こうと努力している人を表すときに使うことができる。このような使いかたは、他の慢性疾患や病気に罹患している人びとに対する表現とも一致する。この言葉は、症状の有無ではなく、努力と進歩の両方が前提になっている。同様に「recovered 回復した」という言葉は、長期間にわたって症状のない状態を達成した人を表すために使われる。なお、長期間とは他の慢性疾患とおなじく顕著な症状がなくなるとされる5年である。

回復（リカバリー）Recovery

　アルコール・薬物依存症（addiction）という病歴をもつ者が、有意義で生産的な生きかたを実現すること。回復とは限界を受容することであり、その限界を超越することでもある。また、回復とは最適な健康を手に入れることであり、病気を超え、病気以上の存在になるプロセスでもある（Deegan, 1988, 1996；Anthony, 1993）。回復は、治療とは対照的に、問題をかかえる人によって実践され、定義される（Diamond, 2001）。

　また「回復」には、手に入れていたものを一度は失ったが、再びそれを手に入れることが含まれている。回復という言葉には、失ったもの（健康、自尊心、人間関係、経済的・社会的地位など）が戻ってくるという暗黙の希望が表現されており、この意味で、失われたものを再び手に入れるというリハビリテーションの概念と一致する。依存症によって失われ

たが、それ以前に、あるレベルの機能をもっていた人にとっては、回復という言葉には約束がこめられている。それは依存症によって変わってしまった人生の流れのなかで、自分の過去の断片に手を伸ばし、またそれを拾い上げることができるという約束である。

そのような機能レベルを持っていなかった人びとの場合には、回復という用語のかわりに、より適切な枠組みとして「プロカバリー procovery」あるいは「ディスカバリー discovery」と呼ぶことがふさわしいかもしれない。また、幼少期の被害によって傷ついた人びとにとっては「アンカバリー uncovery」という言葉のほうが、初期の癒しのプロセスを適切に表現しているだろう（White and Chaney, 1993）。このように「戻る」と「進む」には、回復が開始される2つのまったく異なる方向性があり、リハビリテーションにもとづく治療アプローチと、ハビリテーションにもとづく治療アプローチとの違いが示されている。

回復の行動主義 Recovery Activism

個人の回復体験をバネにして、経済的、政治的、社会的な変化を起こすこと。依存症の原因や回復の障害になっている環境条件の改善をめざす行動である。

リカバリーアドボカシー（回復擁護） Recovery Advocacy

回復を推進する社会政策やプログラムの策定に向けて、影響力（パワー）を行使するプロセスのこと。つぎのような課題にとり組む。①依存症にたいして、回復に向けた多様な解決策がある問題として描写すること。②回復の多様性を示す生きたロールモデル〔多様な回復のモデル〕を提供すること。③ AOD 問題をかかえる人びとの人間性を奪い、まるで悪魔のようにあつかおうとする流れに対抗すること。④地域の依存症治療および回復支援サービスを多様化し、利用できる可能性を拡大し、その質を高めること。⑤ AOD 問題に苦しむ人びとの回復を支援する法律や社会政策を推進し、回復にたいする環境的障壁をとり除くこと。⑥回復のための先住民族コミュニティを存続させ強化すること。

回復資産（回復資本、参照、p356）Recovery Assets（See Recovery Capital）

回復の人間関係　Recovery-bonded Relationships

　回復の経験を共有する人間関係。この関係は、回復の経験を進化・向上させ、かつてのアディクションにともなう病的な人間関係に代わるものであり、そのなかで特別な人となるのは、スポンサー、メンター、ロールモデル、友（これがいちばん重要）などである（White, 1996）。

回復資本　Recovery Capital

　回復に利用できる内外の資源の量と質（Granfield & Cloud, 1999）。アディクションから自然に離れて回復していく人たちとは対照的に、依存症治療を利用するクライアントの多くは、回復資本に恵まれなかったか、回復資本のほとんどをすでに失っていた人たちである。（リハビリテーション、参照、p338）

回復のキャリア　Recovery Career

　依存症からの長期的な回復段階とそのプロセスをさす。「キャリア」という言葉は、これまで依存症プロセスの説明のために（Frykholm, 1985）あるいは複数の治療エピソードを総合的に結びつけるために使われてきた（Hser, et al, 1997）。「回復のキャリア」とは、自己のアイデンティティや回復スタイルが、他者との交流、相互支援グループ等との関係のなかで進化していくプロセスを意味している。一例として、あるメンバーの長い回復キャリアのなかでは12ステップの理解や適用に大きな変化が起こることがある。

回復のお祝い　Recovery Celebration

　回復している人たちが集まってお互いの回復を称えるイベント。治療的にも相互支援的にも効果があるだけでなく、（オープンな集まりの場合であれば）回復の現実の姿を公的に示すことを通じて、社会的偏見に対

抗する役割もはたすことができる。

回復コーチ（回復支援スペシャリスト）
Recovery Coach（Recovery Support Specialist）

　回復への個人的、環境的な障害をとり除く手助けをする人。回復をは
じめたばかりの人を回復コミュニティにつなげ、個人や家族の回復を調
整する個人的なガイドないしメンター〔良き指導者〕。回復コーチがい
ない地域では回復コミュニティ内のボランティアが担う場合が多い。

回復のコミュニティ　Recovery Community（Communities of Recovery）

　社会のなかで回復している人たちに共通するアイデンティティや相互
支援を伝える言葉である。回復のコミュニティには、回復者、彼らの家
族、「回復の友人たち」が含まれる（医療・福祉などの専門家も含まれる）。
リカバリーコミュニティでは、回復マネジメントのなかに、まだ未開発
ではあってもホスピタリティとサービスへの志向が必要である。また、
「回復のための多様なコミュニティ群（Communities of Recovery）」は
アーネスト・カーツの造語であり、カーツは、リカバリーコミュニティ
は複数存在し、回復している者やグループは、それぞれに「フィット」
するコミュニティへ紹介される必要があると考えている。多様な回復体
験はリカバリーコミュニティの多様化をも促すものである（Kurtz, 1999）。

リカバリーコンサルタント（回復コーチ、参照、p357）

回復の負債　Recovery Deficits.

　AOD 関連問題の解決策の開始や継続の妨げとなる具体的な内的・外
的障害のこと。回復の資産と負債という考えは回復を促進するプロセス
への 2 つのまったく異なるアプローチを提案している。ひとつは回復へ
の障害を減らすことに焦点をあて、もうひとつは内的・外的な回復資源
を増やすことに焦点をあてる。

回復の人口統計　Recovery Demography

　アルコール・薬物問題を解決した人びとの集団を対象とした研究であり、人口調査、回復相互支援グループ・回復擁護団体調査、アルコール・薬物問題の治療を受けた人の縦断的追跡調査が一般的である。調査のおもな目的は、回復の発生率と有病率、およびさまざまな人口統計学的・臨床的なカテゴリーにおいて、回復の変化を観察・測定することである。（www.recoveryadvocacy.org 参照）

回復の環境　Recovery Environment

　癒しが可能な物理的、心理的、社会的空間を提供するコミュニティや、回復が生まれるような場所のことである。また、この言葉は、アルコール・薬物問題の回復には、家族や個人のレベルをこえてコミュニティのレベルでも介入できることを示している。ソーバーハウス運動や、公営住宅内に薬物禁止区域を設けることなどは、回復したばかりの人びとのための聖域をつくる努力の一例である。（回復の生態学、参照、p331）

回復の家（リカバリーホーム）　Recovery Home

　回復初期の段階にいる人びとのための、自己管理・自己資金による共同生活の場所。米国ではオックスフォードハウスがもっとも有名で、研究対象にもなっている。（Jason, Davis, Farrari, and Bishop, 2001）

回復のアイデンティティ　Recovery Identity

　自己の依存症と回復についての認識のありかた。また、回復を一人で、あるいは仲間のなかではじめ、その回復を維持している自分にたいする認識のこと（Affiliated Recovery, Solo Recovery 参照）。

リカバリーマネジメント　Recovery Management

　重度のアルコール・薬物問題をかかえる人にたいして、健康と生活の質や、生産性のレベルを最大限に高めるために、安定化、教育、モニタリング、支援、および再介入の技術を提供すること。リカバリーマネジ

メントの枠組みでは、障害の「マネジメント」は本人の責任とされ、専門家は主に回復のコンサルタントの役割をはたす。（病気の自己管理、参照、p341）

リカバリーニーズ・アセスメント　Recovery Needs Assessment

回復のさまざまな段階にある人びとのニーズにかんする情報を集めて評価すること。このようなニーズを把握することは、正式な調査でも可能だが、地域の回復擁護団体のフォーカスグループや、アウトリーチに従事する人によるインタビューを通じて実施されることが多い。

回復志向のケアシステム　Recovery-oriented Systems of Care

回復への希望を確認し、（病理に焦点をあてるのではなく）その人の強みにもとづいたケアの方向性を例示し、行動健康障害からの長期的な回復を支援することを目的に幅広いサービスを提供する医療・福祉システムである。

回復の成果（リカバリーアウトカム）　Recovery Outcomes

依存症からの回復の結果として得られる利益を意味する。この用語は、すべての回復がおなじではないこと、そして「回復」という言葉は、回復が必要な人にとっての断酒・断薬から、個人のアイデンティティ、性格、ライフスタイルの完全な変化まで、すべての要素が含まれるという理解にもとづいている。回復の成果は、回復によって生みだされた資産と呼ばれることもある。

"リカバリーポルノ"　"Recovery Porn"

回復者向けに売られている商品やサービスのなかで、購入者の回復ではなく販売者の利益を第一の目的としているグッズ販売などを軽蔑する言葉。回復の神殿には両替人がいるとか、回復者は潜在的な搾取から身を守る必要があるという言葉などを思い出させてくれる。

回復計画とプランニング Recovery Planning and Recovery Plans

　回復計画は、治療計画とは対照的に、クライアントによって作成、実施、修正され、定期的に評価される。マスター計画と週ごとの実行計画で構成されており、身体、雇用、財政、法律、家族、社会生活、飲酒、個人的なこと（パーソナル）、教育、精神の10の領域にわたってカバーされている。カリフォルニア州の「社会モデル」プログラムのなかで先駆的に導入された（Borkman, 1998）。

リカバリープライミング Recovery Priming

　依存症のキャリアから回復のキャリアへの移行を支援するプロセスで、回復の勢いが突然に、あるいは累積的に、達成されること。段階的な変化の理論では、変化の前段階で、熟考の段階から変化に向かう行動の段階へと移行していくことを意味する。多くの場合、共感できる回復のロールモデルを見つけること、回復の障害をとり除くこと、回復への希望を確認すること、そして自分の回復能力にたいする自信を表明することが含まれる（回復の発達モデル、参照）。また、ある自己破壊的な行動（アルコール依存症）を克服することで、他の破壊的な行動（ニコチン依存症など）も解決できる可能性が高まるプロセスをも意味している。

リカバリープログレッション（回復の進歩） Recovery Progression

　依存症の回復過程には自然な段階があるという考えかた（発達モデル、参照）。シモネリ Simonelli（2002）は、この進歩は、依存症→断酒→回復→ウェルネスへと移っていくと示唆している。

リカバリーリプレゼンテーション Recovery Representation

　依存症関連の公共政策機関に、回復者やその家族が参加し、依存症治療や回復支援サービスの設計、提供、評価に関与すること。

リカバリーリサーチ（アジェンダ） Recovery Research（Agenda）

　問題志向と解決志向の各々の研究活動のバランスをとるための努力で

ある。回復研究のアジェンダには、回復の普及状況の記録、回復の道すじとスタイルのマップの作成、長期的な回復の段階の定義づけ、長期的な回復にもっとも重要と考えられる支援サービスの特定、投薬用量とこれらのサービスのマッチング効果の評価、さまざまな人口統計学的および下位集団における臨床的な回復パターンの変化の記録、回復の社会的および経済的利益の記録がある。（回復の人口統計、参照、p358）

回復の権利　Recovery Rights
　依存症回復者にたいする差別問題への対処。この分野には、住宅、雇用、公共サービスへのアクセス、健康保険、生命保険、職業訓練や大学の奨学金などにおける差別が含まれる。

リカバリーリチュアル　Recovery Rituals
　依存症からの回復を促進する活動。多様な回復の道すじに共通しているものとして、センタリング儀式、ミラーリング儀式、セルフケア活動、無報酬のサービスという4つの基本的な日常的活動がある。

リカバリーサポートグループ（相互支援グループ）
Recovery Support Groups（Mutual Aid Groups）
　回復した人たちが親睦と相互支援のために定期的に集まるグループ。詳細はアーネスト・カーツとリンダ夫妻が作成した回復者相互支援ガイド（www.facesandvoicesofrecovery.org）を、またアメリカの相互支援グループの歴史についてはWhite 1998 & 2001aを参照のこと。

リカバリーサポートサービス　Recovery Support Services
　①回復にたいする個人的および環境的な障害をとり除き、②回復コミュニティへの認識と参加を高め、③回復期の生活の質を高めるという3つの目的をもつサービスである。このようなサービスには、アウトリーチ、介入（インターベンション）、関与サービス、「ケース・マネジメント」（問題解決とサービス調整）サービス、治療後のモニタリングと

サポート、回復者用住居、交通手段、育児、法的サービス、教育／職業サービス、回復をうながす余暇活動へのリンク、回復コーチング（段階に応じた回復教育とサポート）などがある。

リカバリーサポートスペシャリスト　Recovery Support Specialist（See Recovery Coach）（回復コーチ、参照、p357）

リカバリーバリュー　Recovery Values
　依存症からの回復によって得られる価値のこと。回復の道すじによって異なるが、ネイティブアメリカンの 12 ステップには、正直、希望、信仰、勇気、誠実、意欲、謙虚、許容、正義、忍耐、スピリチュアルな意識、サービスなどの諸価値があげられている（Coyhis, 2000）。

レッドロードソブラエティ　Red Road to Sobriety
　ジーン・シン・エルク（Gene Thin Elk, ラコタ族・サウスダコタ州）が考案したネイティブアメリカンの回復の枠組み。レッドロードという言葉には、たんなる断酒だけでなく、内なる平和と他者や地球と調和して生きるというソーバーのスタイルが反映されている。（ウエルブラエティ、参照、p375）

悔い改め　Redeemed/Redemption Repented/Repentance
　アルコール・薬物問題を、生まれ変わりの経験を通して解決すること。このことを理解するためのモデルとして「依存症の自己は死に、薬物から解放された新しい自分が生まれる」という言い習わしがある（コリント人への第 2 の手紙 5：17 口語訳「だれでもキリストにあるならば、その人は新しく造られた者である。古いものは過ぎ去った、見よ、すべてが新しくなったのである」）

関連する文化（力）　Relational culture（power）
　一部の回復擁護団体が回復コミュニティを動員するために用いる組織

化の原理である。この原理は、依存症の影響を受けた人びとが共有する経験やニーズを意識的に追究する（マインドフルネスを育む）ことで、相互の認識を高めていくことを目的にしている。回復者の意識を高め、そのような人たちを集め、共同で考えたり行動したりするために意図的な会話を重ねるという戦略をとる。

宗教　Religion

宇宙の原理や人生の究極のテーマ、個人の運命の意味などについての信念にもとづく体系であり、各信条や生活のための処方箋、および礼拝の儀式を通して確認される。さまざまな宗教が依存症を回復する枠組みを提供しており、これからも提供し続けることだろう。宗教的な経験が、回復のきっかけになる人もいるし、宗教的な所属や礼拝によって回復を維持し豊かにする人もいる。

放棄（コミットメント、参照、p324）Renounce/Renunciation（See Commitment）

執行猶予（対治療）　Reprieve（versus Cure）

あたえられた回復について理解する一つの方法。回復とはその安定と持続に必要なことをおこない、それを損なうようなことは避けるという自己管理によって今日一日、依存症を停止させることである。執行猶予（reprieve）という言葉には、より広い意味がある。アディクションによる死の危機に直面した人は、人生の一日一日は「執行猶予」であるという意識をもつようになる。

そしてこの意識によって、優先順位を忠実に守り、一日という限られた時間のなかで、その意味と喜びを実感することができる。回復者が自分の依存症を「秘かな恵み」と表現するのは、このような意識を得られたことへの感謝からである。

抵抗（行為としての回復）　Resistance（Recovery as an act of）

　依存症を理解するひとつの考えかた。断酒は降伏する行為ではなく、個人的・文化的な主張であるとし、自己破壊による沈黙を拒否することであるという。この考えかたによると、回復とは、自らより大きな文化的コミュニティを代表して闘争に参加することである（ジェノサイド、参照）。

解決（対リカバリー）　Resolution（versus Recovery）

　この言葉は、アルコール、薬物という問題の「解決（solving）」のプロセスという意味で使う人たちがいるが、医学用語として使われることは少ない。回復（recovery）という言葉の使用を重度の AOD 問題からの反転（reversal）や断酒にもとづく回復に限定したいと考える人たちにとっては、解決（resolution）という言葉のほうがより好ましい言葉かもしれない。また、問題がそれほど深刻ではなく、持続しない場合には、解決は節制的な対策（moderated recovery 参照）となる。

　「解決」という言葉は、シルクワーク博士（William Silkworth, 1937）によって「飲まないという解決法」と「飲まないという決断」という区別のなかでも使われている。ここでの決断とは「改めたいという一時の感情的願望」ではなく「二度と酒を飲んではならない」という断固とした態度のことである。感情的な決意ではなく、心の奥底からの決意が必要であると提言している。

責任　Responsibility

　過去、現在、未来の行動についての説明責任（accountability）を受け入れること。この価値観は、回復の文脈では責任の投影や依存症の他の防衛機制をさせないための対処法として重要である。

賠償　Restitution

　個人やコミュニティに与えた傷を修正するプロセス。（埋め合わせ、参照、p319）

復活（回復のメタファーとしての）
Resurrection（as a metaphor of recovery）

　ワシントニアン・テンペランスソサイエティ（ラザロまたは復活教会と称されることもある）の時代に遡る言葉。依存症の人びとが回復という行為によって復活するという表現は現在も続いている（Williams, 1992, p.81 参照）。

回復のための儀式　Rituals of Recovery

　センタリングリチュアル、ミラーリング儀式、責任感にもとづく行動、サービス活動など。

回復への道すじ　Roads to Recovery

　アルコール依存症から抜け出す方法の多様性を意味する言葉。ビル・Wが最初に用いた。ＡＡに参加せずに独力で回復した著名な作家の物語が「AA Grapevine」（AAの公式月刊誌）に掲載されたとき、一部のＡＡメンバーから批判の声が上がったため、ビル・Wは「回復への道はたくさんある」「どんな方法によってもアルコール依存症を解決することはＡＡメンバーにとって祝福すべきことである」と宣言した（Wilson, 1944）。（アディクションと回復への道すじ、参照、p350）

非宗教的回復　Secular Recovery

　宗教的または霊的な考え（神やハイヤーパワー）や経験（回心）、または宗教的な儀式（祈り）に頼らない回復のスタイル。非宗教的な回復スタイルを支援するグループには、ソブラエティのための非宗教的組織（Secular Organization for Sobriety）、ライフリング非宗教的回復（LifeRing Secular Recovery）、合理的回復（Rational Recovery）などがある。

シリアルリカバリー　Serial Recovery

　同時に、あるいは連続している複数の問題をかかえた個人が、それらの問題の解決や、最適なレベルへの機能回復とQOL〔生活の質〕の向上

をめざすこと。2つ以上の薬物を順次やめていく過程や、2つ以上の異なる状態からの回復プロセスを意味する。依存症やその他の身体的、行動的、情緒的な障害から回復するさいの重複したプロセスである。（ソブラエティがはじまった日、参照）

サービス委員会（サービスコミティ）　Service Committees
　依存症で苦しむ人びとを支援するための相互支援グループ内の各種委員会。

サービス活動　Service Work（Acts of Service 参照）

シェア（分かち合い）　Sharing
　多くの相互支援団体に共通する定型化されたコミュニケーションのかたち。「セキュラーリカバリーのハンドブック」（Handbook of Secular Recovery）の詳しい説明を以下に引用する。
　「セルフヘルプグループでは、『分かち合い』にはひじょうに明確な意味があります。……１人が話し、みんなが聴く。そして次の人が話し、みんなが聴く。また次の人が……。だれかの "分かち合い" が、ほかのだれかに対する答えやその他の直接的な回答になることはありません。それぞれのシェアは完全に独立しており、完結しています。シェアタイムの「ノーレスポンス」ルール〔言いっぱなし聞きっぱなし〕は、ある人のシェアがジャッジされたり、批判されたり、嘲笑されたり、その他の攻撃を受けたりすることはないと定めています。このことによって、可能な限りの開放性と誠実さが保障されるのです。……」(Handbook of Secular Recovery, 1999, pp.30-31)（クロストーク、参照）

罪　sin
　「キリスト教徒のアルコホーリク」（Alcoholics for Christ）などの団体は依存症という状態を以下のように「罪」と定義している。「私たちは、酔いは罪であることに同意し、アルコール依存症は霊的な起源をもつ病

気であると信じています。私たちは、イエスが私たちの罪を赦し、病気
を癒してくださることを喜びます。」

スローガン　Slogan
　回復中の人びとがコミュニケーションをとりあうために回復の原則や
方法を示すシンプルな言い回し。人びとを鼓舞するものだが、苛立たせ
たりすることもある。アメリカの回復者コミュニティでは目に見えるシ
ンボルとなっている。回復者の対話のなかでよく耳にする言葉であり、
ポスターや車のバンパーに貼られるステッカーなどにも広く見られる。
瞑想的なマントラ（自分語り）の一種であるとともに、回復者が一般人
と混ざり合ったときにお互いを識別するための、いわばグループ内コー
ドとしても機能している。

ソーバーハウス・ムーブメント　Sober House Movement
　リカバリーコンミューン（さまざまな回復支援、居住支援サービスを提
供する自主運営の住居）が急拡大している様子をさしている。（回復の家、
参照、p358）

ソブラエティベースのサポート体制
Sobriety-based Support Structure
　アルコール・薬物問題からの回復を共有する当事者がつくる社会的
支援のネットワークのこと。宗教的な枠（教会）、スピリチュアルな枠
（AA/NA）、世俗的な枠（WFS、SOS）にかかわらない回復の「プログ
ラム」が提供される。これまでの生きかた、考えかたを変化させること
で、アルコール・薬物の消費パターンの克服をめざす。

ソブラエティがはじまった日　Sobriety Date
　アルコールや薬物を最後に使った日、すなわち、使用が止まった記念
日のこと。計算の仕方は必ずしも明確ではない。たとえば、ある覚せい
剤の依存者が、21歳のときの臨死体験をきっかけに覚せい剤使用を完

全にやめたとする。その後、大麻使用を1年半続け、問題になることを怖れて大麻もやめた。34歳のとき、結婚が原因でアルコール問題を発症し、45歳のときに1日2箱のニコチン依存をやめた。また、22歳のときから、うつ病の治療を受けていた。この人の場合、ソブラエティがはじまった日と回復がはじまった日（Sobriety Date/Recovery Date）はいつと考えればよいか？

　この物語は典型的なものではないが、回復中の人の多くは、一定期間にわたって生活から薬物を排除し、他に同時発生する問題の回復と並行して依存症からの回復を管理する方法を明らかにしている。しかし、この物語では、ソブラエティがはじまった日について、症状が緩和した長さを「量」的に示してはいるが、回復にともなう複雑なプロセスについての記載は不十分であり、ソブラエティの「質」にかんする情報はほとんど盛りこまれていない。

　回復につながっている家族の人たちの場合は、ソブラエティがはじまった日（Sobriety Date）ではなく、回復につながった日（Recovery Date）という用語が使われることが多い。家族の場合、日にちの特定はむずかしいが、回復のきっかけとなった危機的な出来事や、カウンセリングやアラノンの会合で突破口を開いた瞬間、または、家族のなかで起こっている真実を見抜いて伝えはじめた時期などを回復の日としている人たちがいる。（シリアルリカバリー、参照、p365）

ソブラエティ優先　Sobriety Priority

　「ソブラエティのための世俗組織」や「世俗的回復のためのライフリング」では、メンバーは「どんなことがあっても絶対……」というアルコールや薬物を一生使わない決断をする（Christopher, 1988, 1992；Handbook of Secular Recovery, 1999）。これは非12ステップ系のRR（合理的回復）の"ビッグプラン"と類似している（Trimpey, 1989）。

ソブラエティ・サンプリング　Sobriety Sampling

　アブスティナンス（断酒・断薬）が可能かどうかを試すための実験

的な行動段階のこと。生涯のアブスティナンスをめざすものではないが、結果としてはそうなる可能性もある（Miller and Page, 1991）。（漸減法、参照、p372 ／試行的モデレーション、参照、p373）

ソロ・リカバリー　Solo Recovery

　専門家による治療や当事者の相互支援共同体にはつながらずに回復を開始し、維持すること。（自然回復、参照、p348）

回復の範囲（ゾーン、ドメイン）
Spheres （Zones, Domains） of Recovery

　回復は人生のどの領域で起こるかの説明。回復のプロセスが実現される肉体的な回復、家族や関係性の回復、社会的な回復、経済的な回復などがある（Ron Coleman）。

スピリチュアル／スピリチュアリティ　Spiritual/Spirituality
（White, 1992より抜粋）

　知っている、癒されている、エンパワーされている、結びついている、あるいは解放されていることを個人的に感じたり、気づいたり、実行したり、あるいはそのような存在感覚が高められたりした状態のこと。回復という経験のなかで得られる自己の内外の資源とのつながりである。痛みから湧き出るもの、喜びから湧き出るもの、日々の何気ない生活から湧き出るものもある。私たちを引きつけるこの力は、目覚め、歓喜、絶頂体験、決定的瞬間、エピファニー、再生、エクスタシー（Hitting Bottom、Conversion、参照）などの言葉で表現される。また、日常生活のなかで経験するスピリチュアリティには、調和、バランス、中心性、至福、平安、静けさなどがある。

スピリチュアルな目覚め　Spiritual Awakening

　回復している人びとが経験する性格や人間関係のゆっくりとした変化のこと。このような段階的な変化のプロセスはスピリチュアル

な「経験」とも呼ばれる。このゆっくりとした目覚めは、突然の回心
（conversion）による変化とは対照的である。

不完全性のスピリチュアリティ　The Spirituality of Imperfection
　人間には欠陥があり、さまざまな間違いを犯すという認識。このよう
に自分自身の不完全さを認識し、深く受け入れることによって、他者の
不完全さを認識し、受け入れるという新たな意識が生まれる。この第2
段階で、アルコール依存症者は自己のアイデンティティと、人類という
大きな存在との関係を築くための方法を見つけることができる（Kurtz,
1999）。

スポンサーシップ　Sponsorship
　回復中（recovering）の一人ともう一人の人との間でおこなわれるメ
ンターシップのこと。スポンサーシップは、1840年代のワシントニア
ンの時代からの長い伝統があり、ＡＡやＮＡのなかでは慣行化され、
信仰にもとづく回復グループにも普及している。後者では、スポンサー
シップは「励ましのミニストリー〔牧師〕（ministry of encouragement）」
と呼ばれている。

（回復の）安定性・耐久性　Stability/Durability（of recovery）
　回復の継続の可能性が高くなり、再発の危険性がかなり低くなる期
間のこと。安定性と耐久性の概念は、真の回復と自力でやめている状
態との違いを明らかにする。調査研究では、回復の安定と持続を予測
できる目安は一般的に3〜5年とされている（Vaillant, 1996；Nathan and
Skinstad, 1987；De Soto, et al, 1989；Dawson, 1996；Jin, et al, 1998）。

第1段階の回復　Stage One Recovery
　アーニー・ラーセン（Ernie Larsen）は回復を第1段階と第2段階に
分け、第1段階は主要な依存症を断ち切る段階であるとした（Larsen,
1985, p.4）。ピキュシ（Picucci 2002）は、カオスの状態が減少し安定を

得て、他者からの助けを受け入れることを学び、過去の残骸を一掃する初期の段階と表現している。

第2段階の回復　Stage Two Recovery

「第1段階で救われた人生を再構築する」こと（ラーセン、1985、p.15）。この段階の回復は、初期の依存行動へのとらわれを超えて、個人の性格、アイデンティティ、世界観、個人的な人間関係の再構築に焦点をあてる。

物語の構築と語り　Story Construction / Story Telling

回復している個人が、自分のアイデンティティを再構築し、その経験を自己治癒と奉仕の行為として他者と共有するプロセス。その経験が宗教的なものであれ、世俗的なものであれ、ほとんどすべての回復の物語は、依存症の進行、転換という経験、そして回復という3つの部分から構成されている（White, 1996）。（証言する、参照、p375）

回復のスタイル　Styles of Recovery

行動健康障害（behavioral health disorder）には多様で効果的な回復方法があることを反映した言葉。各々のスタイルには、病気や回復過程の特色とアイデンティティを共有する人びとの関係性が反映されている（acultural, bicultural and enmeshed を参照）。また、回復のスタイルには回復の時間的変化も反映されており、たとえば急激な変化をともなう回復（「Quantum Change」、Miller and C'de Baca、2001 年）と、漸進的な変化（Procahska, et al, 1992 年）をともなう回復とがある。

降伏　Surrender

ハリー・ティーボー博士（1949 年）の古典的な論文では、「反抗心と誇大な無意識の力」が崩壊し、「自分の状態の現実と、助けが必要なことを遠慮や葛藤なく受け入れられる」状態と定義されている。ティーボー博士は、このような崩壊は、継続的な変化のプロセスのはじまりとなる場合もあれば、一時的な経験で終わり、その後も硬直した形式的な

断酒を続けたり、飲酒に戻ったり、反抗心や誇大妄想が復活する場合も
あると述べている。彼によれば、真の降伏の後には、断酒だけでなく「内
的な平和と静寂」が訪れるという。受容、無力感、降伏の経験は、12
ステップの回復における変化のプロセスの核心をなすものであるが、歴
史的に力を奪われてきた人たちの回復プログラムでは、降伏よりも自己
主張を強調することが多い。(エンパワーメント、参照、p331)

漸減法　Tapering Down

　薬物摂取の頻度や量を減らす戦略。それ自体が目的であったり、完全
な断薬の準備であったりする。薬理学的な耐性を低下させ、非摂取時の
急性離脱を緩和し、回復の呼び水となるように設計されている（Miller
and Page, 1991）。

神殿（としての肉体）　Temple（Body as）

　キリスト教の回復概念では、人間の体は神の神殿と見なされ、毒物
（アルコールやその他の薬物）で汚されることを拒否して、尊重すること
が求められる。

伝統　Traditions

　12 ステップ共同体の生命を維持する成文化された原則。AA のレジ
リエンスの源（White, 1998）だが、相互支援団体によってはその存在も
内容も異なる。相互支援団体の多くは、目的の単一性と非提携の伝統に
向かって発展してきたが、アノニミティ（匿名性）、サービスへの情熱、
活動的なメンバーの期間などについては、団体間で大きな違いがある。

回復にともなうトラウマ　Trauma of Recovery

　依存行為が止まらない依存症者のせいで家族の人びとが苦しんでいる
にもかかわらず、それまでの家族の恒常性〔悪しき日常生活〕を維持し
ようとするメカニズムにより生じるトラウマ。ステファニー・ブラウン
（Stephanie Brown）とバージニア・ロイス（Virginia Lewis 1999）によ

る造語である。この言葉は、回復にともなって家族の構成やプロセスが大きく変化することを如実に表している。回復期に入ってからの家族の健康の達成は、月単位ではなく年単位で測るのがベストであると伝えており、このような重要な局面での家族サポートの必要性を強調している。

試行的モデレーション　Trial Moderation

　アブスティナンス（断酒・断薬）という必要な目標を拒む人に用いられる戦略。アルコールや薬物の使用頻度、量、状況などを規定したガイドラインに沿って、その人に試してもらうテスト期間が設けられる。問題飲酒者を対象とした長期（3〜8年）の追跡調査では、最終的には半数以上が断酒を選択することが明らかになっている（Miller and Page, 1991；Miller et al, 1992）。ＡＡの『アルコホーリクス・アノニマス』でもおなじ戦略が推奨されている。

　　　私たちはあなたがアルコホーリクだと宣告したいわけではない。だがあなたは自分で簡単に診断が下せる。これから近くのバーに行って、節酒を試してみる。何杯か飲んだら、きっぱりやめる。いっぺんでなく何度か繰り返してみる。もしあなたが自分に正直なら、結論が出るまでにそう長くはかからないはずである。自分の状態をはっきりとつかむ役に立つのだから、あなたが経験する不安やいらいらには値打ちがあると言える。（『アルコホーリクス・アノニマス』p47）

トリガーのメカニズム　Triggering mechanisms

　よく知られた再発のトリガー（引き金）のメカニズムではなく、お試し的なソブラエティのきっかけとなるような体験のことである（Humphreys, et al, 1995）。安定した回復に向けて徐々に解放される場合もあれば、急速に解放される場合もある。（回復の発達モデル、参照、p328／回心、参照、p325／回復への開始要因、参照、p341）

12の概念　The Twelve Concepts

　AAのサービス構造についての12項目からなる考えかた（コンセプト）。AAワールドサービスオフィス、ゼネラルサービス常任理事会、同評議会、地域のAAグループの関係性などを定めている。

12の原理　Twelve Principle

　12のステップに込められた価値観。これらの価値、効力、経験を分類する試みはいくつかある。あるバージョンでは、①降伏、②希望、③コミットメント、④正直さ、⑤真実、⑥意欲、⑦謙虚さ、⑧反省、⑨埋め合わせ、⑩慎重、⑪調和、⑫サービスとしており、別のバージョンでは、①正直、②希望、③信仰、④勇気、⑤誠実さ、⑥意欲、⑦謙虚さ、⑧兄弟愛、⑨正義、⑩忍耐、⑪スピリチュアルな気づき、⑫サービスとしている。

12のステップ　（The）Twelve Steps

　AAの初期のメンバーたちがはじめたアルコール依存症から回復するための12個の段階的な提案のこと。その後、アルコール依存症者の「回復のプログラム」として定められた。12のステップはAAのほぼすべての文献に掲載されており、一般に人間がかかえるさまざまな問題解決にも応用されている。

.

12の伝統（伝統、参照）

回復経験の多様性　Varieties of Recovery Experience

　アーネスト・カーツがウィリアム・ジェイムズの著作の題名『宗教的経験の諸相』（"Varieties of Religious Experiences"）を援用して使った言葉。AA内の回復スタイルが多様化していることと、12ステップ以外の回復方法も増加していることが反映されている。

バーチャルな回復　Virtual Recovery

対面式のサポートミーティングにはほとんど参加しないで、インターネット上のグループ（オンラインミーティング）に参加して回復を達成または維持すること。

回復の可視化（または可聴化）　(Achieving) Visibility (or Voice)

歴史的に無力化された人びとが回復を達成し、社会のさまざまな場で自らの顔と声を使って回復と人生への復帰を証言すること。回復は沈黙と不可視性の解毒剤である（Williams, 1992）。（物語の構築と語り、参照、p371）

ウエルブラエティ　Wellbriety

ドン・コイヒス Don Coyhis（1999）が唱えた造語で、ウエルビーイングとソブラエティを足したもの。ソブラエティ（断酒、断薬）にとどまらないグローバル（身体的、感情的、知的、関係的、スピリチュアル）な健康、あるいは「全体的な健康」が含意されている（Red Road to Wellbriety, 2002）。AA の共同創始者ビル・ウィルソンが「感情的なソブラエティ」と表現したものと類似している。

証言する（証をする）　Witness (Testify, Testimony)

サービス活動の一環として、自分の物語を、個人やコミュニティに、あるいは文化状況にたいして語ること。

傷ついたヒーラー（癒し手）　Wounded Healers

生命や人生そのものを脅かす病気や経験を乗り越えて生き残り、いまは同じ病気や経験で苦しむ人たちの回復のガイド役を務めている人たちのこと。アディクションの回復の歴史をはるかに超えた豊かな伝統がある（White, 2000a, 2000b）。

回復のゾーン（またはドメイン）　Zones（or Domains）of Recovery
　回復というプロセスが展開される領域のこと。これまでは行動と経験
のゾーンという区分けがなされてきたが、身体的な回復、心理的な回復、
精神的な回復、関係的な回復、ライフスタイル（職業、経済、娯楽）の
回復というゾーンがある（White, 1996）。

参考文献

　Alcoholics Anonymous (1955). NY: City: Alcoholics Anonymous World Services, Inc.

　Anthony, J.C. & Helzer, J.E. (1991) Syndromes of drug abuse and dependence. In: Robins, L.N., and Regier, D.A. Eds., Psychiatric Disorders in America: The Epidemiologic Catchment Area Study. New York: The Free Press.

　Anthony, W.A. (2000) A Recovery-Oriented Service System: Setting Some System Level Standards. Psychiatric Rehabilitation Journal 24 (2): 159-168.

　Arthur, T.S. (1877) Grappling with the Monster, or The Curse and the Cure of Strong Drink. Philadelphia: Edgewood Publishing Company.

　Badri, M.B. (1976) Islam and Alcoholism. Takoma Pk, MD: Muslim Students' Association of the U.S. and Canada.

　Baldwin, J. (1962) The Fire Next Time. London: Penguin.

　Biernacki, P. (1986). Pathways from Heroin Addiction: Recovery Without Treatment. Philadelphia: Temple University Press.

　Biernacki, P. (1990) Recovery from opiate addiction without treatment: a summary. In E. Lambert, (Ed.). The Collection and Interpretation of Data from Hidden Populations. Rockville, MD: NIDA Research Monograph 98, pp. 113-119.

　Blomqvist, J. (1999). Treated and untreated recovery from alcohol misuse: Environmental influences and perceived reasons for change. Substance Use and Misuse, 34, 1371-1406.

　Borkman, T. (1997) Is recovery planning any different from treatment planning?
Journal of Substance Abuse Treatment 15 (1): 37-42.

　Brown, S. (1985) Treating the Alcoholic: A Developmental Model of Recovery. New York: John Wiley & Sons.

　Brown, S. & Lewis, B. (1999) The Alcoholic Family in Recovery: A Developmental Model. New York: Guilford.

Brumbaugh, A. (1994) Transformation and Recovery. Santa Barbara, CA: Still Point Press.

Burman, S. (1997). The challenge of sobriety: Natural recovery without treatment and self-help programs. Journal of Substance Abuse, 9, 41-61.

Chelsea, P and Chelsea, A. (1985) Honour of All: The People of Alkali Lake. (Video) British Columbia, Canada: The Alkali Lake Tribal Council.

Cherrington, E.H. (1928) Standard Encyclopedia of the Alcohol Problem. Westerville, Ohio: American Issue Publishing Company.

Christo, G. (1998) A review of reasons for using or not using drugs: commonalities between sociological and clinical perspectives. Drugs: Education, Prevention and Policy. 5: 59-72.

Christopher, J. (1988) How to Stay Sober: Recovery without Religion. Buffalo, NY: Prometheus Books.

Christopher, J. (1989) Unhooked: Staying Sober and Drug-free. Buffalo, NY: Prometheus Books.

Christopher, J. (1992) SOS Sobriety. Buffalo, NY: Prometheus Books.

Coleman, J. (1978) A theory of narcotic abstinence. Paper presented at the 1978 Conference of the Society for the Study of Social Problems, San Francisco, California.

Coleman, R. (GET Ron Coleman Citation from Ron Diamond)

Cone, J. (1984). For My People: Black Theology and the Black Church. New York: Orbis.

Copeland, J. (1988) A qualitative study of self-managed change in substance dependence among women. Contemporary Drug Problems 25: 321-345.

Corrigan, P. (2002) Illness Self-Management. Peoria, IL: The Behavioral Health Recovery Management project. www.bhrm.og

Coyhis, D. (1990) Recovery from the Heart: A Journey throug the Twelves Steps: A Workbook for Native Americans. Center City, Minnesota: Hazelden.

Coyhis, D. (1999) The Wellbriety Journey: Nine Talks by Don Coyhis. Colorado Springs, CO: White Bison, Inc.

Coyhis, D. & White, W. (2003) Alcohol problems in Native America: Changing paradigms and clinical practices. Alcoholism Treatment Quarterly, 3/4: 157- 165.

Cunningham, J. A., Lin, E., Ross, H. E., & Walsh, G. W. (2000). Factors associated with untreated remissions from alcohol abuse or dependence. Addictive Behaviors, 25, 317-321.

Dacus, J.A. (1877) Battling with the Demon. Saint Louis: Scammel and Company.

Dawson, D.A. (1996). Correlates of past-year status among treated and untreated persons with former alcohol dependence: United States, 1992. Alcoholism: Clinical and Experimental Research, 20, 771-779.

Deegan, P. (1988) Recovery: The lived experience. Psychosocial Rehabilitation Journal 11 (4) : 13-19.

Deegan, P. (1996) Recovery as a journey of the heart. Psychiatric Rehabilitation Journal 19 (3) : 91-97.

De Soto, C.B., O' Donnel, W.E. & De Soto, J.L. (1989) Long-term recovery in alcoholics. Alcoholism: Clinical and Experimental Research, 13: 693-697.

Diamond, R. (2001) Recovery from a psychiatrist's point of view. Presentation notes, October 1.

Dorsman, J. (1991) How to Quit Drinking without A.A.: A Complete Self-help Guide. Newark, DE: New Dawn Publishing Company.

Elise, D. (1999) Recovering recovery. Journal of Ministry in Addiction And Recovery 6 (2): 11-23.

Fillmore, K.M., Hartka, E., Johnstone, B.M., Speiglman, R. & Temple, M.T. (1988) Spontaneous Remission of Alcohol Problems: A Critical Review. Washington D.C.: Institute of Medicine.

Fiorentine, R., & Hillhouse, M. (2000b). Self-efficacy, expectancies and abstinence acceptance: Further evidence for the Addicted-Self model of cessation of alcohol and drug-dependent behavior. American

Journal of Drug and Alcohol Abuse, 26, 497-521.

The Free-N-One Drug and Alcohol Abuse Recovery Program. Chicago, Illinois.

Frykholm, B. (1985) The drug career. Journal of Drug Issues 15: 333-346.

Gordon, A., & Zrull, M. (1991). Social networks and recovery: One year after inpatient treatment. Journal of Substance Abuse Treatment, 8, 143-152.

Granfield, R. & Cloud, W. (1999). Coming Clean: Overcoming Addiction Without Treatment. New York: New York University Press.

A Handbook of Secular Recovery (1999) Oakland, CA: LifeRing Press.

Havassy, B.E., Hall, S.M.& Wasserman, D.A. (1991) Social support and relapse: Commonalities among alcoholics, opiate users, and cigarette smokers. Addictive Behaviors 16: 235-246.

Humphreys, K., Moos, R. H., & Finney, J. W. (1995). Two pathways out of drinking problems without professional treatment. Addictive Behaviors, 20, 427-441.

Humphreys, K., Mankowski, E., Moos, R. & Finney, J. (1999) Do enhanced friendship networks and active coping mediate the effect of self-help groups on substance abuse? Annals of Behavioral Medicine. 21 (1) : 54-60.

Hser, Y., Anglin, M., Grella, C., Longshore, D. & Prendergast, M. (1997) Drug treatment careers: A conceptual framework and existing research findings. Journal of Substance Abuse Treatment 14 (3) : 1-16.

James, W.(1902). The Varieties of Religious Experience. NY: Penguin Books (1985 Penguin Classic Edition).

Jason, L. Davis, M., Ferrari, J. & Bishop, P. (2001) Oxford House: A review of research and implications for substance abuse recovery and community research. Journal of Drug Education 31 (1) : 1-27.

Jin, H., Rourke, S.B., Patterson, T.L., Taylor, M.J. & Grant, I. (1998) Predictors of relapse in long-term abstinent alcoholics. Journal of Studies on Alcohol 59: 640-646.

Jorquez, J (1983) The retirement phase of heroin using careers. Journal of Drug Issues (Summer) pp 343-365.

Kennedy, M. and Humphreys, K. (1994) Understanding worldview transformation in mutual-help groups. Prevention in Human Services, 11: 181-198.

King, M. P., & Tucker, N. (1998). Natural resolution of alcohol problems without treatment: Environmental contexts surrounding the initiation and maintenance of stable abstinence or moderation drinking. Addictive Behaviors, 23, 537-541.

Kishline, A. (1994) Moderate Drinking: The New Option for Problem Drinkers. Tucson, AZ: See Sharp Press.

Klingemann, H. (1991) The motivation for change from problem alcohol and heroin use. Br. J. Addict. 86: 727-744

Klingemann, H.K.II. (1992) Coping and maintenance strategies of spontaneous remitters from problem use of alcohol and heroin in Switzerland. International Journal of the Addictions 27: 1359-1388.

Kosok, A. (2001) Moderation Management: The myths and the developing program. Presented at the Harm Reduction Coalition, July 5, New York City, NY.

Kurtz, E. (1979). Not God: A History of Alcoholics Anonymous. Center City, Minnesota: Hazelden.

Kurtz, E. & Ketchum, K. (1992). The Spirituality of Imperfection: Modern Wisdom from Classic Stories. New York: Bantam Books.

Kurtz, E. (1999) The Collected Ernie Kurtz. Wheeling, WV: The Bishop of Books.

Kutz, L. (1997) Self-Help and Support Groups: A Handbook for Practitioners. Thousand Oaks, CA: Sage Publications.

Kurtz. E. (In Press) Alcoholics Anonymous and the Disease Concept of Alcoholism. Alcoholism Treatment Quarterly. (Posted at www.bhrm.org).

LaBarre, W. (1974). The Peyote Cult (fourth edition). NY: Schocken Books.
Larimer, M. E. & Kilmer, J. R. (2000). Natural history. In G. Zernig, A. Saria,

M.Kurz, & S. S. O' Malley, Handbook of Alcoholism. Boca Raton, FL: CRC Press.

Larsen, E. (1985) Stage II Recovery: Life Beyond Addiction. New York: HarperCollins Publishers.

Laudet, A. B., & Savage, R. (2001, submitted). Pathways to long-term recovery: A preliminary investigation. The American Journal of Drug and Alcohol Abuse.

McIntosh, J. & McKeganey, N. (2002) Beating the Dragon: The Recovery from Dependent Drug Use. Prentice Hall: Harlow, England.

McMurran, M. (1994) The Psychology of Addiction. Washington, D.C.: Taylor and Francis.

Malcolm X (with Haley, A)(1964) The Autobiography of Malcolm X. New York: Grove Press, Inc.

Margolis, R., Kilpatrick, A., & Mooney, B. (2000). A retrospective look at long-term adolescent recovery: Clinicians talk to researchers. Journal of Psychoactive Drugs, 32, 117-125.

Miller, W. & Page, A. (1991) Warm turkey: Other routes to abstinence. Journal of Substance Abuse Treatment. 8: 227-222.

Miller, W., Leckman, A., Delaney, H. & Tinkcom, M. (1992) Long-term follow-up of behavioral self-control training. Journal of Studies on Alcohol 53 (3): 249-261.

Miller, W. & Kurtz, E. (1994). Models of alcoholism used in treatment: Contrasting AA and other perspectives with which it is often confused. Journal of Studies on Alcohol, March, 1994, pp.159-166.

Miller, W, & Rollnick, S. (1991) Motivational Interviewing. New York: Guilford Press.

Miller, W. & C' de Baca, J. (2001) Quantum Change: When Epiphanies and Sudden Insights Transform Ordinary Lives. New York: Guilford Press.

Moos, R.H., Tse, E.C., & Moss, B. (1979). Family characteristics and the outcome of treatment for alcoholism. Journal of Studies on Alcohol, 40, 78-80

Nathan, P. & Skinstad, A. (1987) Outcomes of treatment for alcohol problems: Current methods, problems and results. Journal of Consulting and Clinical Psychology. 55: 332-340.

The Nature of Recovery (Task Force Statement) (2002) Santa Barbara, CA: Community Recovery Network. (http: //www.communityrecovery.org)

Parton, J. (1868). Inebriate Asylums, and A Visit to One. The Atlantic Monthly, 22: 385-404. (October).

Picucci, M. (2002) "An Interview with Dr. Michael Picucci" and "Terms and Definitions" (http: //www.stagedrecovery.com)

Prochaska, J., DiClimente, C. and Norcross, J. (1992) In search of how people change. American Psychologist 47: 1102-1114.

The Red Road to Wellbriety (2002) Colorado Springs, CO: White Bison, Inc.

Ross, H. E., Lin, E., & Cunningham, J. (1999). Mental health service use: A comparison of treated and untreated individuals with substance use disorders in Ontario. Canadian Journal of Psychiatry, 44: 570-577.

Rush, B. (1784) An Inquiry into the Effect of Ardent Spirits upon the Human Body and Mind, with an Account of the Means of Preventing and of the Remedies for Curing Them 8th rev. ed. (1814). Brookfield: E. Merriam & Co. (Reprinted in Grob, G. Ed. Nineteenth-Century Medical Attitudes Toward Alcoholic Addiction NY: Arno Press, 1981) Also in Quarterly Journal of Studies on Alcohol, 1943 4: 321-341.

Schasre, R. (1966) Cessation patterns among neophyte heroin users. The International Journal of the Addictions 1 (2): 23-32.

Shaffer, H.J. & Jones, S.B. (1989) Quitting Cocaine: The Struggle Against Impulse. Lexington, MA: Lexington Books.

Silkworth, W. (1937). Reclamation of the alcoholic. Medical Record, April 21, pp.321-324.

Simonelli, R. (2002). The Wisdom to Live the Difference: A Different View of Addictions. Unpublished manuscript.

Slotkin, J.S. (1956) The Peyote Religion: A Study of Indian-White Relations. New York: Octagon Books.

Sobell, L. C., Sobell, M. C., Toneatto, T., & Leo, G. I. (1993). What triggers the resolution of alcohol problems without treatment? Alcoholism: Clinical and Experimental Research, 17, 217-224.

Sobell, L. C., Ellingstad, T., & Sobell, M. B. (2000). Natural recovery from alcohol and drug problems: Methodological review of the research with suggestions for future directions. Addiction, 95, 749-764.

Stall, R.& Biernacki, P. (1986). Spontaneous remission from the problematic use of substances: An inductive model derived from a comparative analysis of the alcohol, opiate, tobacco, and food/obesity literatures. International Journal of the Addictions, 21 (1): 1-23.

Tabor, M. (1970) Capitalism Plus Dope Equals Genocide. Black Panther Party, U.S.A.

Taylor, V. (1987) The triumph of the Alkali Lake Indian band. Alcohol Health and Research World Fall, 57.

Tessina, T. (1991) The Real Thirteenth Step: Discovering Confidence, Self-reliance and Autonomy beyond the 12-Step Programs. Los Angeles, CA: Jeremy P. Tarcher, Inc.

Tiebout, H. (1949) The act of surrender in the therapeutic process with special reference to alcoholism. Quarterly Journal of Studies on Alcohol 10: 48-58.

Trimpey, J. (1989) The Small Book. New York: Delacorte Press.

Tuchfeld, B. S. (1981). Spontaneous remission in alcoholics: Empirical observations and theoretical implications. Journal of Studies on Alcohol, 42, 626-641.

Tucker, J.A., Vuchinich, R.E., & Gladsjo, J.A. (1994). Environmental events surrounding natural recovery from alcohol-related problems. Journal of Studies on Alcohol, 55: 401-411.

Vaillant, G. (1966). A twelve-year follow-up of New York narcotic addicts: IV. Some characteristics and determinants of abstinence. American Journal of Psychiatry, 123 (5): 573-584.

Valliant, G. (1983). The Natural History of Alcoholism: Causes, Patterns, and Paths to Recovery Cambridge, Massachusetts: Harvard University Press.

Vaillant, G.E. (1996) A long-term follow-up of male alcohol abuse. Archives of General Psychiatry 53: 243-249.

Wallace, J. (1974). Tactical and Strategic Use of the Preferred Defense Structure of the Recovering Alcoholic. NY: National Council on Alcoholism, Inc.

Waldorf, D. (1983) Natural recovery from opiate addiction: Some social-psychological processes of untreated recovery. Journal of Drug Issues 13: 237-80.

White, W. (1992) Spirituality: its language and boundaries. In: Woll, P. Spirituality and Prevention. Springfield, IL: Illinois Prevention Resource Center.

White, W. & Chaney, R. (1993) Metaphors of Transformation: Feminine and Masculine. Bloomington, IL: Chestnut Health Systems.

White, W. (1996) Pathways from the Culture of Addiction to the Culture of Recovery. Center City, MN: Hazelden.

White, W. (1998). Slaying the Dragon: The History of Addiction Treatment and Recovery in America. Bloomington, IL: Chestnut Health Systems.

White, W. (2000a) The history of recovered people as wounded healers: I. From Native America to the rise of the modern alcoholism movement. Alcoholism Treatment Quarterly. 18 (1) 1-23.

White, W. (2000b) The history of recovered people as wounded healers: II. The era of professionalization and specialization. Alcoholism Treatment Quarterly. 18 (2): 1-25.

White, W. (2000c) Toward a new recovery movement: Historical reflections on recovery, treatment and advocacy. Presented at Recovery Community Support Program (RCSP) Conference, April 3-5, 2000. Posted at www.defeataddiction.org and www.recoveryadvocacy.org

White, W. (2001a) The new recovery advocacy movement: A Call to Service. Counselor 2 (6) : 64-67.

White, W. (2001b) The rhetoric of recovery advocacy. Posted at www. defeataddiction.org

White, W. (2001a) Pre-AA alcoholic mutual aid societies. Alcoholism Treatment Quarterly 19 (1) : 1-21.

White, W. (2002a) The treatment renewal movement. Counselor 3 (1) : 59-61.

White, W. (2002b) A lost vision: Addiction counseling as community organization. Alcoholism Treatment Quarterly 19 (4) : 1-32.

White, W. (2004) The lessons of language: Historical perspectives on the rhetoric of addiction. In Tracy, S and Acker, S. Eds. Altering American Consciousness: Essays on the History of Alcohol and Drug Use in the United States, 1800-1997. Amherst: University of Massachusetts Press, pp. 33-60. .

White, W. & Coyhis, D. (2002). Addiction and recovery in Native America: Lost history, enduring lessons. Counselor, 3 (5) : 16-20.

White, W., Boyle, M. & Loveland, D. (2003) Addiction as a chronic disease: From rhetoric to clinical reality. Alcoholism Treatment Quarterly, 3/4: 107-130.

Williams, C. with Laird, R. (1992) No Hiding Place: Empowerment and Recovery for our Troubled Communities. New York: Harper Collins.

Willie, E. (1989) The Story of Alkali Lake: Anomaly of community recovery or national trend in Indian Country? Alcoholism Treatment Quarterly 6 (3-4) : 167-174

Wilson, W. (1944) AA Grapevine 1 (4) : 4.

Wilson, B.(1958) The next frontier: Emotional sobriety. AA Grapevine (January) ; The Language of the Heart: Bill W Grapevine Writings (1988) New York: The AA Grapevine, Inc., pp. 236-238.

Winick, C. (1962). Maturing Out of Narcotic Addiction. Bulletin on Narcotics, 14: 1-7 (January-March).

Winick, C. (1964) The Life Cycle of the Narcotic Addict and of Addiction. U.N. Bulletin on Narcotics 16: 1-11.

日本語版の発刊にあたって——あとがきと謝辞

回復の顔と声・日本委員会　**城間 勇**

この本の概要

　本書は、ウィリアム L・ホワイト著 "Let's Go Make Some History, Chronicles of the New Addiction Recovery Advocacy Movement"（2006 年、ジョンソン研究所）の翻訳です。出版にあたってはホワイト氏の許可をいただきました。

　本書のタイトルは日本語にすれば「歴史をつくろうじゃないか——新しい回復アドボカシー運動の年代記」になるでしょうか。今世紀に入るころにアメリカではじまった新しい回復擁護運動（New Addiction Recovery Advocacy Movement）の最初の 5 年間に発表された長短 10 編のエッセーと論考が収録されています。

革新的な運動理念

　この運動には 5 つの運動理念（kinetic ideas）があります（第 1 章「新しい動的理念」参照）。

　　1．アディクションからの回復は実際にある。
　　2．回復への道すじはたくさんある。
　　3．回復は支持をうけるコミュニティのなかで促進されていく。
　　4．回復は主体的なプロセスである（強制されるものではない）。
　　5．回復している人、または回復した人びとは解決方法の一部となる。その回復によって、アディクションによって奪われたものを、ふたたび人と社会に戻すことができる。

この理念のもとにはじまったのが新回復擁護運動です。「多様な回

復」という現実を、たくさんの「回復者の顔と声」で社会にアピールして、アディクションにかかわるスティグマを減らし、回復につながりやすい社会をつくろうという趣旨の運動です。しかし、このシンプルな理念と戦略こそが、まったく新しい回復のコミュニティを全米各地に 140 ヶ所も誕生させる原動力になり、さらには、1970 年代以降の薬物使用厳罰化政策（ダメ絶対政策。その代表が 1971 年の「薬物戦争」）によってダメージを受けた回復運動をふたたびよみがえらせ、さまざまな道すじを歩いて回復する多数の人びとを輩出することにも成功したのです。詳しくは第 1 章、第 2 章をお読みください。なお、理念の 2 番目の「回復への道すじはたくさんある」は、相互支援グループ AA の共同創始者ビル・W の言葉であると紹介されています（本書 30 ページ）。

ホワイトさんのメッセージが翻訳・出版の原動力だった!

　ここで個人的な経験を書かせていただきます。2007 年に開催された『米国アディクション列伝』（原題 Slaying the Dragon）発刊記念特別講演会（主催は NPO 法人ジャパンマック）でのことです。その講演の最後のほうで、ホワイトさんは、毎年 9 月にアメリカ各地でおこなわれるようになったリカバリーウォーク（回復者、家族、支援者らによる行進）について話をしてくれました。

　「もし、たとえば東京の大通りを、依存症から回復している本人、家族、支援者たちの 5000 人が行進して『依存症は回復できる』ことをアピールしたら、どんな効果をもたらし何が起こるでしょうか。それを想像してみてください。そのことによって、日本の人びとの依存症への誤解や偏見をどれだけなくすことができるか。また、依存症で今まさに苦しんでいる人や、その家族の人たちが専門機関や支援グループにつながるのに、どれだけ助けになるか。それを想像してみてください。忘れないでほしいのは、この問題には人の命がかかっているということです」と、ホワイトさんは熱をこめて参加者に問いかけました。

　行進だって!?　私はびっくりしました。たしかにいいアイデアだと思う。でも、日本では無理だ、と私は心のなかで否定してしまいました。

そもそも「アノニミティの伝統」（12のステップグループの組織原則）に
ふれて、仲間からつまはじきにされるかもしれない。回復はひたすら自
分自身を変え続けることなのだから、それと真逆の、回復を証言（アド
ボカシー）することで社会を変えようとするなんて、回復のプログラム
と真っ向から衝突するじゃないかと、そんなふうにも考えました。

　その後、私のそうした恐れを払拭するうえで大きな力になったのが本
書でした。ホワイトさんの講演に参加してから、その運動の紹介の原文
がネットに載っていることを知り、ときどき読むようになったのです。
読むごとに、なんども目から鱗が落ちる経験をしました。そして、これ
ほど重要な情報が、日本にほとんど伝えられていない現状をなんとかし
たいと思うようになりました。

　このような次第で、本書の翻訳出版は、ホワイトさんの熱いメッセー
ジに鼓舞され企図されて、いま成し遂げられようとしています（リカバ
リーウォークは、2011年、リカバリーパレードと称して東京ではじめて開催
され、300数十人が参加して以来、このパレードは各地に広がり、現在は全
国９ヶ所〔仙台、茨城、東京、神奈川、大阪、京都、広島、北九州、沖縄〕
に拠点ができるまでに広がっています。今回、本書のカバーに日本のリカバ
リーパレードのようす〔写真〕を掲載させていただきました）。

回復のコミュニティとは

　新しい回復擁護運動の物理的な拠点は、アメリカの各地に生まれた回
復コミュニティ組織（略称RCO）です。この組織の目標は、回復を応援
する社会をつくることです。RCOには12ステップ系のAA、NAのメン
バーや、非12ステップ系として括られる多様なグループのメンバーが集
まっています。

　興味深いのは彼らの自己紹介です。「私の名前は○○です。長
期間、回復中です（My name is ○○, and I am a person in long-term
recovery.）」などと言う仲間が大多数で、自分自身の回復のために参加
しているAAとかNAとかSOS、ライフリングなどのメンバーであるこ
とはあえて伏せているのです。

そこには、共通の目的を達成するためには自分の所属を明かす必要はないという共通認識があるようです。

　このようなユニークなコミュニティ運動は、個人の回復にとってはどんな効果があるのだろうか。こんな問題意識をもってネットで調べていたら、Recovery Research Instituteのホームページにまさにそのあたりのことを調査した報告書が載っていました（セミナー16、17、18、19、20）。ざっと目を通してみると、特筆に値するような素晴らしい成果が明らかになっており、大変うれしく思いました。

　もうひとつうれしいことは、横浜で日本版のRCOとRCCが数年前に誕生したことです（NPO法人横浜依存症回復擁護ネットワーク／略称Y-ARANと、横浜リカバリーコミュニティー／略称YRC）。まだ、よちよち歩きの段階ですが、ホームページをご覧いただければ幸いです（Y-ARANで検索してみてください）。

翻訳、リライト、編集作業の苦労

　本書の翻訳出版に向けた具体的なとり組みは、2018年ころからはじめました。かなりのページ数の本なので、ボランティアを募り、章ごとに分担して翻訳しました。手を挙げてくれたのは依存症、統合失調症の回復者や、この運動の支援者である大学の先生たちです。2019年の夏ごろにはすべての訳文が届きました（なお、当初は全10章のうち8章を翻訳する方針でしたが、最終段階で残りの2章もすべて翻訳することができました）。

　しかし、頻出用語の訳語も文章のスタイルも担当者まかせにしたので、そのあとの作業がひじょうに手間のかかるものになってしまい、加えて出版資金づくりもうまくいかず、ほとんどお手上げ状態になってしまいました。瀕死状態だったこのプロジェクトが息を吹き返すことができたのは、一昨年の秋、出版社を営んでいた経験をもつ仲間（まちゃゆきさん）がこのような窮状を知って、リライト、編集作業に全面的に参加してくれたからです。それ以来、計画どおりに作業が進むようになり、とうとう今秋の出版が実現するところまで来ることができました。

　ただ、入稿日が近くなるにつれて、この本を買ってくださる人はどれ

ぐらいいるだろうか? また、出版費用をカバーできるだけの売り上げには何年かかるだろうか? というきわめて現実的（!）な心配が頭をもたげることもありましたが、そのつど、ホワイトさんの「回復の歴史をつくろうじゃないか!」という呼びかけを思いだすように努めました。

　年老いた私が、この活動にかかわることができるのは、この歴史の最初の部分だけでしょうから、それが今後どんなふうに発展し、どんな困難に遭遇しどのように解決していくのかは、見ることも知ることもできないかもしれません。でも、いまの私は、それで十分じゃないかと思えるのです。そして、そんなふうに自分の限界をシンプルに受け入れたら、私のみみっちい現世的な心配は薄らいでいきました。

終わりに ——多様性についての私見
　ワシントンにある新しい回復擁護運動の全国センターの名称は「たくさんの回復の顔と声／Many Faces and Voices of Recovery」です。運動の基本理念である「回復の多様性のアドボカシー」が、この名称には端的に表現されています。それは、一人の素晴らしい、あるいは著名な回復者の顔と声によってではなく（それはそれで重要ですが）、たくさんの（無名の）回復者の顔と声によって「回復はある」「回復できる」という事実を伝えていくというものです。

　これは「回復の道すじは、回復にとり組む人の数だけある」という事実に通じるものであり、さらには「回復のスタイルもまた、回復にとり組む人の数だけある」そして「回復はどこにでもある」という新しい回復擁護運動のスローガンにも通じます。

　私はこれらの考えやスローガンが好きです。私を助けてくれた12ステップのグループの解決法と本質的な面で合致しています。

　かんたんに説明しますと、12ステップの解決方法は「自分なりに理解した神」ですが、「自分なりに理解した」という修飾語だけは斜体で強調されており（God *as we understood* Him なお日本語訳では斜体でなく太字）、そして「なりに（as）」という言葉をつかって「限界と多様性」を積極的に承認しているのです。

ちなみに、この「自分なりに理解した」という修飾語は、12ステップが制定されるときに起きた論争——信仰をもっているメンバー、不可知論者、無神論者のメンバーなどのあいだで交わされた論争——から生まれた妥協の産物であるといわれますが、私は「なりに」という語句によって対立が止揚されたと理解しており、12ステップグループが成功した最大の要因であると考えています。

　ところで、ホワイトさんはアドボカシーの活動は回復のプログラムの実践ではないと本書でくり返し述べています。また、そのことに関連して、アドボカシーに夢中になったことでアディクションが再発（スリップ）し、命を落とした仲間の例を紹介しています。しかし、別の箇所では、アドボカシーの活動は個人の回復をめざす相互支援グループの活動よりも、はるかに深くて大きい喜びをあたえてくれると記しています。この相反するかのように読めるメッセージで、ホワイトさんは何を伝えたいのかと疑問を抱く読者がいるかもしれません。この疑問については、世界を変えるための活動（アドボカシー）は、自分を変えるための活動と一体的にとり組まれたときに、深くて大きな喜びがあたえられると理解しており、私なりに納得しているところです。

回復の顔と声・日本委員会について

　本書の翻訳・編集者である回復の顔と声・日本委員会は全国 9 カ所のリカバリー・パレード実行委員会のメンバーなどが参加しているグループです。来年（2023）、法人化をめざしており、本書の販売によって利益が出た場合には、その資金に使われます。ですので、本書がたくさんの人に読まれ、多くの資金が集まりますようにと願っています。

　本書を読んで回復の顔と声・日本委員会やリカバリーパレードにかかわる活動に参加したいと思われた方は、ぜひ巻末（奥付の上）の連絡先までお知らせください。

謝辞

　本書の翻訳、編集作業に参加してくださった皆様に心から感謝いたし

ます。あわせて私が長い期間「音沙汰なし」状態だったことを、ここで
お詫びします。また言い出しっぺの私のそういう状態をとくに非難する
でもなく、静かに受け入れて下さっていたことについても、ありがたく
思っています。

　また、本書のカバーの推薦文を快く引き受けてくださった松本俊彦先
生に感謝申し上げます。

　最後に、訳者、編集者、デザイナーのお名前を以下に記します。

翻訳

堀合祐一郎（シャロームの家）第1章

赤池一馬（アルコール問題からの回復者）第2章

浅井登（堺断酒会、リカバリーパレード関西実行委員会）第3、4、5章

谷口俊恵（武庫川女子大学）第3、4、5、6章

城間勇（横浜依存症回復擁護ネットワーク）第7、9、10章

クレア（ファミリーズアノニマス）第7章

山田千佳（京都大学東南アジア地域研究研究所）第8章

徐俶子（新潟県立看護大学）第8章

上原雅雪（久留米リカバリーハウス）　リライト、編集、制作

黒澤由枝（PSW）デザイン

紹介文、推薦文

松本俊彦先生（国立精神・神経医療研究センター）

2022. 11. 6

(13年目のリカバリーパレード「回復の祭典」in 東京の日) 記す。

回復の顔と声・日本委員会

当委員会は日本国内で依存症の回復擁護運動を広げることを目的とした団体です。本書の刊行を機に2023年中の法人化をめざしています。
本書を読んで、この運動に関心をもたれた方は、ぜひ下記にご連絡ください。

東日本連絡先

〒235−0004　神奈川県横浜市磯子区下町12−15
NPO法人横浜依存症回復擁護ネットワーク（Y-ARAN）気付
電話／ファックス　045−353-9130　Email　favornihon@gmail.com

西日本連絡先

〒599-8125　大阪府堺市東区西野320−41　Email　nana19640229@gmail.com

依存症から回復のコミュニティへ
——回復者と家族・友人たちによるアドボカシー活動——

2022年 12月 1日　　初版第1刷発行

著　者　　ウィリアム L・ホワイト
監訳者　　回復の顔と声・日本委員会
発行人　　松田健二
発行所　　株式会社 社会評論社
　　　　　東京都文京区本郷2—3—10　〒113-0033
　　　　　tel. 03-3814-3861/fax.03-3818-2808
　　　　　http://www.shahyo.com/

装幀・組版デザイン　黒澤由枝・上原雅雪
印刷・製本　　倉敷印刷株式会社